Lucae

Homöopathie an
deutschsprachigen Universitäten

Quellen und Studien zur Homöopathiegeschichte,
herausgegeben vom Institut für Geschichte der Medizin der Robert Bosch Stiftung
Leiter: Prof. Dr. phil. Robert Jütte

Die Drucklegung erfolgte mit finanzieller Unterstützung der Robert Bosch Stiftung GmbH, Stuttgart

Homöopathie an deutschsprachigen Universitäten

Die Bestrebungen zu ihrer Institutionalisierung von 1812 bis 1945

Von Dr. med. Christian Lucae

Mit 12 Abbildungen

HAUG

Karl F. Haug Verlag · Heidelberg

Die Deutsche Bibliothek – CIP-Einheitsaufnahme

Lucae, Christian:
Homöopathie an deutschsprachigen Universitäten : die Bestrebungen zu ihrer Institutionalisierung von 1812 bis 1945 / von Christian Lucae. – Heidelberg : Haug, 1998
  (Quellen und Studien zur Homöopathiegeschichte ; Bd. 4)
  Zugl.: Heidelberg, Univ., Diss., 1997 u.d.T.: Lucae, Christian: Die Bestrebungen zur Institutionalisierung der Homöopathie an deutschsprachigen Universitäten von 1812 bis 1933
  ISBN 3-7760-1689-2

© 1998 Karl F. Haug Verlag, Hüthig GmbH, Heidelberg

Alle Rechte, insbesondere die der Übersetzung in fremde Sprachen, vorbehalten. Kein Teil dieses Buches darf ohne schriftliche Genehmigung des Verlages in irgendeiner Form – durch Photokopie, Mikrofilm oder irgendein anderes Verfahren – reproduziert oder in eine von Maschinen, insbesondere von Datenverarbeitungsmaschinen, verwendbare Sprache übertragen oder übersetzt werden.
All rights reserved (including those of translation into foreign languages). No part of this book may be reproduced in any form – by photoprint, microfilm, or any other means – nor transmitted or translated into a machine language without written permission of the publisher.

ISBN 3-7760-1689-2

Satz: Strassner ComputerSatz, 69181 Leimen
Herstellung: Druckhaus Darmstadt GmbH, 64295 Darmstadt

Inhalt

Vorwort 9

1 Einleitung 11
1.1 Forschungsstand zur Geschichte der Homöopathie 13
1.2 Forschungsstand zur Institutionalisierung
    medizinischer Disziplinen 15
1.3 Aufgabenstellung 15
1.4 Quellen und Methoden 17

**2 Die Ausgangssituation zu Beginn des
    19. Jahrhunderts** 19
2.1 Zur allgemeinen Entwicklung der Lehrstühle an
    medizinischen Fakultäten 19
2.2 Zu den Begriffen „Homöopathie", „Allopathie"
    und „Schulmedizin" 20
2.3 Die Medizin zur Zeit der ersten Dozentur für Homöopathie ... 23

**3 Die Homöopathie an deutschsprachigen
    Universitäten im 19. Jahrhundert** 27
3.1 Die Dozenturen für Homöopathie an der Universität Leipzig ... 27
3.1.1 Samuel Hahnemann – der erste Dozent für Homöopathie 27
3.1.2 Friedrich Hahnemann als Dozent für Homöopathie 34
3.1.3 Weitere Dozenten für Homöopathie an der
      Universität Leipzig 35
3.2 Forderungen nach Lehrstühlen im 19. Jahrhundert 38
3.2.1 Diskussion um einen Lehrstuhl im badischen Landtag 38
3.2.2 Petition zur Errichtung eines Lehrstuhls an der
      Universität Göttingen 39
3.2.3 Antrag zur Errichtung eines Lehrstuhls an der
      Universität Gießen 41
3.2.4 Bemühungen um eine Dozentenstelle an der
      Universität Berlin 42
3.2.5 Petition an die Frankfurter Nationalversammlung zur
      Errichtung von Lehrstühlen 43
3.2.6 Georg von Rapp an der Universität Tübingen 46
3.2.7 Antrag an den preußischen König zur Errichtung
      eines Lehrstuhls 48
3.2.8 Sendschreiben an den preußischen Kultusminister
      zur Errichtung eines Lehrstuhls 48
3.2.9 Petition zur Einführung homöopathischer Vorlesungen an
      der Universität Leipzig 49

Inhalt

3.2.10	Die „Däumel-Stiftung"	50
3.2.11	Forderungen an das preußische Abgeordnetenhaus zur Einführung von Lehrvorträgen	52
3.2.12	Erneute Forderungen zur Errichtung eines Lehrstuhls in Leipzig	53
3.3	Die Homöopathie an bayrischen Universitäten	55
3.3.1	Die Universität München im 19. Jahrhundert	55
3.3.2	Professur und Dozentenstellen für Homöopathie an der Universität München bis 1870	56
3.3.3	Vorlesungen über Homöopathie an der Universität Erlangen	62
3.3.4	Diskussion um einen Lehrstuhl an der Universität Würzburg	62
3.4	Die Homöopathie an österreichischen und ungarischen Universitäten	63
3.4.1	Die Anfänge der Homöopathie in Österreich und Böhmen	63
3.4.2	Die medizinische Fakultät der Universität Wien um 1840	67
3.4.3	Die Dozentur an der Universität Wien	68
3.4.4	Die Dozentur an der Universität Prag	72
3.4.5	Die Lage der Homöopathie in Ungarn bis zur Gründung der Lehrstühle in Budapest	73
3.4.6	Die Lehrstühle an der Universität Budapest	74
3.4.7	Erneute Forderungen nach Lehrstühlen in Wien	81
3.5	Kritische Stimmen unter homöopathischen Ärzten zur Errichtung von Lehrstühlen an staatlichen Universitäten	84
4	**Diskussionen um Lehrstühle in deutschen Parlamenten um die Jahrhundertwende**	**89**
4.1	Die Medizin am Ende des 19. Jahrhunderts	89
4.2	Preußen	91
4.2.1	Rudolf Virchows Stellung zur Homöopathie	91
4.2.2	Diskussion im preußischen Herrenhaus im Jahre 1891	94
4.2.3	Diskussion im preußischen Abgeordnetenhaus im Jahre 1897	95
4.3	Sachsen	99
4.4	Bayern	100
4.4.1	Diskussion im bayrischen Landtag und Innenministerium im Jahre 1896	100
4.4.2	Diskussionen im bayrischen Landtag zu Beginn des 20. Jahrhunderts	101
4.5	Württemberg	106
4.5.1	Die Diskussionen im württembergischen Landtag zwischen 1872 und 1901 nach Anträgen der „Hahnemannia"	106
4.5.2	Die Diskussion im württembergischen Landtag im Jahre 1907	118
4.6	Reaktionen in Fachzeitschriften	119

5	**Die Homöopathie in der Diskussion um das Kurpfuschertum**	123
5.1	Die Erwähnung der Homöopathie in Zusammenhang mit der Kurpfuscherei	123
5.2	Die Diskussion in Deutschland um die Errichtung eines Lehrstuhls an der Universität Leiden	124
6	**Diskussionen um Lehrstühle im ersten Drittel des 20. Jahrhunderts**	127
6.1	Die Kritik an der naturwissenschaftlichen Medizin	127
6.2	Die Rolle der Laienvereine in der Diskussion um Lehrstühle für Homöopathie	129
6.3	Petition der „Vereine für Homöopathie im Großherzogtum Baden" zur Einführung homöopathischen Unterrichts an den Universitäten Freiburg i. Br. und Heidelberg	130
6.4	Der Antrag von August Zöppritz zur Errichtung eines Lehrstuhls für Homöopathie an der Universität Tübingen	133
6.5	Petition des „Landesvereins für Homöopathie im Königreich Sachsen" zur Einführung homöopathischer Vorlesungen an der Universität Leipzig	137
6.6	Forderungen des „Arbeitsausschusses deutscher Vereine für Lebenserneuerung" zu Beginn der Weimarer Republik	141
6.7	Petition der „Deutschen homöopathischen Liga" zur Errichtung von Lehrstühlen an preußischen Universitäten	142
7	**Der Lehrauftrag für Homöopathie an der Universität Berlin**	145
7.1	Die Berliner Universität	145
7.2	August Bier als Wegbereiter für die Homöopathie	145
7.3	Ernst Bastanier als Lehrbeauftragter für Homöopathie an der Berliner Universität	149
7.4	Auswirkungen des Berliner Lehrauftrags auf die Universität Frankfurt/Main	159
8	**Hoffnungen auf Lehrstühle im „Dritten Reich"**	161
9	**Exkurs: Die Situation im angloamerikanischen Raum**	167
9.1	USA	167
9.1.1	Die Anfänge der Homöopathie in den USA	167
9.1.2	Auseinandersetzungen um die Homöopathie an der medizinischen Fakultät „Ann Arbor" der Universität Michigan	169
9.1.3	Lehrstühle für Homöopathie an der Universität in San Francisco	171
9.1.4	Aufschwung und Untergang der Homöopathie in den USA	171

Inhalt

9.2	England	175
9.2.1	Die Anfänge der Homöopathie in England	175
9.2.2	William Henderson an der Universität Edinburgh	177
9.2.3	Die Homöopathie in England am Ende des 19. und im beginnenden 20. Jahrhundert	178

10 Diskussion der Ergebnisse ... 181
10.1 Die Lehrstühle und Dozenturen für Homöopathie ... 181
10.2 Versuche zur Institutionalisierung der Homöopathie ... 184
10.3 Zur Argumentation ... 191
10.4 Gründe für die gescheiterte Institutionalisierung ... 193

11 Zusammenfassung ... 195

12 Anhang ... 199
12.1 Kurzbiographien erwähnter Ärzte und Politiker ... 199
12.2 Zeittafeln ... 220
12.2.1 Honorarprofessuren, Dozenturen und Lehraufträge für Homöopathie ... 220
12.2.2 Lehrstühle für Homöopathie ... 221
12.3 Ankündigung einer Vorlesung Hahnemanns an der Leipziger Universität (o. J.) ... 222
12.4 Gutachten über die Einführung homöopathischer Lehrstühle ... 223
12.4.1 Gutachten der medizinischen Fakultät der Universität Wien (1842) ... 223
12.4.2 Gutachten der medizinischen Fakultät der Universität Leipzig (1872) ... 229
12.4.3 Gutachten der medizinischen Fakultät der Universität Freiburg (1900) ... 236
12.4.4 Gutachten und Bericht der medizinischen Fakultät der Universität Leipzig (1914) ... 238
12.4.5 Gutachten von Carl Jacobj (1914) ... 242
12.4.6 Gutachten des ärztlichen Landesausschusses in Württemberg (1919) ... 247
12.4.7 Stellungnahme der medizinischen Fakultät der Universität Frankfurt/Main (1928) ... 249

Quellen und Sekundärliteratur ... 251
Archivmaterial ... 251
Gedruckte Quellen und Sekundärliteratur ... 252
Anonyme Quellen ... 274

Bildnachweis ... 279
Personenregister ... 281

Vorwort

„Noch immer spukt der homöopathische Heilgedanke, zusammen mit einigen anderen suggestiven Konzepten alternativer Medizin, im Innern des modernen Gesundheits- und Krankheitswesens umher, und noch immer haben ernsthafte Ärzte und solche, die es werden wollen, sich zu fragen, ob sie So-oder-anders-Heilende werden sollten. Die Homöopathie ist die Sphinx unter den zeitgenössischen Medizinsystemen geblieben – ein erratischer Block inmitten der Technikzivilisation, plausibel und unglaublich in einem, rätselhaft und wirkungsvoll, ein Gebilde von gestern und von morgen." So beurteilte der Philosoph Peter Sloterdijk die Situation der Homöopathie in seiner Festrede, die er anläßlich eines Festaktes zum zweihundertjährigen Bestehen der Homöopathie 1996 in der Frankfurter Paulskirche hielt. Tatsächlich genießt die Homöopathie an der Schwelle zum 21. Jahrhundert trotz ihrer Prägung durch die Medizin des 19. Jahrhunderts als eines der wenigen medizinischen Systeme jener Zeit weiterhin große Popularität. Ihre Faszination liegt dabei nicht nur in der ungebrochenen Aktualität ihrer Grundlagen, sondern auch in ihrer wechselvollen Geschichte. Dabei läßt sich das Auf und Ab der Homöopathie anhand verschiedener Institutionen verfolgen. Die Entwicklung der homöopathischen Krankenhäuser, die Organisation homöopathischer Ärzte in Vereinen, die Verbreitung der Homöopathie über die verschiedenen Länder, der Boom der homöopathischen Literatur im vergangenen Jahrhundert, die Entstehung von Laienvereinen und die Bestrebungen zur akademischen Institutionalisierung der Homöopathie sind wichtige Faktoren in der Homöopathiegeschichte. Der letztere wird mit der vorliegenden Arbeit erstmals ausführlich dargestellt. Die Auseinandersetzung zwischen Vertretern der Homöopathie und den medizinischen Fakultäten spiegelt dabei in eindrücklicher Weise die gegensätzlichen Anschauungen beider Seiten wider.

Den Anstoß zum Abfassen einer medizinhistorischen Arbeit gaben verschiedene Gespräche im Rahmen des „Wilseder StudentInnen Forums für Homöopathie", dessen Treffen in der Lüneburger Heide ich mehrmals besuchen konnte. Die Anregung zur Bearbeitung des vorliegenden Themas gab schließlich Herr Prof. Dr. Robert Jütte (Stuttgart), der mir während der ganzen Arbeit mit zahlreichen Anregungen und Hinweisen hilfreich zur Seite stand. Besonderer Dank gilt Herrn Prof. Dr. Axel W. Bauer (Heidelberg) für die Annahme und Betreuung der Arbeit als medizinhistorische Dissertation. An dieser Stelle möchte ich auch Herrn PD Dr. Martin Dinges und allen übrigen Mitarbeitern des Instituts für Geschichte der Medizin der Robert Bosch Stiftung in Stuttgart für ihre Hilfsbereitschaft danken, ebenso den Mitarbeitern der verschiedenen Universitätsarchive und Bibliotheken, die mich bei der Suche nach den historischen Quel-

Vorwort

len unterstützten. Weitere Anregungen verdanke ich Herrn Dr. Georg Bayr (Friesach/Österreich) und Herrn Daniel Kaiser (Göttingen). Für ihre Unterstützung danke ich ganz besonders meiner Freundin Susi Natter.

München, Juni 1998 *Christian Lucae*

1 Einleitung

Die Diskussionen um eine Institutionalisierung der Homöopathie an den Universitäten stellten seit jeher einen Kristallisationspunkt in der Auseinandersetzung zwischen den Vertretern der Homöopathie mit einer bereits etablierten und institutionalisierten Hochschulmedizin dar. Dies nimmt nicht Wunder, da ein Lehrstuhl an einer Universität gleichsam das Tor zu einer allgemeinen Anerkennung sowohl innerhalb der Medizin als auch der Öffentlichkeit bildet und außerdem bedeutende Auswirkungen auf die medizinische Lehre hat. Die Entwicklung der medizinischen Fächer zeigt dies sehr deutlich.

Wie aktuell die Problematik einer Institutionalisierung der Homöopathie auch im ausgehenden 20. Jahrhundert ist, zeigen mehrere Beispiele. Im Juni 1980 beschloß der bayrische Landtag, die Staatsregierung zu ersuchen, eine Prüfung zu veranlassen, unter welchen Voraussetzungen ein Lehrstuhl für Homöopathie errichtet werden könne.[1] Die medizinischen Fakultäten der Universitäten Nürnberg-Erlangen, Würzburg und München äußerten sich ablehnend. Der „Deutsche Zentralverein homöopathischer Ärzte" ließ 1982 von einem ehemaligen Richter des Bundesverfassungsgerichts in Karlsruhe ein Gutachten über das Grundrecht der Wissenschaftsfreiheit und dessen Bedeutung für die Homöopathie erstellen, in dem es hieß: „Medizin ist eine praktische Wissenschaft, ist ein nur bruchstückhaft erforschtes Feld. Wenn hier ein empirischer Denkansatz eine reale Alternative (oder Ergänzung) anbietet zu einem analytisch-naturwissenschaftlichen Vorgehen, so hat daraus der Staat die notwendigen Konsequenzen zu ziehen. Er darf vor allem kein wissenschaftliches Monopol erzwingen, indem er etwa der therapeutischen Empirie neben der naturwissenschaftlichen Analyse bei der Arzneimittelbeurteilung den angemessenen Stellenwert verweigert".[2]

Die Karl und Veronica Carstens-Stiftung hat sich als langfristiges Ziel gesetzt, die Homöopathie an allen deutschen Universitäten zu etablieren. Die Forschung zur Homöopathie habe „in den letzten zehn Jahren einen Stand erreicht, der ihre Integration in die medizinischen Fakultäten/Fachbereiche" rechtfertige.[3] Seit 1991 ist die Homöopathie gemäß der 7. Novelle der Approbationsordnung der Ärzte zwar in Forschung und Lehre einbezogen worden, sie wird allerdings nur in wenigen Fällen an der Universität gelehrt. An fast allen deutschen Universitäten bestehen mittlerweile studentische Arbeitskreise, die von interessierten Medizinstudentinnen und -studenten in Eigeninitiative gegründet wurden. Die verschiedenen Arbeitskreise, die über das „Wilseder StudentInnen Forum für Homöopathie" regelmäßig zusammentreffen, organisieren teilweise mehrsemestrige Fortbildungsveranstaltungen.[4] Offizielle Lehraufträge für Homöopathie bestehen bisher nur an einzelnen deutschen, österreichischen und

---

[1] Pietschmann (1994), S. 194
[2] Zitiert nach Pietschmann (1994), S. 194
[3] Karl und Veronica Carstens-Stiftung (1994)
[4] Vgl. dazu Stahl (1992)

1 Einleitung

Schweizer Universitäten.[5] Im Jahre 1985 wurde Mathias Dorcsi, damals Lehrbeauftragter für Homöopathie an der medizinischen Fakultät der Universität Wien, gegen den Widerstand der Fakultät der Professorentitel verliehen. Im Juni 1995 erhielt die Universität Bern, nachdem im Rahmen einer Initiative 21.000 Stimmen gesammelt worden waren, einen Lehrstuhl für Komplementärmedizin, in dem die Homöopathie als eines von vier Fächern vertreten ist.

Trotz dieser scheinbaren Öffnung der Universitäten für die Homöopathie sind Sinn und Nutzen solcher Lehrstühle nach wie vor heftig umstritten. So meint beispielsweise Klaus Dietrich Bock 1993: „Um den wissenschaftlichen Beweis der therapeutischen Wirksamkeit von Homöopathika zu führen, muß man keine Lehrstühle einrichten, wie das populistische Politiker fordern [...]. Sie würden ohnehin nur mit Leuten besetzt, die bisher schon nicht in der Lage waren, diesen Nachweis zu führen oder angeblich bessere Methoden zu entwickeln. Methodisch einwandfreie, kritische Studien unter Mitwirkung von ausgewiesenen Fachleuten von der Planung bis zur Auswertung sind nötig. [...] Erst wenn sie positiv ausfallen, könnte man vielleicht über Grundlagenforschung und Lehrstühle reden".[6]

Vertreter der Homöopathie sehen aber in den strengen Forderungen der naturwissenschaftlichen Medizin häufig ein großes Hindernis. So schreibt Karl-Heinz Gebhardt 1987: „An den alten Universitäten durfte nur gelehrt und geforscht werden, was mit den Anschauungen der Kirche in Einklang stand. An die Stelle kirchlicher sind nun aber naturwissenschaftliche Dogmen getreten, gegen die Lehre und Forschung ebenfalls nicht verstoßen dürfen. Da das die Homöopathie aber tut, durfte sie sich bisher an deutschen Universitäten noch nicht fest etablieren".[7] Vertreter des „Deutschen Zentralvereins homöopathischer Ärzte", der wichtigsten Standesorganisation der homöopathischen Ärzte in Deutschland, fordern zur Sicherstellung der Ausbildung für nachkommende Ärztegenerationen nun wieder Lehrstühle für Homöopathie.[8]

Die Inhalte der zahlreichen Diskussionen, die heute zwischen Anhängern der Homöopathie und Vertretern der Hochschulmedizin geführt werden, haben sich in den letzten 150 Jahren wenig verändert. Bei den Auseinandersetzungen spielen die Universitäten keine unbedeutende Rolle. Im Zuge der Diskussionen um die Aufnahme von Prüfungsfragen über Homöopathie in den Gegenstandskatalog für das Medizinstudium sah sich der Fachbereichsrat des Fachbereichs Humanmedizin der Philipps-Universität Marburg im Dezember 1992 veranlaßt, eine öffentliche Erklärung zur Homöopathie abzugeben. In dieser „Marburger Erklärung zur Homöopathie" wurde die Homöopathie beschuldigt, sie bestünde

---

[5] Vgl. dazu Albrecht (1997), S. 83f
[6] Bock (1993), S. 75
[7] Gebhardt (1987), S. 139
[8] Vgl. Anon. (1996), S. 52

„aus Irrtümern", ihr Wirkprinzip sei „Täuschung des Patienten, verstärkt durch die Selbsttäuschung des Behandlers".[9]

Der Bedarf, aus der Geschichte etwas zu lernen, mag dort am größten sein, wo die Mißerfolge der Homöopathie am auffallendsten sind.[10] Dies betrifft jedenfalls die nicht gelungene Institutionalisierung der Homöopathie an den Universitäten. Die vorliegende Arbeit soll zeigen, welche historische Wurzeln die Diskussion um die Institutionalisierung der Homöopathie hat. Gleichzeitig soll die Geschichte der wenigen zustandegekommenen Lehrstühle und Dozenturen erstmals zusammenhängend dargestellt werden. Dies erscheint insbesondere sinnvoll, da zu diesem Thema keinerlei Sekundärliteratur existiert.

1.1 Forschungsstand zur Geschichte der Homöopathie

Seit einiger Zeit hat die Beschäftigung mit Homöopathiegeschichte einen Aufschwung erfahren. Neue Forschungsmöglichkeiten bieten sich dank Sammlung alter, vorher nur schwer oder überhaupt nicht zugänglicher Quellen im Institut für Geschichte der Medizin der Robert Bosch Stiftung in Stuttgart, das einen der beiden Arbeitsschwerpunkte in der Geschichte der Homöopathie hat und medizinische Dissertationen mitbetreut. Das Institut wurde 1980 gegründet und ist das einzige außeruniversitäre medizinhistorische Forschungsinstitut in Deutschland. Einmal im Jahr findet dort ein Fortbildungsseminar für Nachwuchswissenschaftler statt, außerdem werden laufend Seminare, Workshops und Tagungen zum Thema Homöopathiegeschichte angeboten. Wichtige Forschungsergebnisse werden im Jahrbuch „Medizin, Gesellschaft und Geschichte" und in der Reihe „Quellen und Studien zur Homöopathiegeschichte" dokumentiert. Das Institut koordiniert ein internationales Netzwerk von Homöopathie-Historikern im Rahmen der „European Association for the History of Medicine and Health". Die Bibliothek des Instituts umfaßt ungefähr 4.000 Bände zur Homöopathiegeschichte. Laufend werden neue Bände dazugekauft.[11]

Kürzlich wurde ein Programm für eine moderne Homöopathiegeschichte aufgestellt: im wesentlichen können alle Themen in die Bereiche „Patienten", „Heilkundige" und „Institutionen" eingegliedert werden.[12] Dabei wird das Feld der herkömmlichen Geschichtsschreibung wesentlich erweitert und klar gegliedert. Patienten und Laienvereine, Ärzte und Laienheiler, Fachzeitschriften und Lehranstalten werden in der Forschung gebührend berücksichtigt. Ein erstes Ergebnis dieses Ansatzes ist in Form des Bandes „Homöopathie. Patienten –

---

[9] Fachbereichsrat des Fachbereichs Humanmedizin der Philipps-Universität Marburg (1992); vgl. dazu Jütte (1996a), S. 192f; Hopff (1993)
[10] Dinges u. Schüppel (1996), S. 17
[11] Institut für Geschichte der Medizin der Robert Bosch Stiftung: „Kurzinformation"
[12] Dinges (1996b), S. 13f

1 Einleitung

Heilkundige – Institutionen. Von den Anfängen bis heute" erschienen (Dinges [1996b]).

Zwischen den Jahren 1923 und 1992 wurden an deutschen Universitäten knapp einhundert Dissertationen zum Thema Homöopathie verfaßt. Davon waren etwa ein Drittel medizinhistorische Arbeiten.[13] Derzeit werden an zahlreichen Universitäten Dissertationen zur Homöopathiegeschichte verfaßt.[14]

Schwerpunkte in der homöopathiegeschichtlichen Forschung bilden folgende Themenbereiche:

Nach dem Erscheinen der Doppelbiographie über Mélanie und Samuel Hahnemann (Handley [1993]) sind zur Zeit Transkriptionen der handschriftlich verfaßten Krankenjournale Hahnemanns in Arbeit, die allesamt im Institut für Geschichte der Medizin der Robert Bosch Stiftung aufbewahrt werden. Durch deren jeweils anschließende Kommentierung, die meist im Rahmen einer Dissertation abgefaßt wird, soll ein besserer Einblick in die Praxis Hahnemanns entstehen. Die Krankenjournale werden anschließend im Karl F. Haug Verlag veröffentlicht. Einige der 54 vorhandenen Krankenjournale sind bereits erschienen. Immer öfter werden auch einzelne Krankengeschichten bearbeitet und kommentiert, wie beispielsweise bei Nachtmann (1987), Seiler (1988), Genneper (1991) oder Hickmann (1996). Der philosophische Gehalt der Homöopathie wurde anhand der Werke Hahnemanns in der Arbeit von Schmidt (1990) ausführlich analysiert.

Einen weiteren Themenbereich bilden Biographien über homöopathische Ärzte und Heilpraktiker, wie beispielsweise über Gustav Wilhelm Groß, Moritz Müller, Paul Wolf, Fritz Donner, Eugen Wenz oder Karl Julius Aegidi.

Weitere wichtige Themen sind die verschiedenen Laienbewegungen und deren Einfluß auf die Entwicklung der Homöopathie[15], die Elektrohomöopathie, die Beziehungen zwischen Homöopathie und Schulmedizin, der Briefwechsel zwischen Hahnemann und Bönninghausen (Stahl [1997]), Leipzig als Hauptstadt der Homöopathie, die Bedeutung der konstitutionellen Betrachtungsweise in der Homöopathie (Czech [1996]), die Rolle der Homöopathie im „Dritten Reich", das Frauenbild Samuel Hahnemanns, Stapfs „Archiv", die Geschichte der homöopathischen Krankenhäuser (Eppenich [1995]), Ethik in der Homöopathie und einige andere. Ein wichtiger Beitrag zur internationalen Homöopathiegeschichte ist unter dem Titel „Weltgeschichte der Homöopathie" erschienen (Dinges [1996a]).

Im Mai 1996 wurde, pünktlich zum 200. Geburtstag der Homöopathie, die Ausstellung „Homöopathie 1796-1996. Eine Heilkunde und ihre Geschichte" in Dresden eröffnet, die gemeinsam vom Deutschen Hygiene Museum und vom Institut der Geschichte der Medizin der Robert Bosch Stiftung veranstaltet worden ist. Der dazugehörige Katalog wurde herausgegeben von Heinze (1996).

---

[13] Vgl. Genneper (1987), S. 79-82 und Volz (1994), S. 29-32
[14] Vgl. dazu Fichtner (1992)
[15] Demnächst als Dissertation von Dörthe Staudt, Mannheim: „Homöopathisches Laienvereinswesen in Deutschland 1870-1945"

1.2 Forschungsstand zur Institutionalisierung medizinischer Disziplinen

Das grundlegende Werk von Eulner zur Entwicklung der medizinischen Spezialfächer an den deutschen Universitäten erschien 1970.[16] Eulner untersuchte alle medizinischen Fächer, die sich erfolgreich etablieren konnten und bis heute im medizinischen Lehrplan enthalten sind. Auf dieser Arbeit aufbauend untersuchten Pfetsch u. Zloczower (1973), Gizycki (1976), Bickel (1983) und Pantel (1989) weitere Aspekte zum Institutionalisierungsprozeß.[17] Pfetsch entwickelte ein „Theoretisch-empirisches Innovationsmodell" mit drei Phasen: Inventionsphase, Institutionalisierungsphase und Diffusionsphase.[18] Nach der Entwicklung bestimmter „Interessensgebiete" wird in der Inventionsphase ein neues Fach locker verankert, beispielsweise in Form einer wissenschaftlichen Gesellschaft, später mit privaten Kliniken und Forschungsanstalten. Die zweite Phase gilt als abgeschlossen, wenn das neue Fach einen Lehrstuhl oder ein Institut an der „jeweils ersten Hochschule" erhalten hat. Die Diffusionsphase beschreibt die Ausbreitung des Faches auf die übrigen Universitäten. Somit umfaßt eine vollständige Institutionalisierung die Aufnahme des neuen Faches in den Fächerkanon der Universität.

Während die Institutionalisierung der medizinischen Fächer an deutschsprachigen Universitäten relativ gut untersucht ist, kann dies jedoch nicht für die Homöopathie gelten. Dabei ist die Frage, ob die Homöopathie als eigenes Spezialfach innerhalb einer größeren Medizin oder lediglich als Ergänzung anderer, bereits bestehender Fächer gelten solle, immer kontrovers diskutiert worden. Außerdem muß beachtet werden, daß die Institutionalisierung der Homöopathie letztlich gescheitert ist. Übertragen auf das eben erwähnte Modell ist sie meist in der Institutionalisierungsphase stecken geblieben. Es kam zwar zur Einführung von Lehrveranstaltungen bis hin zu einzelnen Lehrstühlen, aber nicht zu einer Verbreitung auf die restlichen Universitäten. Die vorhandenen Lehrstühle wurden zudem in keinem Fall nach dem Tod des jeweiligen Lehrstuhlinhabers neu besetzt.

1.3 Aufgabenstellung

Da es bisher keine Sekundärliteratur zur Institutionalisierung der Homöopathie gibt, soll mit der vorliegenden Arbeit diese Lücke geschlossen werden. Zum einen soll die Arbeit eine vollständige Übersicht über alle Lehrstühle, Dozenturen und Lehraufträge, die im deutschsprachigen Raum von Beginn des 19. Jahrhunderts bis zum Ende des Zweiten Weltkriegs an deutschsprachigen Uni-

---

[16] Eulner (1970)
[17] Nach Pantel (1989), S. 15
[18] Zusammenfassende Darstellung bei Pantel (1989), S. 15ff

1 Einleitung

versitäten bestanden, geben. Dazu zählen die deutschen, österreichischen (einschließlich des damaligen Gebiets der Österreichisch-Ungarischen Doppelmonarchie, also auch Böhmen und Ungarn) und Schweizer Universitäten. Nach 1815 bestanden folgende deutschsprachige Universitäten (Eröffnungsjahr in Klammern): in Deutschland Aachen (1870), Berlin (1810), Bonn (1786 bzw. 1818), Duisburg (1655 bis 1818), Erlangen (1743), Freiburg i. Br. (1457), Gießen (1607 bzw. 1650), Göttingen (1737), Greifswald (1456), Halle (1694), Heidelberg (1386), Jena (1558), Kiel (1665), Königsberg (1544), Landshut (1800 bis 1826), Leipzig (1409), Marburg (1527 bzw. 1653), München (1826), Münster (1780), Prag (1348), Rostock (1419), Straßburg (1621), Tübingen (1477), Wittenberg (1502) und Würzburg (1582), in Österreich und Ungarn Wien (1365), Graz (1586), Innsbruck (1669) und Budapest (1769), in der Schweiz Basel (1460), Zürich (1833) und Bern (1834), und die baltische Universität Dorpat (1632 bzw. 1802).[19]

Zum anderen soll über die zumeist erfolglosen Versuche von verschiedenen Seiten, die Homöopathie an Universitäten zu etablieren, berichtet werden. Nachdem die erwähnten Universitäten in der vorliegenden Arbeit zu Beginn noch nach geographischen und politischen Gesichtspunkten geordnet waren, wurde diese Einteilung wieder aufgegeben, da sich keine länderspezifischen Vorgänge herauskristallisierten. Somit erfolgt die Darstellung fast durchwegs chronologisch und versucht dabei, verschiedene Phasen darzustellen. Die Vorgänge in Bayern und Österreich-Ungarn werden in eigenen Kapiteln dargestellt, da in diesen Ländern im 19. Jahrhundert besondere Bedingungen vorlagen, die sie vom übrigen deutschsprachigen Gebiet unterschieden. Einen weiteren Schwerpunkt bilden die Diskussionen in verschiedenen deutschen Parlamenten um die Jahrhundertwende und das frühe 20. Jahrhundert. Die Schweiz findet in dieser Arbeit keine Erwähnung, da sich keinerlei Hinweise über Lehrstühle beziehungsweise etwaige Diskussionen fanden. Dasselbe gilt für alle nicht erwähnten medizinischen Fakultäten in Deutschland und Österreich. Die Landtagsdebatten werden, sofern sie inhaltlich interessant genug erscheinen, jeweils stark gekürzt wiedergegeben, um die wichtigsten Argumente der verschiedenen Parteien darzustellen.

Anschließend soll die Situation im deutschsprachigen Raum mit den Vorgängen in den USA und in England zur entsprechenden Zeit verglichen werden.

In der Diskussion soll neben der Darstellung der Ergebnisse die Art und Weise der Argumentation untersucht werden. Insgesamt wurde darauf geachtet, daß nur die Diskussionen zwischen Anhängern der Homöopathie und Vertretern der Hochschulmedizin erläutert werden, die in direktem Zusammenhang mit einer Lehrstuhlfrage standen. Die allgemeine Auseinandersetzung zwischen Homöopathie und Hochschulmedizin ist Gegenstand zahlreicher anderer Untersuchungen.

---

[19] Nach Prahl u. Schmidt-Harzbach (1981) und dtv-Brockhaus-Lexikon (1988)

Im Anhang werden die Lebensläufe einiger Ärzte und Politiker, die eine besondere Rolle in den Auseinandersetzungen gespielt haben oder Lehrstuhlinhaber waren, in Kurzbiographien dargestellt. Biographische Daten wurden auch, sofern sie zu ermitteln waren, innerhalb des Haupttextes ergänzt. Außerdem werden einige, bisher unveröffentlichte Gutachten medizinischer Fakultäten im Wortlaut wiedergegeben, die bisher nicht bekannt waren.

1.4 Quellen und Methoden

Für die vorliegende Arbeit wurde in erster Linie eine Sichtung der relevanten Quellen in den jeweiligen Universitätsarchiven notwendig. Senats- und Fakultätsprotokolle und auch diverse universitätsinterne Briefwechsel wurden, soweit vorhanden, durchgesehen.

Als zweite wichtige Quelle standen Zeitschriften wie das „Deutsche Ärzteblatt", die „Deutsche Medizinische Wochenschrift", die „Münchner Medizinische Wochenschrift", außerdem alle wichtigen homöopathischen Zeitschriften, wie die „Allgemeine Homöopathische Zeitung", die „Zeitschrift des Berliner Vereins homöopathischer Ärzte", die „Homöopathischen Monatsblätter" und einige andere, zur Verfügung.

Die Universitätsbibliotheken in Heidelberg und Wien boten einzelne Werke, die das Thema Lehrstühle gesondert behandeln. Im Institut für Geschichte der Medizin der Robert Bosch Stiftung in Stuttgart fanden sich grundlegende Werke zur Homöopathiegeschichte, die homöopathischen Zeitschriften und andere relevante Literatur. Die Bibliothek des Instituts für Geschichte der Medizin der Universität Heidelberg stellte vor allem Literatur zur allgemeinen Medizingeschichte, außerdem wichtige biographische Nachschlagewerke.

In einem ersten Schritt werden die Bestrebungen zur Institutionalisierung der Homöopathie mittels der verfügbaren Quellen rekonstruiert und in chronologischer Reihenfolge dargestellt. Darauf folgt ein Vergleich zu den Vorgängen in den USA und England. Den Schluß der Arbeit bilden die Diskussion der gefundenen Ergebnisse, die Untersuchung der Argumentationsstrategien, die während der Auseinandersetzungen angewendet wurden, und die Darstellung der Gründe für die gescheiterte Institutionalisierung.

2 Die Ausgangssituation zu Beginn des 19. Jahrhunderts

2.1 Zur allgemeinen Entwicklung der Lehrstühle an medizinischen Fakultäten

In der Gründungsphase der Universitäten im 12. Jahrhundert bestand das Studium an einer Universität aus vier Fakultäten („facultates"): Philosophie, Theologie, Rechtskunde und Medizin. Diese Fakultäten bildeten zusammen das „Studium generale" innerhalb einer „Universitas magistrorum et studentium", einer „zunftartigen Schülerinnung".[20] Bis zum Ende des 18. Jahrhunderts wurde die medizinische Fakultät durch je einen Lehrstuhl für Physiologie, Pathologie und Therapeutik repräsentiert. Erst im 19. Jahrhundert entwickelten sich medizinische Fakultäten im heutigen Sinne im Zuge einer Reform des medizinischen Unterrichts und der Entstehung neuer Fächer. In den 1870er Jahren wurde durch die Einführung des „tentamen physicum", das dem heutigen Physikum entspricht, der Schwerpunkt des Medizinstudiums auf die Naturwissenschaften verlagert.[21]

Die Zahl der Studenten an einer medizinischen Fakultät betrug um 1800 zwischen 5 und 50, Mitte des 19. Jahrhunderts etwa 50 und erst um die Jahrhundertwende durchschnittlich 200.[22] Mit der Entwicklung der naturwissenschaftlichen Medizin und der Aufsplitterung der medizinischen Fächer begannen die Universitäten gegen Ende des 19. Jahrhunderts, zu „Massenuniversitäten" heranzuwachsen. Die Zahl der Studenten wuchs bald schneller als die der Professoren. So kamen 1913 doppelt so viele Studenten auf einen Professor wie 1870.[23]

Ein Lehrstuhl (in Österreich früher gemeinhin „Lehrkanzel") eines medizinischen Faches wurde (und wird bis heute) mit einem ordentlichen Professor (Ordinarius) besetzt, der seinen Posten auf Lebenszeit innehat. Es wird unterschieden zwischen einem planmäßigen Ordinarius, dessen Stelle auch nach Ausscheiden neu besetzt werden muß, und einem persönlichen Ordinarius, dessen Stelle nicht zwangsläufig bestehen bleibt.

Nach den Ordinarien folgen in der Hierarchie die außerordentlichen Professoren (Extraordinarii), die entsprechend außerordentliche Lehrstühle besetzen. Von diesen abzugrenzen sind außerplanmäßige Professoren, die keine Planstelle haben und keine Vollmitglieder der medizinischen Fakultät sind, weiters Honorarprofessoren, die über ein eingeschränktes Stoffgebiet lehren, und schließlich die Dozenten. „Dozent" ist ein allgemeiner Begriff für einen an einer Uni-

---

[20] Schipperges (1990), S. 254
[21] Schipperges (1990), S. 258
[22] Schipperges (1990), S. 257
[23] Nipperdey (1990), S. 571f

versität Lehrenden, bezieht sich also beispielsweise auch auf Lektoren. Privatdozenten sind habilitiert und besitzen eine Lehrbefugnis an einer Universität, erhalten aber keine eigene Planstelle.[24] Die akademische Lehrbefugnis („venia legendi") wird durch die Habilitation erlangt, welche in der Regel in Form einer Habilitationsschrift erfolgt.

Wenn in der vorliegenden Arbeit von Forderungen nach „Lehrstühlen" die Rede ist, sollte bedacht werden, daß gelegentlich die Unterscheidung zwischen echtem Ordinariat und einer Dozentur nicht klar zu treffen ist. Häufig wurden von den entsprechenden Antragstellern in einem Zuge Lehrstühle und Vorlesungen gefordert – um lediglich Vorlesungen abhalten zu lassen, wäre eine Dozentur ausreichend gewesen. Die unscharfe Trennung der Begriffe wird beispielsweise deutlich bei der Diskussion der Lehrstuhlfrage in Berlin in den 1920er Jahren. Dort erhielt Ernst Bastanier 1928 lediglich einen „Lehrauftrag" für Homöopathie, er war also weder Ordinarius noch Dozent oder Privatdozent. Dennoch wurde in den nachfolgenden Diskussionen häufig von einem „Lehrstuhl für Homöopathie" gesprochen. Es wurde insgesamt in dieser Arbeit aber versucht, die Begriffe korrekt und den eben genannten Definitionen gemäß zu verwenden.

2.2 Zu den Begriffen „Homöopathie", „Allopathie" und „Schulmedizin"

Auch heute noch werden Begriffe wie „Schulmedizin", „Homöopathie" und „Allopathie" im allgemeinen Sprachgebrauch verwendet. „Allopathie" wird dabei meist gleichgesetzt mit „Schulmedizin". Da in der Literatur und auch in der vorliegenden Arbeit verschiedene Begriffe vorkommen, die zu verschiedenen Zeiten durchaus unterschiedlich gebraucht wurden, erscheint eine genauere Definition notwendig.

Der Begriff „Homöopathie" wurde durch Christian Friedrich Samuel Hahnemann (1755-1843) eingeführt. Er setzt sich zusammen aus dem griechischen „homoîos" (ähnlich) und „páthos" (Krankheit, Leiden). Hahnemann wählte dieses Wort zur Umschreibung des Heilprinzips „similia similibus curentur", welches besagt: „Wähle, um sanft, schnell, gewiß und dauerhaft zu heilen, in jedem Krankheitsfalle eine Arznei, welche ein ähnliches Leiden [...] für sich erregen kann, als sie heilen soll!"[25]

Hahnemann verwendete die Bezeichnung „homöopathisch" für die von ihm geprägte Heilmethode allerdings nicht sofort nach der erstmaligen Beschreibung

---

[24] dtv-Brockhaus-Lexikon (1988), Bd. 4, S. 228 u. Bd. 14, S. 283
[25] Hahnemann (1992), S. 54 (Vorwort); Haehl spricht von einem „sprachlich nicht ganz glücklich gebildete[n...] Fachkunstwort", da er den Begriff der Heilung im Wort „Homöopathie" vermißt (Haehl [1922], S. 76).

Zu den Begriffen „Homöopathie", „Allopathie" und „Schulmedizin" 2.2

der sogenannten „Ähnlichkeitsregel" im Jahre 1796[26], sondern erst mehrere Jahre später in seinem 1807 erschienenen Werk „Fingerzeige auf den homöopathischen Gebrauch der Arzneien in der bisherigen Praxis".[27] Von „Homöopathie" war erstmals 1810 in der ersten Auflage des „Organon der rationellen Heilkunde" die Rede. Gelegentlich sprach Hahnemann auch von „Homöopathik". Den Begriff „Homöopathie" wählte er bewußt als Gegensatz zur damals vorherrschenden, an den Universitäten unterrichteten Medizin.

Der später entstandene Begriff „Homöotherapie" konnte sich zwar nie richtig durchsetzen, blieb aber dennoch bis in die heutige Zeit erhalten. Er ist als Versuch zu sehen, die Homöopathie als rein therapeutische Methode innerhalb einer größeren Medizin zu verstehen und wurde insbesondere von Vertretern der „naturwissenschaftlich-kritischen Richtung" der Homöopathie aufgegriffen. Die wahrscheinlich früheste Erwähnung dieses Begriffes findet sich in einem Aufsatz Ludwig Griesselichs aus dem Jahre 1842: „Mein verstorb. Lehrer, Geh. Kirchenrath SCHWARZ in Heidelberg, der in seiner ‚Pädagogik' der homöop. Lehre gedachte, frug mich einst, warum man denn nicht lieber so, *Homöotherapie*, sage; ich wusste ihm nichts zu antworten, als dass man an das Wort *Homöopathie* gewöhnt sei."[28]

Als Gegensatz zur „Homöopathie" entstand der Begriff „Allöopathie".[29] Er setzt sich zusammen aus dem griechischen „alloion" (andersartig) und „páthos" (Krankheit, Leiden). Hahnemann bezeichnete damit Verfahren, die nicht direkt am Ort der Erkrankung angreifen, sondern ein „andersartiges Übelbefinden" hervorrufen.[30] Der später meist zu „Allopathie" vereinfachte Terminus stand aber auch zusammenfassend für alle nichthomöopathischen Heilverfahren, also für alles, was „anders" als die Homöopathie war. In diesem Sinne wird der Begriff „Allopathie" auch in der vorliegenden Arbeit verwendet, allerdings jeweils in Anführungszeichen, da er von homöopathischer Seite meist abwertend gebraucht wurde, außerdem heute – zumindest im deutschen Sprachraum – nicht mehr sehr gebräuchlich ist. Im allgemeinen Sprachgebrauch wird er vom Begriff „Schulmedizin" ersetzt.

Zu erwähnen ist ein weiterer Begriff, den Hahnemann neben dem „homöopathischen" und „allöopathischen" Weg als dritte Möglichkeit der Anwendung von Arzneien betrachtete: das „enantiopathische" (auch „antipathische" oder „palliative") Vorgehen.[31] Damit meinte Hahnemann alle Therapien, die nach dem

---

26 Die erste Erwähnung von „similia similibus" ist zu finden in Hahnemanns 1796 erschienenem Aufsatz „Versuch, über ein neues Prinzip zur Auffindung der Heilkräfte der Arzneisubstanzen, nebst einigen Blicken auf die bisherigen". In: Hahnemann (1989)
27 Vgl. Tischner (1939a), S. 216; jetzt auch Jütte (1996a), S. 24
28 Griesselich (1842), S. 224 (Hervorhebungen im Original)
29 Bei Hahnemann auch als „Alläopathie" zu finden, beispielsweise in einem Brief an Steinestel (A 452, Archiv des Instituts für Geschichte der Medizin der Robert Bosch Stiftung, Stuttgart). Hahnemann und später Elias Altschul bezeichneten die „Allöopathie" außerdem als „heteropathische Methode" (Altschul [1853], S. 2).
30 Hahnemann (1995), Bd. 2, S. 12f; vgl. Hahnemann (1992), §70, S. 116
31 Vgl. Hahnemann (1992), §23, S. 77 und Hahnemann (1995), Bd. 2, S. 12

der homöopathischen Ähnlichkeitsregel „similia similibus" entgegengesetzten Prinzip „contraria contrariis" verordnet wurden.[32] Als Beispiel führt er die Kaltwasseranwendung bei Verbrennungen an.[33] Die Erläuterung dieses Begriffes erscheint wichtig, da in vielen neueren Veröffentlichungen der Begriff „Allopathie" häufig irrtümlich dem Prinzip „contraria contrariis" zugeordnet wird. Auch bei Hahnemann haben sich die beiden Begriffe später vermischt, in dem seine „Allöopathie" als Überbegriff auch die „Enantiopathie" in sich faßte.[34]

Der Begriff „Schulmedizin" wurde höchstwahrscheinlich erstmals 1876 vom homöopathischen Arzt Franz Fischer (1817-1878) in den „Homöopathischen Monatsblättern", der Zeitschrift des Laienvereins „Hahnemannia", erwähnt.[35] Fischer benutzte ihn neben anderen Begriffen wie „Staatsmedizin", „Allopathie" oder „medizinische Wissenschaft", hatte ihn aber noch nicht als zukünftiges Schlagwort erkannt.[36] Vermutlich brachte August Zöppritz, Sekretär der „Hahnemannia" und guter Freund Fischers, den neuen Begriff eher zufällig in Umlauf. Der Homöopath Milbrot verwendete ihn seit 1881 konsequent in der „Populären Zeitschrift für Homöopathie".[37] Obwohl im Spannungsfeld der naturwissenschaftlichen Medizin und der Homöopathie entstanden, fand der Begriff Anfang der 1890er Jahre allgemeine Verbreitung, wurde also auch von Vertretern der naturwissenschaftlichen Medizin verwendet.[38] Auch wenn der Begriff in verschiedenen Schattierungen gebraucht wurde, empfand ihn der überwiegende Teil der Nichthomöopathen in seiner ursprünglichen Bedeutung als Ärgernis, da er eine diskriminierende Haltung zur naturwissenschaftlichen Medizin auszudrücken schien.[39]

Die Funktion eines „kämpferischen Schlagwortes" mag der Begriff heute durch ein geändertes Verhältnis der universitären Medizin zu medizinischen Außenseitern weitgehend eingebüßt haben.[40] Somit wird der Begriff „Schulmedizin" auch in der vorliegenden Arbeit neutral im Sinne der heutigen Brockhaus-Definition als „die an den Hochschulen gelehrte, wissenschaftlich begründete Heilkunde" verstanden.[41] Dennoch wäre es aufgrund der historischen Entwicklung des Begriffes und der heute gelegentlich wieder abwertenden Verwendung wünschenswerter, wenn der treffendere Begriff „Hochschulmedizin" Eingang in den allgemeinen Sprachgebrauch fände.

---

[32] Hahnemann (1995), Bd. 2, S. 13; vgl. Tischner (1939a), S. 368
[33] Hahnemann (1995), Bd. 2, S. 16
[34] Vgl. Tischner (1939a), S. 369
[35] Wölfing (1974), S. 71
[36] Wölfing (1974), S. 72f
[37] Wölfing (1974), S. 157
[38] Wölfing (1974), S. 83
[39] Wölfing (1974), S. 160f
[40] Wölfing (1974), S. 166
[41] dtv-Brockhaus-Lexikon (1989)

2.3 Die Medizin zur Zeit der ersten Dozentur für Homöopathie

Zu Beginn des 18. Jahrhunderts, als Samuel Hahnemann bereits die ersten Schriften zu seinem neuen Therapiesystem veröffentlicht hatte, gab es neben den ersten Homöopathen nicht nur „die Allöopathen", wie Hahnemann seine Konkurrenten gerne pauschalierend zusammenfaßte. Vielmehr herrschte ein ganzes Spektrum an verschiedenen Konzepten, die nebeneinander bestanden und einen „vielstimmigen Chor von höchst widersprüchlichen Theorien" repräsentierten.[42] Der ärztliche Praktiker dieser Zeit konstruierte sich in der Regel selbst sein eigenes medizinisches System. An dieser Stelle sollen die wichtigsten Systeme kurz dargestellt werden, um die Widerstände zu verdeutlichen, mit denen die Vertreter der Homöopathie, also zuerst einmal Hahnemann selbst, zu kämpfen hatten.[43]

Die Ideen Georg Ernst Stahls (1659-1734), der mit seiner animistischen Lebenskonzeption auch auf die Entwicklung der Homöopathie merklichen Einfluß hatte, wurden zu Beginn des 18. Jahrhunderts vor allem von französischen Ärzten weiterentwickelt, waren aber im deutschsprachigen Raum weniger von Bedeutung.

Neben den alten Anschauungen der Humoralpathologie, die nach wie vor aktuell waren, entwickelte der Pathologe François-Xavier Bichat (1771-1802) aufgrund seiner pathologischen Forschungen die sogenannte „Morphopathologie", welche als Wegbereiterin der Zellularpathologie Rudolf Virchows gelten kann.

Das um die Jahrhundertwende sehr verbreitete, als „Brownianismus" bekannt gewordene System des schottischen Arztes John Brown (1735-1788) unterschied im wesentlichen zwischen sthenischen und asthenischen Krankheiten, die entsprechend mit dämpfenden oder mit stärkenden Mitteln behandelt wurden. Dabei wurden neben Diäten, Aderlässen, Elektrizität, Wärme, Kälte auch Therapeutika wie Opium und Alkohol in größeren Mengen verordnet. Insbesondere der romantische Mediziner Andreas Röschlaub (1768-1835) verhalf dem Brownianismus in Deutschland zu großer Popularität.[44] François Joseph Victor Broussais (1772-1828), der an die Theorien Browns anknüpfte, verbreitete von Frankreich aus eine neue „organbezogene Läsionslehre" und stellte mit seinen Auffassungen die meisten klassischen Krankheitsauffassungen in Frage. Da er für einen exzessiven, fast „vampiristischen" Gebrauch des Aderlasses eintrat, erfuhr er heftige Kritik durch Hahnemann, der jegliche Schwächung des Organismus durch Aderlaß ablehnte.[45]

---

[42] Rothschuh (1978), S. 336. Zum Begriff „Konzept" der Medizin vgl. Rothschuh (1978), S. 9
[43] Alle Angaben zu diesem Kapitel sind, sofern nicht anders angegeben, entnommen aus Eckart (1994).
[44] Eckart (1992), S. 7
[45] Eckart (1992), S. 63

2 Die Ausgangssituation zu Beginn des 19. Jahrhunderts

Ein weiterer bedeutender Vertreter der Medizin um 1800 war Christoph Wilhelm Hufeland (1762-1836), der sich besonders um die Entwicklung der öffentlichen Gesundheitspflege kümmerte und den Begriff der „Lebenskraft" prägte. Er wandte sich als einer der wenigen seiner Zeit gegen den vorherrschenden Brownianismus und propagierte die Unterstützung der individuellen Lebenskraft des Kranken. Als wichtigstes therapeutisches Prinzip sah er „contraria contrariis" an und empfahl neben medikamentöser und diätetischer Behandlung die Anwendung von Wasser, was ihn zu einem Vorreiter der Naturheilkunde werden ließ.

Großer Beliebtheit erfreute sich auch das System Franz Anton Mesmers (1734-1815), das bis in die 1830er Jahre in Deutschland verbreitet war. Dieser sogenannte „Mesmerismus" nahm das Vorhandensein eines „tierischen Magnetismus" im menschlichen Organismus an und versuchte, zuerst mittels Magneten, später durch eine spezielle Streichmethode, das „magnetische System" des Patienten positiv zu beeinflussen. Durch ihren sektiererischen Charakter stieß Mesmers Lehre allerdings auf heftige Kritik und wurde als „Scharlatanerie" abgetan.

Auch Samuel Hahnemann wandte häufig die Methode Mesmers in seiner eigenen Praxis an.[46] Dennoch lag das Hauptgewicht seiner Therapie auf der Anwendung homöopathischer Arzneimittel. Das „Geburtsjahr" der Homöopathie wird mit dem Zeitpunkt des Erscheinens von Hahnemanns Aufsatz „Versuch, über ein neues Princip zur Auffindung der Heilkräfte der Arzneysubstanzen, nebst einigen Blicken auf die bisherigen" gleichgesetzt, welchen er im Jahre 1796 in Hufelands „Journal der practischen Arzneykunde und Wundarzneykunst" veröffentlichte.[47] Wenngleich die Homöopathie dem Hufelandschen System in den vitalistischen Grundgedanken ähnelte und den „biodynamistischen" Krankheitskonzepten[48] zuzuordnen ist, hatte sie einen völlig neuartigen therapeutischen Ansatz. Auf der Basis seines durch einen Selbstversuch mit Chinarinde gefundenen Heilprinzips „similia similibus curentur" verschrieb Hahnemann nach einer ausführlichen Anamnese jedem Patienten ein einzelnes Heilmittel, das eine Umstimmung der „Lebenskraft" bewirken sollte. Die homöopathischen Arzneimittel wurden anfangs von ihm selbst aus pflanzlichen, tierischen und mineralischen Ausgangssubstanzen hergestellt und über ein spezielles Verschüttelungsverfahren soweit verdünnt, bis sie ihre heilsame, „geistartige Wirkung" im kranken Organismus entfalten sollten. Kritiker merkten freilich an, daß durch die starke Verdünnung ab einem bestimmten Verdünnungsschritt, später als „Potenzierungsschritt" bezeichnet, keine wirksame Substanz mehr enthalten sei. Hahnemann testete die so hergestellten Arzneien an möglichst gesunden Prüfern, vor allem an sich selbst, seinen Famili-

---

[46] Eppenich (1994). Zur Person Hahnemanns und zur Geschichte der Homöopathie allgemein vgl. insbesondere Tischner (1939a), Haehl (1922), Ritter (1986) u. Handley (1993).
[47] Vgl. Haehl (1922), Bd. 1, S. 76
[48] Rothschuh (1978), S. 338

enmitgliedern und Schülern und faßte alle in einer solchen „Arzneimittelprüfung" gewonnenen Symptome in seiner ab 1811 erschienenen, sechsbändigen „Reinen Arzneimittellehre" zusammen, später auch in seinem Werk „Die Chronischen Krankheiten".[49] Alles für seine Heilmethode Wesentliche legte er in seinem Hauptwerk „Organon der Heilkunst" nieder.[50]

Über einen Schülerkreis, der sich während Hahnemanns Leipziger Zeit bildete, fand die Homöopathie zahlreiche Anhänger und wurde im 19. Jahrhundert in vielen Ländern verbreitet. Innerhalb der Homöopathie entwickelten sich mit der Zeit verschiedene Richtungen. In gewisse Gegnerschaft zu Hahnemann und dessen „reinen" Schülern traten die Vertreter einer „naturwissenschaftlich-kritischen Richtung", die „freien" Homöopathen, die in Leipzig ihren Ausgang nahmen und bemüht waren, aktuelle Erkenntnisse der naturwissenschaftlichen Forschung zu berücksichtigen.[51] Von Hahnemann wurden sie allerdings beschimpft und als „Halbhomöopathen" apostrophiert. Als wichtige Vertreter der „naturwissenschaftlich-kritischen Richtung" gelten Moritz Müller (1784-1849), Ludwig Griesselich (1804-1848), Paul Wolf (1795-1857), später Theodor von Bakody (1825-1911) und Hans Wapler (1866-1951).[52] Diese Strömung wird treffend charakterisiert durch folgende Aussage Müllers: „Medicin ist nichts als zum Heilzweck angewandte Naturwissenschaft, und bevor die Naturgesetze nicht vollständig bekannt sind, sind alle medicinischen Systeme einseitig. Ich habe das Recht, in diesem eklektischen Sinne die ärztliche Praxis auszuüben, weil ich nie den Hahnemann'schen Grundsatz anerkannt habe, daß Krankheitsheilung allein auf homöopathischem Wege möglich sey."[53] Griesselich, Hauptrepräsentant der sogenannten „Spezifiker" und Herausgeber der Zeitschrift „Hygea", schlug eine ähnliche Richtung ein, betonte aber schärfer die Gegensätze zwischen der Hahnemannschen Homöopathie und seiner „spezifischen Methode".[54] Diese innere Spaltung hatte natürlich wesentliche Auswirkungen auf die Repräsentation der Homöopathie nach außen und war einer erfolgreichen Verteidigung der homöopathischen Ärzte gegen Kritiker sicher nicht förderlich. Da die Homöopathie auch Ausdruck einer starken Ablehnung der praktizierten Medizin zur Zeit Hahnemanns war, stand sie traditionell in Opposition zu anderen medizinischen Konzepten, vor allem aber zur naturwissenschaftlichen Medizin im ausgehenden 19. Jahrhundert.

---

[49] „Die chronischen Krankheiten, ihre eigenthümliche Natur und homöopathische Heilung", erschienen ab 1828 in insgesamt 5 Bänden.

[50] Die erste Auflage erschien 1810 unter dem Titel „Organon der rationellen Heilkunde", alle weiteren Auflagen als „Organon der Heilkunst". Die 6. Auflage wurde erst knapp 80 Jahre nach Hahnemanns Tod von Richard Haehl herausgegeben und 1992 als textkritische Ausgabe veröffentlicht (Hahnemann [1992]).

[51] Eine gute Darstellung dieses Konflikts geben Stahl (1997), S. 237f und Eppenich (1995), Kap. 4.1.1

[52] Vgl. dazu Bartels (1932)

[53] Zitiert nach Ritter (1986), S. 89. Die „Eklektiker" in den USA könnte man als das amerikanische Pendant zur deutschen Gruppierung ansehen (vgl. Kap. 9).

[54] Näheres zu Griesselich und den „Spezifikern" bei Faber (1996) und Tischner (1939a), S. 483ff

3 Die Homöopathie an deutschsprachigen Universitäten im 19. Jahrhundert

3.1 Die Dozenturen für Homöopathie an der Universität Leipzig

3.1.1 Samuel Hahnemann – der erste Dozent für Homöopathie

Im April 1798 beschloß der russische Zar Paul I. (1754-1801) die Gründung einer baltischen Landesuniversität. Wenig später wurde in der „Medicinisch-chirurgischen Zeitung" das Gerücht verbreitet, daß an diese Universität, die zuerst in Mitau eröffnet werden sollte, dann 1802 aber doch in Dorpat errichtet wurde, Samuel Hahnemann (1755-1843) als Lehrer an die medizinische Fakultät bestellt werden sollte.[55] Hahnemann, der zu dieser Zeit in Königslutter weilte, dementierte aber seinen angeblichen Ruf an die Universität.

Seit 1805 lebte Hahnemann mit seiner Familie in Torgau, einer kleinen Stadt nordöstlich von Leipzig. Nachdem Napoleon veranlaßt hatte, die Stadt zu einer Festung ausbauen zu lassen, überlegte Hahnemann 1811, nach Göttingen zu ziehen.[56] Aus nicht näher bekannten Gründen bevorzugte er jedoch Leipzig, wo er schließlich Anfang September 1811 mit seiner Familie eintraf. Schon bald nach seiner Ankunft kündigte er in einer Zeitung an, ein „Institut für promovirte Ärzte" eröffnen zu wollen, in welchem er in sechsmonatigen Kursen Ärzte in seiner neuen Heilmethode unterrichten wollte.[57] Allerdings fanden diese Kurse wegen zu geringen Interesses nie statt.[58]

Anfang 1812 richtete Hahnemann eine Anfrage an die medizinische Fakultät der Universität Leipzig. Er schrieb direkt an den Dekan der medizinischen Fakultät, Christian Rosenmüller, um sich für eine Dozentur zu bewerben. Am 5. Februar 1812 wurde in einer Fakultätssitzung über Hahnemanns Anfrage beraten.[59] In einem Schreiben vom 10. Februar 1812 teilte der Dekan Hahnemann mit, dieser müsse eine Dissertation vorlegen und dieselbe verteidigen.[60] Außerdem sei eine Zahlung von 50 Talern an die Fakultät üblich. Danach sei er berechtigt, Vorlesungen abzuhalten und diese sowohl im Vorlesungsverzeichnis als auch durch öffentliche Anschläge bekannt zu geben.

---

[55] Tischner (1939a), S. 149f
[56] Haehl (1922), Bd. 1, S. 104
[57] Der Zeitungstext ist vollständig wiedergegeben bei Haehl (1922), Bd. 1, S. 105f
[58] Hartmann (1844), S. 181; vgl. Tischner (1939a), S. 267
[59] Tischner (1939a), S. 267
[60] Haehl (1922), Bd. 1, S. 106

3 Die Homöopathie an deutschsprachigen Universitäten im 19. Jahrhundert

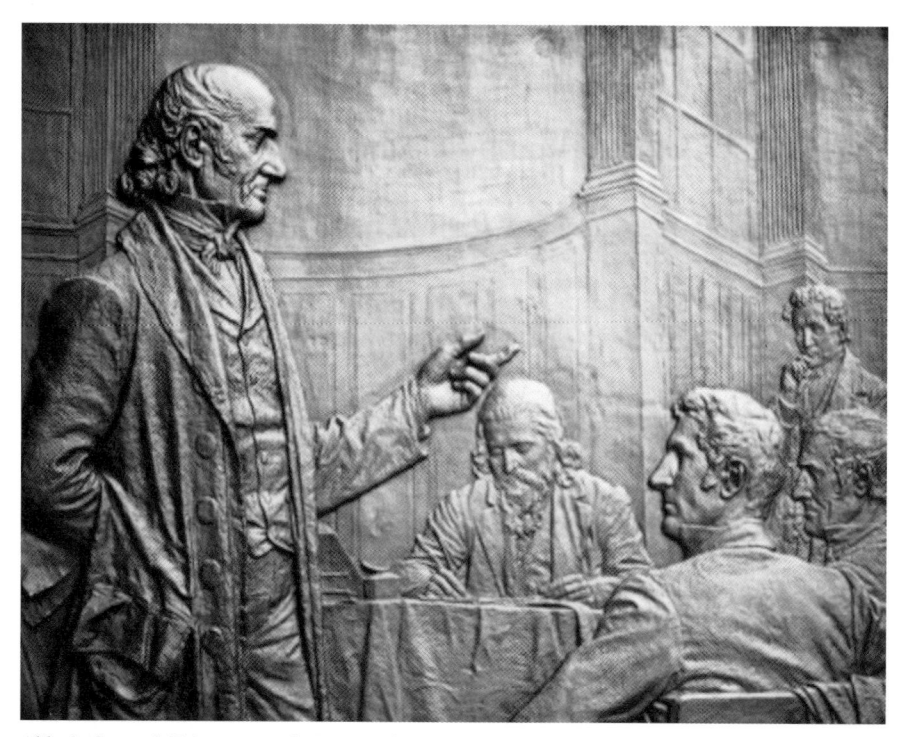

Abb. 1: Samuel Hahnemann als Dozent (Detail aus dem Hahnemann-Denkmal in Washington, D. C.)

Hahnemann hielt vor vollem Hörsaal am 26. Juni 1812 seine Habilitationsrede über seine Arbeit „Dissertatio historico-medica de Helleborismo Veterum".[61] Die Dissertation wurde in lateinischer Sprache verfaßt und behandelte die Darstellung der Heilpflanze Helleborus in der Literatur. Hahnemanns Gedanken zu seiner neuen Heilmethode wurden darin nicht erwähnt. Damals war es üblich, anschließend an das Vortragen der Dissertation auf die Fragen eines vorher ausgewählten Professors zu antworten und damit die Arbeit zu „verteidigen". Interessanterweise konnte diese Rolle Hahnemanns Sohn Friedrich übernehmen, der sein Medizinstudium zu diesem Zeitpunkt noch nicht abgeschlossen hatte.[62] Höchstwahrscheinlich waren Fragen und Antworten von Vater und Sohn vorher genau aufeinander abgestimmt worden. Die Dissertation wurde schließlich nach einigen Bemerkungen und einem abschließendem Lob vom Dekan angenommen.[63] Große Widerstände gegen Hahnemann scheint es nicht gegeben zu haben. Ein Augenzeuge berichtete in einem Brief: „Seine Opponenten waren so artig, daß sie es gestanden, sie wären in ärztlicher Beziehung ganz

---

[61] Die Arbeit wurde 1829 von Ernst Stapf in den „Kleinen medizinischen Schriften" veröffentlicht. Vgl. Hahnemann (1989)
[62] Zum Titel der Dissertation und der Ankündigung, daß Friedrich Hahnemann als Gegenpart fungieren werde, vgl. Haehl (1922), Bd. 1, S. 174 u. Bd. 2, S. 99f
[63] Haehl (1922), Bd. 2, S. 108

eines Sinnes mit ihm und sie glaubten nur in philologischer Hinsicht Einiges erörtern zu dürfen, um wenigstens etwas sagen zu können. – Er bedeckte sich mit Ruhm – er blieb Sieger!".[64]

Schließlich erhielt Hahnemann eine Dozentur für Homöopathie und hielt ab dem Wintersemester 1812/13 zweimal wöchentlich Vorlesungen. Zu Beginn dieses Semesters erschien im Vorlesungsverzeichnis der Universität Leipzig folgende Eintragung: „D. SAM. HAHNEMANN, bin. dieb. h. III. historiam medicinae enarrabit secundum schedas suas, *gratis*; quat. dieb. h. III. institutiones artis morbos hominum sanandi duce libro: *Organon der rationellen Heilkunde* tradet."[65] Demnach las Hahnemann also über die erste Auflage seines „Organon" und zusätzlich über Medizingeschichte. Vom Wintersemester 1813/14 bis zum Wintersemester 1814/15 wurden lediglich Vorlesungen über „Institutiones medicinae", also über medizinischen Unterricht ganz allgemein, und über Medizingeschichte angekündigt, ab dem Sommersemester 1815 wieder Unterricht anhand des „Organon": „[...] quat. dieb. h. II. institutiones medicinae homöopathicae secundum *Organon der ration. Heilkunde*, tradet."[66] Bis zum Sommersemester 1817 blieb diese Ankündigung gleich, es wurde ab dem Wintersemester 1815/16 lediglich die Bemerkung „gratis" angefügt.[67]

Hahnemanns Vorlesungen wurden zu Beginn sehr gut besucht. Zahlreiche Studenten, Ärzte, Abgesandte von Professoren der medizinischen Fakultät, aber auch Mitglieder anderer Fakultäten wollten Hahnemann dozieren hören.[68] Ernst von Brunnow (1796-1845) beispielsweise, der zwischen 1815 und 1819 Jura in Leipzig studierte, berichtete von seinem dortigen Aufenthalt: „Mein Universitätsgenosse gehörte zu den enthusiastischen Verehrern Hahnemann's, die seine Vorlesungen besuchten und sich zu den Arzneiprüfungen mit Freuden hergaben. Alles was er mir von dem merkwürdigen Manne und dessen neuer Heilkunst erzählte, erregte im höchsten Grade meine Aufmerksamkeit."[69] Einer weiteren, zeitgenössischen Schilderung ist zu entnehmen, daß Hahnemann den damals herrschenden Lehrmeinungen im Rahmen seiner Vorlesungen mit heftigen Worten entgegentrat. So berichtete Franz Hartmann (1796-1853), Schüler Hahnemanns, Arzt und Theologe, der die Vorlesungen einige Jahre lang besucht hatte: „Vielleicht hätte er seiner Lehre leichter Eingang bei den Aerzten und den jungen Medizinern verschafft, wenn er die Hauptpunkte seines Organons leidenschaftsloser erörtert hätte, als es in seinen Vorlesungen geschah. Leider

---

64 Huck in einem „Brief über Hahnemanns Habilitationsrede" vom 9. August 1812; zitiert nach Haehl (1922), Bd. 2, S. 102
65 Vorlesungsverzeichnis der Universität Leipzig, Wintersemester 1812/13 (Universitätsarchiv Leipzig); Wiedergabe des Vorlesungsverzeichnisses bei Haehl (1922), Bd. 2, S. 134f
66 Vorlesungsverzeichnisse der Universität Leipzig, Wintersemester 1813/14 bis Sommersemester 1815 (Universitätsarchiv Leipzig)
67 Vorlesungsverzeichnis der Universität Leipzig, Wintersemester 1815/16 bis Sommersemester 1817 (Universitätsarchiv Leipzig)
68 Haehl (1922), Bd. 1, S. 108
69 Brunnow (1844), S. 27

waren diese nicht geeignet, sich und seiner Lehre Freunde und Anhänger zu erwerben, denn, wo es nur irgend möglich war, ergoß er sich in eine Fluth von Schmähungen gegen die alte Medizin und ihre Anhänger, daß mit jeder Stunde der Zuhörer weniger wurden und zuletzt nur noch einige seiner Schüler sie besuchten. Diese Letzteren abgerechnet, waren die Besuchenden größtentheils Abgeordnete hiesiger Professoren und Aerzte und Rapport-Bringer, oder es waren solche, die nicht der Sache, sondern des unseligen Raisonnements wegen erschienen, um ihrem Lachreize einmal freien Lauf zu lassen. Ich mag nicht bergen, daß Hahnemann von seinem Eintritte bis zu seinem Weggange aus der Vorlesung eine so eigenthümliche Erscheinung bot, daß wohl nur ihm an Gesinnung und Alter gleiche Männer dazu gehörten, ernsthaft ihm in die Augen zu sehen [...]. So imponirend und Achtung gebietend Hahnemann's Aeußere mit seiner straffen Haltung, seinem festen Gange, seiner einfachen Tracht auch in seinem gewöhnlichen Arbeitszimmer war, so burlesk war seine Erscheinung für diese eine Stunde; ja er selbst schien sich darin zu gefallen, auf eine geniale Art imponiren zu wollen. Man denke sich die Spannung, der Zuhörer vorher, die den enthusiastischen Reformator noch nicht kannten, oder, war dies der Fall, sich schon vor Freude die Hände rieben, in Erwartung der vulkanischen Ausbrüche [...]."[70]

Durch Hahnemanns provozierendes Auftreten in den Vorlesungen wundert es kaum, daß er unter seinen Kollegen sehr unbeliebt war und vielfach Haß und Feindschaft erntete. Hartmann berichtete weiter: „Die ewigen Neckereien von seiten der Studierenden, die Giftblicke von Seiten der meisten Professoren, Aller ängstliches Vermeiden unseres näheren Umgangs, als wären wir mit einem pestartigen Ausschlag behaftet, machten mir den Aufenthalt in Leipzig wahrhaft peinlich und darum den Besuch einer anderen Universität, wenigstens für einige Zeit, höchst wünschenswert."[71] Die wenigen Studenten, die der Vorlesung über die Jahre die Treue hielten, hatten keinen leichten Stand an der Universität und wurden häufig gegenüber den Kollegen benachteiligt. Der Schriftsteller Carl Gustav Jochmann (1789-1830) berichtete: „Daß Hahnemann von den Apothekern gehaßt wird, die ihm, glaub' ich, ihre besten Medikamente in den Leib wünschen, scheint mir natürlich, beinahe verzeihlich; daß ihn aber auch Aerzte und Professoren der Medizin anschwärzen und verfolgen, möchte keins von beiden seyn. So weit geht die Verfolgung, daß Hahnemanns Zeugnisse, die er Studierenden über bei ihm gehörte Vorlesungen ertheilt, nicht für gültig angesehen, und daß den Jünglingen, die seine Schüler sind, schon deswegen Examen und Beförderung ungebührlich erschwert werden."[72] Für Johann Christian August Clarus (1774-1854), der als Professor für medizinische Klinik in Leipzig

---

[70] Hartmann (1844), S. 181f
[71] Bericht Franz Hartmanns in der „Allgemeinen Homöopathischen Zeitung"; zitiert nach Haehl (1922), Bd. 1, S. 110
[72] Jochmann (1994), S. 158; vgl. auch Ritter (1986), S. 60

unterrichtete, war das „Treiben Hahnemanns' und seiner Schüler, [...] die er nur mit dem wegwerfenden Namen ‚Ignoranten' bezeichnete, ein wahrer Greuel".[73]

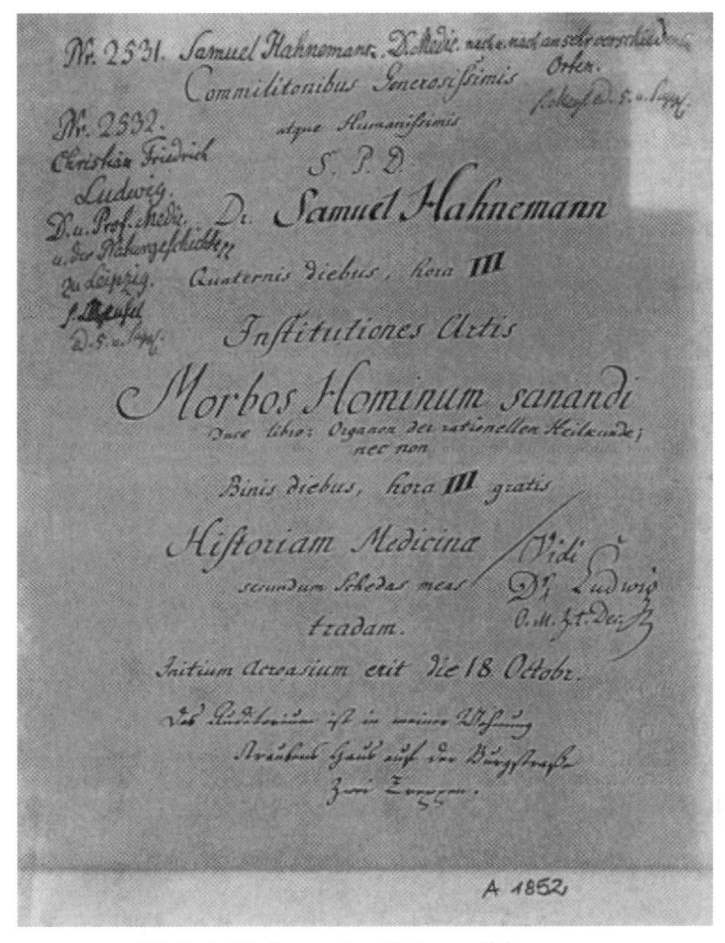

Abb. 2: Ankündigung einer Vorlesung Hahnemanns

In Hahnemanns Zeit an der Leipziger Universität fällt die langwierige Auseinandersetzung mit Karl Heinrich Dzondi (1770-1835), Direktor der chirurgischen Klinik der Universität Halle, im Jahre 1816. Ob bei Verbrennungen als Heilmittel kaltes Wasser oder warmer Weingeist anzuwenden sei, wurde in zahlreichen Zeitschriftenartikeln leidenschaftlich diskutiert.[74] Sicherlich hat sich Hahnemann in seiner Position als Dozent in noch stärkerem Maße berufen gefühlt, die Prinzipien seiner Lehre gegenüber anderen Universitätsprofessoren zu

---

[73] Bericht Franz Hartmanns in der „Allgemeinen Homöopathischen Zeitung"; zitiert nach Haehl (1922), Bd. 1, S. 110
[74] Vgl. dazu Haehl (1922), Bd. 1, S. 115f, Bd. 2, S. 118f und Hahnemanns Artikel im „Allgemeinen Anzeiger der Deutschen", wiedergegeben bei Hahnemann (1989), S. 176-188

verteidigen. Anschließend an diese Auseinandersetzung wurde er von weiteren Professoren öffentlich kritisiert, bezog aber zu deren Angriffen nie Stellung. Prominente Kritiker waren Ignaz Rudolph Bischoff (1784-1850) aus Prag, Friedrich August Benjamin Puchelt (1784-1856) aus Heidelberg und Johann Christian Gottfried Jörg (1779-1856) aus Leipzig.[75]

Obwohl Hahnemann von den Besuchern seiner Vorlesung erwartete, sich von nun an ausschließlich der Homöopathie zu widmen, mußte natürlich jeder Medizinstudent auch die übrigen Fächer durchlaufen. Um sich aber dennoch einen festen Kreis von Studenten zu halten, gründete Hahnemann eine Arbeitsgemeinschaft für Arzneimittelprüfungen und lud „seine" Studenten regelmäßig zu sich nach Hause ein. Zudem fanden ab dem Wintersemester 1817/18 bis zum Sommersemester 1821 Hahnemanns offizielle Vorlesungen „privatissime" statt, was eindeutig aus den Vorlesungsverzeichnissen hervorgeht.[76] Am Ende einer Vorlesungsankündigung, die wahrscheinlich in dieser Zeit als Flugblatt an interessierte Studenten verteilt wurde, findet sich Hahnemanns Hinweis: „Das Auditorium ist in meiner Wohnung // Straubens Haus auf der Burgstraße // Zwei Treppen".[77]

Laut Vorlesungsverzeichnis der Universität Leipzig fanden im Sommersemester 1821 die letzten Vorlesungen statt.[78] Möglicherweise hat Hahnemann in diesem Semester überhaupt nicht mehr vorgetragen, da er bereits am 5. Juni 1821 ein offizielles Abgangszeugnis von der Universität Leipzig erhielt. Darin wurde ihm bestätigt, daß „während der ganzen Zeit seines Hierseyns bis dato nie eine Klage oder Anzeige bey dem academischen Gericht wider ihn oder die Seinigen vorgekommen ist, er auch die von ihm zu entrichtenden Abgaben stets pünktlich und vollständig abgeführt hat".[79] Mit diesem formellen Vorgang war Hahnemanns Engagement an der Universität endgültig beendet.

Nach heftigen Auseinandersetzungen mit den Leipziger Apothekern, die Hahnemann das Selbstdispensierrecht streitig gemacht hatten, nach Anfeindungen durch Leipziger Ärzte und nicht zuletzt durch die öffentliche Diskussion um den Tod von Karl Philipp Fürst von Schwarzenberg (1771-1820), den Hahnemann noch kurz vor dessen Tode erfolglos behandelt hatte[80], entschied

---

[75] Haehl (1922), Bd. 1, S. 117; vgl. Tischner (1939a), S. 269 u. 440ff
[76] Vorlesungsverzeichnisse der Universität Leipzig, Wintersemester 1817/18 bis Sommersemester 1821 (Universitätsarchiv Leipzig)
[77] Vgl. Abb. 2 und Transkription der Vorlesungsankündigung im Anhang. Die Vermutung Ritters, daß Hahnemann bei sich zuhause lehrte, kann somit als bestätigt gelten (vgl. Ritter [1986], S. 59). Weder bei Albrecht (1875) noch bei Haehl (1922) oder Tischner (1939a) fanden sich Hinweise auf Hahnemanns Wohnhaus in Leipzig. Mit „Straubens Haus" könnte ein Haus des Künstlers Adolph Straube aus Weimar gemeint gewesen sein, der ein Relief von Hahnemann schuf und gleichzeitig Patient bei ihm war (Haehl [1922], Bd. 1, S. 399f u. Bd. 2, S. 482f). Die Burgstraße existiert in Leipzig heute noch; sie mündet auf den bekannten Thomaskirchhof.
[78] Vorlesungsverzeichnis der Universität Leipzig, Sommersemester 1821 bis Wintersemester 1821/22 (Universitätsarchiv Leipzig). Bei Haehl endet das Vorlesungsverzeichnis bereits im Wintersemester 1820/21 (Haehl [1922], Bd. 2, S. 135).
[79] Wörtliche Wiedergabe des Zeugnisses bei Haehl (1922), Bd. 2, S. 135
[80] Vgl. dazu Nachtmann (1987)

Die Dozenturen für Homöopathie an der Universität Leipzig 3.1

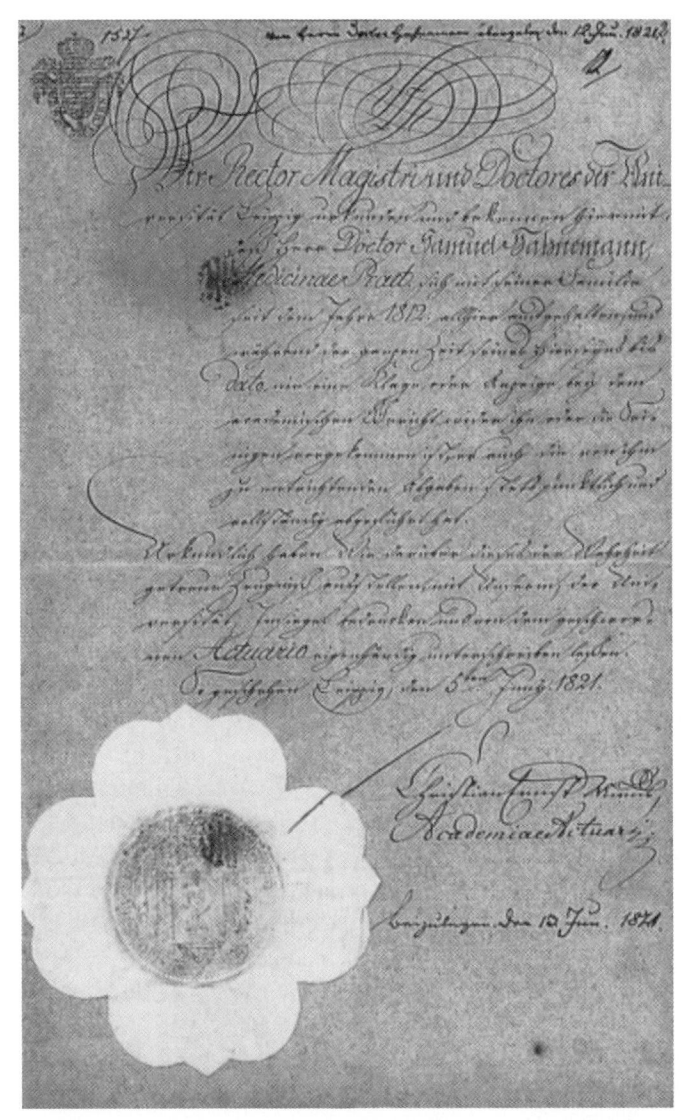

Abb. 3: Abgangszeugnis Hahnemanns von der Universität Leipzig

sich Hahnemann abermals für einen Ortswechsel, diesmal nach Köthen. Der schon erwähnte Leipziger Professor Johann Christian August Clarus fügte dem in „Hufelands Journal" veröffentlichten Sektionsbericht des Fürsten einen Kommentar an, in dem er sich zu Hahnemanns Mitwirkung bei der Behandlung äußerte: „So sehr ich also auch für mich und mit der überwiegendsten Mehrzahl der Ärzte überzeugt bin, und solches mit Beweisen belegen kann, daß die Hahnemannsche Methode in einzelnen, besonders akuten Fällen, durch Versäumniß kräftiger Maßregeln, großen Schaden stiftet; so glaube ich dennoch, daß dieser Schade[n], aus einem höhern Gesichtspuncte betrachtet, in gar keinem Vergleich kommt mit demjenigen, den das Beispiel einer, auch nur versuchten, Hemmung freier Geistesentwickelung und Forschung auf einer deutschen Universität stiften müßte, so lange und so weit ein solches Streben, die Wahrheit auf einem andern, als dem gewöhnlichen Wege zu finden, mit den bestehenden Gesetzen und Einrichtungen nicht in Widerspruch steht."[81]

Noch im Jahre 1821 zog Hahnemann mitsamt seiner Familie nach Köthen, wo ihm die Unterstützung des Herzogs Ferdinand von Anhalt-Köthen zuteil wurde. Der Herzog gewährte Hahnemann weitgehende Freiheiten, insbesondere das Dispensierrecht, das ihm in Leipzig streitig gemacht worden war.

3.1.2 Friedrich Hahnemann als Dozent für Homöopathie

Friedrich Hahnemann (1786-?)[82], Sohn Samuel Hahnemanns, hatte Medizin und Philosophie in Leipzig studiert und schien dem Vorbild seines Vaters zu folgen. Bereits kurz nach dem Studium hielt er als Privatdozent kurzzeitig Vorlesungen an der Universität Leipzig. Im Vorlesungsverzeichnis findet sich erstmals für das Sommersemester 1813 eine entsprechende Eintragung: „D. FRID. HAHNEMANN quat. diebus h. III. in usum theologiae, iurisprudentiae et philosophiae studiosorum elementa medicinae, i. e. anatomiae, physiologiae, diaetetices, politiae medicae, prophylaxeos, et artis valetudinem conservandi, quae sub nominae Medicinae pastoralis veniunt, tradet *gratis*."[83] Es handelte sich um eine Vorlesung über Pastoralmedizin unter Berücksichtigung verschiedener medizinischer Fächer, jedoch ohne Erwähnung der Homöopathie. Im darauffolgenden Wintersemester las Friedrich Hahnemann lediglich über Medizinalpolitik, im Sommersemester 1814 wiederum über Pastoralmedizin. Im Wintersemester 1814/15 kündigte er erstmals eine Vorlesung über Arzneimittellehre an.[84] Danach endet seine Vorlesungstätigkeit. Es liegt nahe, in den Vorlesungen homöopathische Inhalte zu vermuten, zumal der Vater Samuel Hahnemann ebenfalls zu dieser Zeit seinen Unterricht über Homöopathie, vielleicht ja sogar im gleichen Hörsaal, abhielt, und seinen Sohn sicherlich beeinflußt hatte.

Seit 1815 praktizierte Friedrich Hahnemann in Wolkenstein im Erzgebirge und wurde außerdem Besitzer der dortigen Apotheke. Hahnemann schien durch sein exzentrisches Benehmen großes Aufsehen erregt zu haben. Hartmann schilderte in der „Allgemeinen Homöopathischen Zeitung" über ihn: „In Zschopau [...] hatte er sehr viel zu thun, und er kam wöchentlich 1 und 2 Mal dahin in

---

[81] Zitiert nach Haehl (1922), Bd. 2, S. 127
[82] Da Friedrich Hahnemann als verschollen gilt, war das Sterbejahr nicht eruierbar (vgl. Kurzbiographie im Anhang).
[83] Vorlesungsverzeichnis der Universität Leipzig, Sommersemester 1813 (Universitätsarchiv Leipzig). Vgl. dazu Tischners – teilweise fehlerhafte – Übersetzung der Vorlesungsankündigung ins Deutsche (Tischner [1935], S. 62).
[84] Vorlesungsverzeichnisse der Universität Leipzig, Wintersemester 1813/14 bis Wintersemester 1814/15 (Universitätsarchiv Leipzig)

einem vierspännigen Wagen gefahren, die Pferde, den hohen Berg herab, im Wagen stehend mit fliegendem langen Haar und burleskem Anzuge selbst leitend im völligen Carriere [...]."[85] Hahnemann schien starken Patientenzulauf gehabt zu haben, wodurch er wahrscheinlich auch den Neid der Apotheker in der Umgegend erregte. Infolge dieser Begebenheiten forderte das Königliche Sächsische Sanitätskollegium im März 1817 eine Prüfung der medizinischen Kenntnisse Friedrich Hahnemanns. Daraufhin erhob die medizinische Fakultät in Leipzig beim damaligen sächsischen König Friedrich August I. („der Gerechte") erfolgreich Einspruch, in dem sie erklärte, Hahnemann habe „alle Prüfungen vollkommen und gut bestanden".[86] Hahnemann selbst wandte sich von Berlin aus schriftlich an die medizinische Fakultät in Leipzig, welcher gegenüber er die Forderung des Sanitätskollegiums als unzulässigen Eingriff in die Rechte der Fakultät darstellte.[87] Später bedankte er sich beim Dekan für die erfolgreiche Unterstützung.[88]

In einem Brief vom 18. August 1817 teilte Hahnemann aus Halle mit, er sei „durch sn. Majestät, den König von Preußen, seit dem 29. März d. J. bey der hiesigen Universität als Lehrer angestellt".[89] Der Medizinhistoriker Rudolf Tischner konnte diese Angabe allerdings nicht bestätigen und führt sie auf den geistigen Zustand Hahnemanns zurück, der zu jener Zeit nicht mehr „bei gesunden Sinnen" zu sein schien. Hahnemann mag wohl daran gedacht haben, an der Universität Halle zu lehren, konnte aber möglicherweise, „in seinen Phantasien lebend, Wunsch und Wirklichkeit" nicht mehr auseinanderhalten.[90] Im Februar 1818 schrieb Hahnemann nochmals an die medizinische Fakultät der Universität Leipzig und beschwerte sich, daß diese inzwischen doch für die Nachprüfung seiner medizinischen Kenntnisse eingetreten sei. Die Regierung habe für sein Nichterscheinen zur Prüfung bereits ein Bußgeld erhoben.[91] Ob dies tatsächlich der Fall war, konnte nicht völlig geklärt werden. Jedenfalls kehrte Hahnemann nicht mehr nach Leipzig zurück, sondern weilte mindestens bis 1827 in England und wanderte später wahrscheinlich nach Amerika aus.[92]

3.1.3 Weitere Dozenten für Homöopathie an der Universität Leipzig

Nach Samuel und Friedrich Hahnemann war Carl Gottlob Caspari (1798-1828) der nächste, der öffentliche Vorlesungen über Homöopathie an der Universität

---

85 Hartmann (1844), S. 197
86 Tischner (1935), S. 63; vgl. Abschrift des Briefes an den König vom 12.3.1817 (Universitätsarchiv Leipzig, Med. Fak. A VI Nr. 22)
87 Tischner (1935), S. 62; vgl. den Brief Hahnemanns vom 3.6.1817 an die medizinische Fakultät der Universität Leipzig (Universitätsarchiv Leipzig, Med. Fak. A VI Nr. 22)
88 Brief Hahnemanns aus Halle vom 10.1.1818 (Universitätsarchiv Leipzig, Med. Fak. A VI Nr. 22)
89 Zitiert bei Tischner (1935), S. 63
90 Tischner (1935), S. 63f
91 Brief Hahnemanns vom 10.2.1818 (Universitätsarchiv Leipzig, Med. Fak. A VI Nr. 22)
92 Haehl (1922), Bd. I, S. 175

Leipzig abhielt. Im Vorlesungsverzeichnis des Sommersemesters 1823 wurde angekündigt: „D. C. CASPARI, quat. dieb. h. XI. Homöopathiam tradet cum experimentia de effectu remediorum in sano corpore instituendis, dieb. Mart. et Ven. h. III. operationum oculisticarum exercendarum copiam faciet."[93] Neben einer Vorlesung über Augenoperationen las er also über Homöopathie, und möglicherweise führte er im Rahmen der Vorlesung homöopathische Arzneimittelprüfungen mit den Studenten durch. Bereits ab dem Sommersemester 1824 war Caspari nicht mehr als Dozent an der Universität tätig, seine Vorlesungstätigkeit fand ein frühzeitiges Ende.[94]

Der Tiermediziner Johann Joseph Wilhelm Lux (1773-1849) wandte sich zwischen 1814 und 1820 der Homöopathie zu.[95] Ab dem Wintersemester 1814/15 bis zum Sommersemester 1819 war er als Dozent mit einer Vorlesung über Tierheilkunde an der Universität Leipzig vertreten. Lux las allerdings nicht – wie man vermuten würde – an der medizinischen, sondern an der philosophischen Fakultät.[96] Der Vorlesungsankündigung ist nicht zu entnehmen, ob die Homöopathie bereits Erwähnung fand. Erst nach längerer Pause, im Sommersemester 1827, war Lux wieder mit einer Lehrveranstaltung präsent. Wiederum an der philosophischen Fakultät hielt er diesmal eine Vorlesung „nach homöopathischer Schule": „M. IO. IOS. GUIL. LUX bin. dd. morborum diagnosin brutorum adiectis remediis secundum scholam homoeopathicam enarrabit."[97] Im folgenden Semester fehlt eine entsprechende Eintragung im Vorlesungsverzeichnis, erst im Sommersemester 1828 las Lux noch einmal zum gleichen Thema. Danach finden sich keine weiteren Eintragungen.[98] Wie schon Caspari schien auch Lux wenig Erfolg mit seiner Homöopathievorlesung gehabt zu haben und brach die Dozententätigkeit bald wieder ab. Lux war zudem vielseitig beschäftigt und bekleidete zahlreiche Ämter. Anfang der 1830er Jahre begründete er eine eigene Therapieform, die er „Isopathie" nannte und erstmals in seiner Schrift „Isopathik der Contagionen" beschrieb.[99]

Carl Georg Christian Hartlaub (1795-1839), homöopathischer Arzt und Schüler Hahnemanns, hielt weitere Vorlesungen über Homöopathie an der Universität Leipzig. Dabei scheint es, daß er sich mit Lux abwechselte, denn er hielt im Wintersemester 1827/28 und im Wintersemester 1828/29 Vorlesungen über

---

[93] Vorlesungsverzeichnis der Universität Leipzig, Sommersemester 1823 (Universitätsarchiv Leipzig)
[94] Vorlesungsverzeichnisse der Universität Leipzig, Wintersemester 1823/24 bis Sommersemester 1824 (Universitätsarchiv Leipzig)
[95] Kannengießer (1996), S. 239
[96] Vorlesungsverzeichnisse der Universität Leipzig, ab Wintersemester 1814/15 (Universitätsarchiv Leipzig). Vgl. Tischner (1939a), S. 316
[97] Vorlesungsverzeichnis der Universität Leipzig, Sommersemester 1827 (Universitätsarchiv Leipzig)
[98] Vorlesungsverzeichnisse der Universität Leipzig, ab Wintersemester 1827/28 (Universitätsarchiv Leipzig)
[99] Vgl. dazu Tischner (1839a), S. 600ff; Kannengießer (1996), S. 245ff. Zu Hahnemanns Ansichten über die homöopathische Behandlung von Tieren vgl. Kaiser (1989), S. 113ff; zu Lux und zum Thema Homöopathie und Tiermedizin allgemein vgl. Schütte (1996)

Homöopathie, nicht aber im dazwischenliegenden Sommersemester: „D. CAR. GEO. CHR. HARTLAUB bin dd. h. V. de homoeopathia exponet."[100] Allerdings fanden die Vorlesungen im Rahmen der medizinischen Fakultät statt. Mit Hartlaubs Fortzug nach Braunschweig, wo er in der Praxis des homöopathischen Arztes Georg August Heinrich Mühlenbein (1764-1845) tätig wurde, fand seine Vorlesungstätigkeit schon 1829 ein vorzeitiges Ende.

Ein weiterer, treuer Schüler Hahnemanns vertrat die Homöopathie kurzzeitig an der Leipziger Universität: Carl Haubold (1796-1862). Bereits seit dem Wintersemester 1822/23 las er drei Semester lang als Dozent über die Untersuchung bei akuten Krankheiten.[101] Haubold kam allerdings erst Mitte der 1820er Jahre zur Homöopathie. Eine Vorlesung im Wintersemester 1829/30 wurde wie folgt angekündigt: „D. CAR. HAUBOLD, cum Viro Exp. D. *Franz*. coniunctus *gratis* bin. dd. medicinae Baccalaureis viam ac rationem, quibus aegroti ex homoeopathiae legibus sanandi sunt, exemplis practicis illustrabit."[102] Unterstützt wurde er von seinem jungen Mitstreiter Carl Gottlob Franz (1795-1835), unter dessen Namen eine entsprechende Vorlesungsankündigung vermerkt ist: „D. CAR. GOTTL. FRANZ., coniunctus cum Viro Exp. D. *Haubold gratis* [...]".[103] Die erfolglos gebliebene Vorlesung wurde bereits nach einem Semester wieder eingestellt.

Moritz Wilhelm Müller (1784-1849), Vertreter der „freien" Homöopathen und Kritiker Hahnemanns, hielt bereits seit 1812 einige Semester lang als Privatdozent Vorlesungen an der Universität, allerdings noch nicht über Homöopathie.[104] Er wurde erst 1819 mit der Homöopathie bekannt und Anfang der 1820er Jahre homöopathischer Arzt. Ebenso wie Haubold war er ab dem Wintersemester 1829/30 wieder an der Universität präsent, diesmal allerdings mit Vorlesungen homöopathischen Inhalts. Die Vorlesungsankündigung lautete: „D. MAUR. GUIL. MÜLLER *gratis* bin. dd. hh. statuendis medicinae Baccalaureis homoeopathicam illustrabit."[105] Im Wintersemester 1832/33 wurden zusätzlich „klinische Übungen" angekündigt. Müllers regelmäßige Vorlesungstätigkeit endete im Wintersemester 1833/34.[106] Gustav Wilhelm Groß (1794-1847), ein Schüler Hahnemanns, erwähnte im „Archiv für die homöopathische Heilkunst", daß

---

[100] Vorlesungsverzeichnisse der Universität Leipzig, Wintersemester 1827/28 bis Wintersemester 1828/29 (Universitätsarchiv Leipzig)

[101] „D. Carol. Haubold, bin. dieb. hora II. examinatorium de morbis acutis instituet."; Vorlesungsverzeichnisse der Universität Leipzig, Wintersemester 1822/23 bis Wintersemester 1823/24 (Universitätsarchiv Leipzig)

[102] Vorlesungsverzeichnis der Universität Leipzig, Wintersemester 1829/30 (Universitätsarchiv Leipzig)

[103] Vorlesungsverzeichnis der Universität Leipzig, Wintersemester 1829/30 (Universitätsarchiv Leipzig)

[104] Vorlesungsverzeichnisse der Universität Leipzig, ab 1812 (Universitätsarchiv Leipzig); vgl. Haehl (1922), Bd. 1, S. 449; Tischner (1939a), S. 315

[105] Vorlesungsverzeichnis der Universität Leipzig, Wintersemester 1829/30 (Universitätsarchiv Leipzig)

[106] Vorlesungsverzeichnisse der Universität Leipzig, ab Sommersemester 1830 bis Wintersemester 1833/34 (Universitätsarchiv Leipzig)

Müller in seinen Vorlesungen „viel Theilnahme und Beifall" erhielt.[107] Wahrscheinlich konnte sich Müller mit seinem Anspruch, die Homöopathie mit der damaligen „Allopathie" zu verbinden, leichter auf universitärem Boden zurechtfinden und stieß nicht auf derart große Widerstände wie die „reinen" Schüler Hahnemanns. Bekanntlich erfuhren Müller und seine Mitstreiter durch diese eher undogmatische Haltung heftigste Kritik durch Hahnemann, welcher sie abschätzig als „Leipziger Halbhomöopathen" bezeichnete.[108]

Ab dem Wintersemester 1833/34 wurden an der Universität Leipzig keine weiteren Vorlesungen über Homöopathie angekündigt. Es ist anzunehmen, daß der immer stärker werdende Widerstand der „allopathischen" Professoren der medizinischen Fakultät weitere Aktivitäten verhinderte.

3.2 Forderungen nach Lehrstühlen im 19. Jahrhundert

3.2.1 Diskussion um einen Lehrstuhl im badischen Landtag

Der erste Antrag zur Einführung von Unterricht über Homöopathie an einer Universität wurde – abgesehen von den Aktivitäten Hahnemanns und seiner Schüler in Leipzig – 1833 in Baden gestellt. Baden war nach 1815 eine „Hochburg des vormärzlichen Liberalismus", welcher vom gebildeten Bürgertum getragen wurde.[109] Da aufgrund der badischen Verfassung die zweite badische Kammer der Landstände keine Gesetze verabschieden durfte, blieben die Initiativen auf Anträge, sogenannte Motionen, beschränkt. Neben Motionen zur Sozial-, Wirtschafts- und Justizreform kam auch die Homöopathie auf die Tagesordnung.

In der 39. öffentlichen Sitzung der zweiten Kammer der Landstände am 12. August 1833 stellte der Abgeordnete Franz Joseph Herr (1778-1837), Pfarrer aus Kuppenheim[110], folgenden Antrag: „Die Kammer möge der hohen Regierung den Wunsch zu erkennen geben, daß für theoretischen und praktischen Unterricht in dem homöopathischen Heilverfahren auf unseren Hochschulen gesorgt werde und daß zu dem hiezu erforderlich werdenden Gutachten nur solche Aerzte, welche in dem allopathischen und in dem homöopathischen Heilverfahren gleich tüchtig und bewandert sind, aufgefordert werden [...]."[111] Daneben forderte Herr in seiner Motion, keine homöopathischen Ärzte ohne vorherige Prüfung zuzulassen, und denjenigen die Ausübung der Homöopathie zu verbieten, die nicht zur Ausübung der ärztlichen Praxis befugt seien.

---

[107] Groß (1829), S. 166
[108] Vgl. Haehl (1922), Bd. 1, S. 203ff
[109] Deutscher Bundestag, Referat Öffentlichkeitsarbeit (1989), S. 81
[110] Tischner (1939a), S. 470
[111] Anon. (1900c), S. 72

In der 67. öffentlichen Sitzung der Kammer am 26. September 1833 trug der Abgeordnete Walchner einen Kommissionsbericht vor. Die Kommission schlug darin vor: „Die Kammer wolle der hohen Regierung den Wunsch ausdrücken, sie möge der neuen Heilmethode freie Entwicklung gewähren, der Sache, wie bisher, freien Lauf lassen und wenn sich Homöopathen auf unseren Hochschulen ordnungsmäßig als Lehrer habilitieren und Vorlesungen geben, die Errichtung von Polikliniken zum Unterricht am Krankenbette genehmigen".[112]

Am 2. Oktober 1833 wurde erneut über den „theoretischen und praktischen Unterricht im homöopathischen Heilverfahren auf den inländischen Hochschulen" beraten.[113] Der Abgeordnete Merk bemerkte zum Bericht der Kommission, die Kammer solle „sogleich auf ihre Diskussion die homöopathische Heilmethode anwenden und etwa nur den tausendsten Teil der Zeit" dazu verwenden, „die man sonst einer Verhandlung im großen Style widme".[114] Es gab aber mehrere Abgeordnete, die die Homöopathie fördern und nicht durch Gesetze und Verbote in ihrer Entwicklung hemmen wollten, so daß schließlich eine Weiterleitung der Vorschläge an die Regierung beschlossen wurde. Bis zur nächsten Verhandlung im Landtag forderten die Abgeordneten von der Regierung, „eine aus bewährten allöopathischen und homöopathischen Aerzten bestehende Kommission zu ernennen, um diese mit Erforschung der Art und Weise zu beauftragen, wie der Unterricht in den homöopathischen Heilverfahren am besten zu bewirken" sei.[115] Außerdem sollten geeignete Prüfungen eingeführt werden.

Die erste Kammer der badischen Landstände beriet in ihrer 59. Sitzung am 14. Oktober 1833 über die Einführung der Homöopathie an den Universitäten. Der Geheime Hofrat Rau meinte, der Staat solle etwas unternehmen, weil die homöopathische Ausbildung und Lehre „in die Hände tüchtiger und auf alle Weise erprobter Aerzte niedergelegt" werden solle, um die Qualität zu gewährleisten.[116] Außerdem befürwortete Rau, daß „mit dem Unterricht eine praktische Anleitung verbunden" werde.[117]

Letztendlich ist der Antrag trotz zahlreicher Befürworter in den Kammern jedoch erfolglos geblieben.[118] Erst nach der Jahrhundertwende sollte die Frage eines Lehrstuhles für Homöopathie in den Kammern erneut diskutiert werden.

3.2.2 Petition zur Errichtung eines Lehrstuhls an der Universität Göttingen

Im Jahre 1835 verfaßten homöopathische Ärzte eine Petition, um die Errichtung eines Lehrstuhles an der Universität Göttingen zu erreichen. Damit ver-

---

[112] Anon. (1900c), S. 73; vgl. Rummel (1833), S. 65
[113] Rummel (1833), S. 65
[114] Rummel (1833), S. 65
[115] Rummel (1833), S. 66
[116] Anon. (1900c), S. 74
[117] Anon. (1900c), S. 74
[118] Vgl. Tischner (1939a), S. 470

bunden war die Forderung nach dem Recht auf Dispensierfreiheit, d.h. Erlaubnis der Herstellung und Ausgabe von Arzneimitteln durch Ärzte. Insgesamt wurden 500 Unterschriften gesammelt, anscheinend auch solche von einflußreichen Personen aus höheren gesellschaftlichen Kreisen, die der Homöopathie gegenüber aufgeschlossen waren.[119]

Göttingen gehörte zu dieser Zeit zum Königreich Hannover, welches seit 1833 ein liberales Staatsgrundgesetz hatte, das Bürgern und Bauern die Mitsprache im Staat ermöglichte. So konnte am 19. März 1835 die Schrift der homöopathischen Ärzte durch den Justizrat Lünzel der zweiten Kammer in Hannover überreicht werden, wo sie Anlaß zur Diskussion gab.[120] Der homöopathische Arzt Ludwig Griesselich bemerkte über die Vorgangsweise in der Kammer pessimistisch: „Vorerst werden sie sich auf die Paragraphen in ihren Handbüchern berufen, dass ja die Homöopathie nichts sei, und dann werden sie alle allopathischen Nordsternritter citiren, die gegen die Homöopathie geschrieben haben."[121]

Dennoch schien sich die Kammer der Landstände zugunsten der Homöopathie ausgesprochen zu haben.[122] Allerdings waren sowohl die Universität Göttingen als auch die Medizinalabteilungen in den Ministerien gegen die Errichtung eines Lehrstuhls.[123] Somit wurde der Antrag schließlich abgelehnt, eine Professur kam nicht zustande.

Eine besondere Rolle in Hannover spielte der homöopathische Arzt Wilhelm Elwert (1793-1867), der die Homöopathie scheinbar im Alleingang verteidigte.[124] Seinen Widerpart fand er in Hofrat Holscher, der die Homöopathie und auch die Hydropathie als „ungerathene Kinder der Zeit und Windbeuteleien" bezeichnete.[125] Auf Holschers Veranlassung schrieb die Göttinger medizinische Fakultät 1836 einen Wettbewerb aus, in welchem „die Nichtigkeit der [homöopathischen] Lehre" nachgewiesen werden sollte. Als Sieger ging daraus Wilhelm Harnisch mit seinem Aufsatz „Über die Zulässigkeit des homöopathischen Heilverfahrens: oder unter welchen Bedingungen vermögen gewisse Mittel ähnliche Beschwerden, als die bei Gesunden erzeugen, bei Kranken zu heilen?" hervor.[126] Holscher hatte ferner bewirkt, daß in der Staatsprüfung Medizinern die Frage gestellt werden konnte: „Wie geht es zu, dass Quacksalber und Homöopathen oft günstigere Erfolge haben als rationelle Mediciner?".[127] Elwert konnte aber durch mehrere Zeitungsartikel bewirken, daß diese Entscheidung wieder rückgängig gemacht wurde.

---

[119] Anon. (1835), S. 176
[120] Anon. (1835), S. 176; bei Kleinert (1863), S. 326: „Justizrath Küntzel". Das Buch Kleinerts enthält aber zahlreiche Ungenauigkeiten, vor allem in bezug auf Eigennamen.
[121] Griesselich (1835), S. 228f
[122] Kleinert (1863), S. 327
[123] Tischner (1939a), S. 470
[124] Kleinert (1863), S. 326 u. 418
[125] Kleinert (1863), S. 327
[126] Kleinert (1863), S. 327; vgl. Günther u. Wittern (1988), S. 75
[127] Kleinert (1863), S. 418

3.2.3 Antrag zur Errichtung eines Lehrstuhls an der Universität Gießen

Das Land Hessen verfügte seit 1831 über eine liberale Verfassung, wodurch die Zeit bis 1848 von starken Auseinandersetzungen der Landstände mit der Regierung Wilhelms II. (1821-1847) geprägt war.[128] Laut einer Kurzmitteilung in der „Allgemeinen Homöopathischen Zeitung" sollte die Universität Gießen bereits 1837 einen „Catheder für Homöopathie" erhalten.[129] Eine Debatte darüber folgte aber erst zwei Jahre später in der zweiten Kammer der hessischen Landstände infolge eines Antrags eines Abgeordneten.

Im Jahre 1839 stellte der Abgeordnete Freiherr von Günderrode in der zweiten Kammer in Darmstadt den Antrag, „die Staatsregierung zu ersuchen, auf der Landesuniversität einen homöopathischen Lehrstuhl zu errichten und demnächst die Studierenden bei Anstellungen den Allopathen gleich zu achten".[130]

Staatsrat Linde war der Ansicht, daß „der fragliche Zweig der Wissenschaft noch nicht dergestalt ausgebildet seyn dürfte, um die Anstellung eines besonderen akademischen Lehrers für dieses Fach jetzt schon für angemessen halten zu können [...]".[131]

In der 68. Sitzung der zweiten Kammer der Landstände in Darmstadt am 23. Mai 1839 wurde erneut über die Homöopathie diskutiert.[132] Neben anderen Eingaben zur Homöopathie wurde Günderrodes Antrag zur Errichtung eines Lehrstuhles behandelt. Zu Beginn der Sitzung sprach der Abgeordnete Friedrich Wolff (1790-1854) nach einer weit ausholenden Rede über die Geschichte und gegenwärtige Lage der Homöopathie seine Hoffnung darüber aus, daß die Homöopathie an der Universität eingeführt werde.

Günderrode stimmte den Ausführungen Wolffs zu und fügte hinzu, er habe den Antrag „der Gerechtigkeit entsprechend" gestellt, damit für die Homöopathie alles getan werde, „um die Ausbildung derselben zu befördern".

Der Abgeordnete Ritgen befürwortete die Einführung eines Lehrstuhls, da es sowohl für die Studenten als auch für die Wissenschaft allgemein notwendig sei, einen „Gegenstand von so hoher theoretischer Wichtigkeit" an der Universität zu berücksichtigen.

Nach längeren Bemerkungen der Abgeordneten Graf Lehrbach und Wolff über die Besonderheiten und Prinzipien der homöopathischen Lehre äußerte auch

---

[128] dtv-Brockhaus-Lexikon (1988), Bd. 8, S. 92
[129] Anon. (1837), S. 64
[130] „Bericht des ersten Ausschusses der zweiten Kammer, über den Antrag des Abgeordneten Freiherrn von Günderrode, die Beförderung der homöopathischen Heilmethode betreffend; erstattet von dem zweiten Präsidenten Schenck (Beil. Nr. 169, z. 53. Prot.)."; in: Wolff (1839), S. xxiii – xxiv
[131] Wolff (1839), S. xxiv
[132] Die Debatte ist ausführlich wiedergegeben bei Wolff (1839), S. 1-63

der Abgeordnete Knorr seine Zustimmung. Er hielt es für erwünscht, daß Rau[133] den Auftrag zur Abhaltung von Vorlesungen erhalte.

Trotz dieser großteils positiven Plädoyers zugunsten der Homöopathie wurde bei einer Abstimmung am 27. Mai 1839 der Antrag Günderrodes zur „Beförderung der Homöopathie" mit 35 gegen 4 Stimmen abgelehnt. Der Antrag, Rau mit dem Abhalten von Vorlesungen zu betrauen, wurde hingegen mit 35 gegen 4 Stimmen bejaht, hatte aber keine Folgen.[134]

3.2.4 Bemühungen um eine Dozentenstelle an der Universität Berlin

Eine frühe Stellungnahme zur Unwissenschaftlichkeit der Homöopathie ist von Carl Heinrich Schultz bekannt, der in Berlin schon 1831 die Homöopathie als ein „systematisch entwickeltes Mißverständnis", als „subjektiven Irrtum" und als „Verbindung von mißverstandener Paracelsischer Praxis und Galenischer und Hippokratischer Theorie" bezeichnete.[135] Schulz gab den Regierungen den Rat, die Homöopathie vollständig zu verbieten, damit nicht das „Wohl der Staatsbürger" gefährdet werde.

Anfang der vierziger Jahre des 19. Jahrhunderts versuchte der homöopathische Arzt Franz Anton Bicking (1809-1873), sich an der Berliner Universität zu habilitieren.[136] Er wollte dort als Privatdozent an der medizinischen Fakultät lehren. Im Jahre 1844 verfaßte er ein „Sendschreiben an die medicinische Fakultät in Berlin, zur Vertheidigung einer zeit- und naturgemässen Heilkunst".[137] Allerdings widersetzte sich die Fakultät Bickings Gesuch. Der Grund für die Verweigerung der Privatdozentur sei, daß „Bickings wissenschaftliche Leistungen den Anforderungen nicht genügten."[138]

Der homöopathische Arzt Ludwig Griesselich schrieb dazu in der „Hygea", diese Aussage komme einer Zensur gleich.[139] Er sah den waren Ablehnungsgrund in der „Furcht, Bicking möchte ‚homöopathisch-specifische' Ketzereien lehren [...]". Die Lehrfreiheit sei „Kehrfreiheit – wer nicht zu den Orthodoxen passt, macht ‚Kehrt' und trollt sich weiter – ad libitum." Griesselich war überzeugt, Bicking wolle keinen Haß, sondern Versöhnung stiften. Allerdings seien die Ansichten der streitenden Parteien so unterschiedlich, daß man eigentlich nicht von Versöhnung, sondern lediglich vom „Kampf auf wissenschaftlichem

---

[133] Höchstwahrscheinlich handelte es sich um den „großherzoglich hessischen Hofrat und Physikus" Gottlieb Martin Wilhelm Ludwig Rau (1779-1840), der sich seit den 1820er Jahren mit der Homöopathie beschäftigte (Tischner [1939], S. 794 u. 432ff).
[134] Wolff (1839), S. 77f
[135] Schultz in seiner Schrift „Homöobiotik, historisch, vergleichend, systematisch und als Quell der Homöopathie dargestellt"; zitiert nach Faßbender (1930), S. 8
[136] Tischner (1939a), S. 470
[137] Griesselich (1845), S. 12f; vgl. Tischner (1939a), S. 772
[138] Griesselich (1845), S. 13
[139] Griesselich (1845), S. 13

Felde" sprechen könne, der der Wissenschaft aber sicherlich förderlich sein werde, den „Glaubenspredigern" aber nicht. „Wird denn endlich den Stammhaltern der Kunst auf ihren Lorbeeren nicht so viel klar, dass sie von der Zeit überflügelt werden?", endet Griesselichs Kommentar zu dieser Auseinandersetzung.

Wenig später äußerte der homöopathische Arzt Käsemann, wiederum in der „Hygea", sein Bedauern über die vergeblichen Bemühungen zur Errichtung eines Lehrstuhls für Homöopathie. Er wehrte sich gleichzeitig gegen den Vorwurf, daß ein homöopathischer Arzt „kein wissenschaftlich gebildeter Mann" sei.[140] Vielmehr erweitere der homöopathische Arzt „auf dem Wege der Wissenschaftlichkeit" sein Wissen durch das zusätzliche Studium der Homöopathie.[141]

3.2.5 Petition an die Frankfurter Nationalversammlung zur Errichtung von Lehrstühlen

Die politischen Umwälzungen im Jahre 1848 waren auch für die Homöopathen Anlaß, mehr Freiheiten in ihrem Beruf zu fordern. Der Enthusiasmus und die Erwartungen waren groß, als nun endlich mehr Demokratie in Mitteleuropa entstehen sollte.

Am 10. August 1848 kam die von Clemens von Bönninghausen (1785-1864) gegründete „Versammlung der homöopathischen Aerzte Rheinlands und Westphalens" in Münster zusammen.[142] Wilhelm Stens (1810-1878), praktischer Arzt aus Bonn, regte auf der Versammlung in Form seiner Schrift „Die Gleichstellung der Homöopathie mit der Allöopathie" dazu an, die Gleichstellung der Homöopathie mit der universitären Medizin zu verlangen.[143] Mit Berufung auf die Freiheit der Wissenschaft als ein Grundrecht aller Deutschen wurden darin fünf wesentliche Punkte gefordert: 1. Auf allen Landesuniversitäten sollen homöopathische Lehrstühle und Kliniken errichtet werden. 2. Es soll eine gute Ausbildung mit anschließendem Examen stattfinden, so daß die homöopathischen Ärzte mit der homöopathischen ebenso gut wie mit der „allöopathischen Schule" vertraut gemacht werden. 3. Jeder Arzt soll die Berechtigung haben, die gewählte Heilmethode frei ausüben zu können. 4. Jeder Arzt soll das Recht haben, die Arzneien selbst herzustellen und auszugeben. 5. Die Homöopathie soll durch homöopathische Ärzte bei allen Medicinalbehörden vertreten werden.

An mehreren Stellen seiner Streitschrift betonte Stens die Freiheit der Wissenschaft. Die Ärzte hätten „die heiligste Pflicht, [...die] eigene Gewissensfrei-

---

[140] Käsemann (1845), S. 322
[141] Käsemann (1845), S. 322
[142] Zur „Versammlung der homöopathischen Aerzte Rheinlands und Westphalens" vgl. Stahl (1997), S. 243ff; Stahl (1995), S. 206ff
[143] Stens (1848); vgl. Ausschuß der Hahnemannia (Landesverein für Homöopathie in Württemberg) in Stuttgart (1889), S. 19

heit sowohl in Betreff der Wissenschaft selbst als der [...ihnen] anvertrauten Kranken zu wahren".[144] Die Freiheit der Wissenschaft sei aufgehoben, sobald eine Richtung bevorzugt werde, und genau dies sei der Fall, wenn kein Lehrstuhl für Homöopathie errichtet werde. Auch würde dann „die Bekanntschaft mit dieser vortrefflichen Heilmethode nicht mehr vom blossen Zufalle ab-[hängen]".[145] Ein entscheidender Punkt in der Argumentation war die Forderung, daß auch für homöopathische Ärzte die „Kenntnis der Anatomie, Physiologie, Pathologie, Diagnostik sowie der andern medizinischen Hülfswissenschaften in ihrem ganzen Umfange" vorausgesetzt werden sollte.[146] Diese Fächer sollten die Basis für eine gute medizinische Ausbildung bilden. Die Gleichwertigkeit der Homöopathie gegenüber den anderen Naturwissenschaften versuchte Stens mit Daten zu untermauern, die während der Behandlung der Cholera gewonnen worden waren. Die günstige Beeinflussung der Sterblichkeitsrate bei an Cholera Erkrankten rechtfertige eine Gleichstellung der Homöopathie. Der größte Vorteil der Homöopathie aber sei die „Wohlfeilheit der durch sie bewirkten ärztlichen Hülfe".[147] Die Kosten für Arzneimittel seien sehr gering, da diese ja von den Ärzten selbst hergestellt und ausgegeben würden. Somit sei die Homöopathie sicherlich eine sozial verträgliche Medizin. Dies war in der Zeit um 1848 ein wichtiges Argument, da große Teile der Bevölkerung verarmt waren und durch notwendige medizinische Behandlungen nicht selten in völlige Armut getrieben wurden. Von den damaligen Gegnern der homöopathischen Heilmethode kam häufig der Einwand, die Heilung beruhe lediglich auf dem starken Glauben und der Einbildungskraft der Patienten. Stens hielt dem entgegen, daß bei „Kindern in dem noch nicht glaubensfähigen Alter, bei gewissen Geisteskranken, bei andern Krankheiten, wo das Bewusstsein gänzlich darniederliegt, und endlich bei Thieren" wohl auch noch andere wirksame Kräfte als die Einbildungskraft wirksam sein müßten.[148] Der Annahme, lediglich die Naturheilkräfte bewirkten eine Heilung, wurde ein Versuch der Ärzte Grisolle, Biett und Skoda entgegengehalten, die für eine gewisse Zeit ihre Patienten rein expektativ behandelten. Die Resultate seien aber unter der homöopathischen Behandlung wesentlich besser gewesen.[149] In diesem Zusammenhang zitierte Stens einen gewissen Kallenbach: „Mit welchem Recht wollen wohl die Aerzte der sogenannten legitimen (allöopathischen) Medicin, in vornehmer Ueberschätzung ihrer Stellung, auf ihre homöopathischen Fachgenossen herabsehen? Haben diese nicht dieselben Studien gemacht, dieselben Prüfungen bestanden, welche die sogenannte rationelle Medicin von ihren Aerzten verlangt? Wissen die homöopathischen Aerzte präsumtiv daher nicht eben so viel als ihre übermüthigen Gegner, wissen sie nicht noch etwas mehr, nämlich die homöopathische Heil-

---

[144] Stens (1848), S. 11
[145] Stens (1848), S. 12
[146] Stens (1848), S. 15
[147] Stens (1848), S. 21
[148] Stens (1848), S. 23
[149] Stens (1848), S. 24

methode, welche die letztern in der Regel gar nicht oder nur dem Namen nach kennen?".[150] Schließlich wurde angeführt, daß die Homöopathie über eine reichhaltige Literatur von mehreren hundert Werken in verschiedenen Sprachen verfüge, außerdem über 2.000 Ärzte homöopathisch tätig seien. Dies beweise den inneren Wert der Homöopathie. Sie sei inzwischen „ein grosses heiliges Eigenthum der Menschheit geworden [...]".[151] Somit sei die Einrichtung eines Lehrstuhls voll und ganz gerechtfertigt. Schwierigkeiten in der Erteilung der „facultas docendi" für Homöopathie sah Stens darin, daß diese von einem Kollegium vergeben werde, das nur aus Professoren bestünde, die die Homöopathie als Ketzerei ansehen. An dieser Stelle wurde ein Vergleich zur Religion gezogen: Katholiken und Protestanten hätten ebenso wie „Allöopathen" und Homöopathen gemeinsame und divergierende Punkte. „[...] wie lächerlich würde es sein, wollte man die facultas docendi für die Katholiken von dem protestantischen Professoren-Collegium oder umgekehrt [...] bestimmen lassen!".[152] Mit großem Nachdruck wurde von Stens schließlich „wegen des Rechtes der Freiheit der Wissenschaft und Kunst und des Rechtes der Selbstentwicklung und Selbstregierung aus ureigenem Geiste ein eigener Lehrstuhl und eine eigene Klinik, aber beide Einrichtungen nur durch die Homöopathen allein unter dem rechtskräftigen Staatsschutze bestimmt und ausgeführt", gefordert.[153]

Von den in Münster versammelten homöopathischen Ärzten wurde schließlich beschlossen, die vorliegende Schrift abzuschicken in der Hoffnung, daß sie in der Nationalversammlung in Frankfurt berücksichtigt werden würde.

Eine sich auf Stens stützende Petition, die von insgesamt 106 Ärzten unterstützt worden war, wurde von 15 homöopathischen Ärzten aus Rheinpreußen der 7. Abteilung des volkswirtschaftlichen Ausschusses der Frankfurter Nationalversammlung übergeben.[154] Der Ausschuß bestellte zwar als Referenten die Abgeordneten Alexander Heinrich Carl Pagenstecher (1799-1869), praktischer Arzt, und Julius Otto Heinrich von Dieskau (1798-1872), Gerichtsdirektor aus Plauen, erklärte aber nach Abstimmung unter den Mitgliedern gleichzeitig seine eigene Inkompetenz in dieser Frage.[155] Dieskau plädierte dafür, die Petition vor das Forum des volkswirtschaftlichen Ausschusses zu bringen, da die Homöopathie „die Interessen des ärmeren Teils der Bevölkerung berühre".[156]

In der Verhandlung im Ausschuß am 3. Januar 1849 bemühte sich der Abgeordnete Wilhelm Huber (1806-1859), Chirurg und homöopathischer Arzt aus Linz in Oberösterreich, um die Petition und verfaßte außerdem einen „Verbesserungsantrag", der von einigen Abgeordneten unterstützt wurde. Darin wandte

---

[150] Stens (1848), S. 24f
[151] Stens (1848), S. 27
[152] Stens (1848), S. 28
[153] Stens (1848), S. 28
[154] Ausschuß der Hahnemannia (Landesverein für Homöopathie in Württemberg) in Stuttgart (1889), S. 19; vgl. Petry (1954), S. 260
[155] Biographische Angaben nach Schwarz (1965), S. 54 u. 85
[156] Ausschuß der Hahnemannia (Landesverein für Homöopathie in Württemberg) in Stuttgart (1889), S. 19

er sich insbesondere an die medizinischen Laien in der Paulskirche, indem er sich auf die „Freiheit der Wissenschaft" und den „Segen" der billigen homöopathischen Mittel für die arme Bevölkerung berief. Außerdem stünden alle Heilarten „unter gleichem Schutz und gleicher Kontrolle der Gesetze".[157] Huber schien als Abgeordneter nicht besonders engagiert zu sein, glaubt man einer zeitgenössischen Schilderung: „Er pflegt die Sitzungen spät aufzusuchen und früh wieder zu verlassen [...]. Bei dem grossen Überflusse an parlamentarischen Wirksamkeiten in der Paulskirche glaubte er seinem Vaterlande einen grössern Dienst zu erweisen, die Summe derselben auf der Rednertribüne nicht zu vermehren".[158]

Der Abgeordnete und Arzt Carl Esterle wandte sich gegen beide Anträge. Er argumentierte, „man könne der ärmeren Bevölkerung nicht zumuten, als Versuchskaninchen für die von allen bedeutenden Ärzten abgelehnte Homöopathie zu dienen".[159]

Der Abgeordnete Franz Jakob Wigard (1807-1885), praktischer Arzt aus Dresden[160], berichtete von seinen guten Erfahrungen mit homöopathischen Mitteln. Er sagte, daß auch „Leute, welche nicht zu dem Proletariat gehören, sich bei der Homöopathie sehr wohl befinden, wie Sie an mir selbst sehen [...]".[161] Der Ausschuß nahm die Bemerkung „mit Heiterkeit" auf.[162]

Schließlich wurde Dieskaus Vorschlag, die Petition weiterzureichen, „durch Uebergang zur Tagesordnung erledigt".[163] Die Anträge waren nach einer kurzen Abstimmung abgewiesen worden. Es ist fraglich, ob die Abstimmung ein repräsentatives Meinungsbild zur Homöopathie darstellte. Vermutlich war die Frage der Homöopathie zu unbedeutend und wurde von wichtigeren Themen verdrängt.[164]

3.2.6 Georg von Rapp an der Universität Tübingen

Im Jahre 1850 wurde Georg von Rapp (1818-1886) wahrscheinlich auf Empfehlung Rudolf Virchows als ordentlicher Professor für innere Medizin nach

---

[157] Nach dem stenographischen Bericht über die Verhandlungen der deutschen konstituierenden Nationalversammlung zu Frankfurt an Main. Hrsg. von F. Wigard (1848-50); zitiert nach Petry (1954), S. 262
[158] Petry (1954), S. 307
[159] Nach dem stenographischen Bericht über die Verhandlungen der deutschen konstituierenden Nationalversammlung zu Frankfurt an Main. Hrsg. von F. Wigard (1848-50); zitiert nach Petry (1954), S. 262
[160] Schwarz (1965), S. 109
[161] Nach dem stenographischen Bericht über die Verhandlungen der deutschen konstituierenden Nationalversammlung zu Frankfurt an Main. Hrsg. von F. Wigard (1848-50); zitiert nach Petry (1954), S. 262
[162] Ausschuß der Hahnemannia (Landesverein für Homöopathie in Württemberg) in Stuttgart (1889). Petry bemerkt dazu, daß die entstandene Heiterkeit weniger als Spott über die Homöopathie gemeint war, sondern vielmehr durch die auffällige Erscheinung Wigands bedingt war (Petry [1954], S. 260).
[163] Ausschuß der Hahnemannia (Landesverein für Homöopathie in Württemberg) in Stuttgart (1889)
[164] Petry (1954), S. 262

Tübingen berufen.[165] Er löste Carl Reinhold August Wunderlich (1815-1877) ab, der nach Leipzig gerufen worden war. Verbunden mit der Professur war eine Vorlesung über „Spezielle Pathologie und Therapie". Gleichzeitig wurde Rapp Direktor der Tübinger Universitätsklinik.[166] In Tübingen setzte er die schon vor seiner Berufung begonnenen Versuche mit homöopathischen Arzneien fort und beschäftigte sich außerdem mit den Lehren Johann Gottfried Rademachers (1772-1850).[167] Aus diesen Gründen wurde er von seinen Kollegen indirekt angegriffen. Einige Professoren wandten sich an die Landesregierung in Stuttgart, um eine Entlassung Rapps zu erreichen. Hierauf befand das Ministerium, daß eine „Änderung in der Leitung der medizinischen Klinik" nötig wäre.[168] Schließlich reichte Rapp 1854 seine Entlassung ein und wurde auf eine Oberamtsarztstelle in Rottweil zwangsversetzt.[169] Später wurde er als homöopathischer Arzt Leibarzt der Königin Olga von Württemberg (1822-1892) in Stuttgart.[170]

Rapp veröffentlichte 1853 die Schrift „Die medizinische Klinik und ihr Verhältnis zur praktischen Medizin" als Kritik an der damaligen medizinischen Ausbildung.[171] Zu Vorwürfen, er habe die Klinik während seiner Anstellung verkommen lassen, wehrte er sich in einem Artikel in der „Allgemeinen Augsburger Zeitung". Vielmehr habe seine Klinik einen wirtschaftlichen Aufschwung erfahren, und zudem seien seine Unterrichtsveranstaltungen sehr gut besucht worden.[172] Im gleichen Artikel betonte er aber auch, daß die von ihm vertretene Richtung nicht die Homöopathie sei, sondern daß er der „sogenannten specifischen Heilmethode" nahe stehe.[173] Der homöopathische Arzt Karl Friedrich Trinks (1800-1868) aus Dresden bestätigte dies in einem „offenen Brief" an Rapp in der „Zeitschrift für homöopathische Klinik" und forderte ihn auf, seine Methode noch klarer von der Homöopathie abzugrenzen, um Mißverständnissen vorzubeugen: „Die homöopathischen Aerzte waren daher im Irrthum, wenn sie wähnten, dass Sie aus Ueberzeugungstreue für uns sich die Märtyrerkrone errungen, dass Ihre homöopathische Praxis Ihnen dies Missgeschick zugezogen [...]."[174] Rapps Kollegen an der medizinischen Fakultät waren diese Unterschiede weniger wichtig. Als Entlassungsgrund genügte ihnen offenbar, daß Rapp einschlägige Versuche mit Arzneimitteln anstellte und mit der Homöopathie verwandtes Gedankengut verbreitete.

---

[165] Wolff (1985), S. 90. Tischner hingegen behauptet, die treibende Kraft für Rapps Berufung sei der Tübinger Chirurg Bruns gewesen (Tischner [1939a], S. 640).
[166] Tischner (1939a), S. 640
[167] Hirsch (1962)
[168] Tischner (1939a), S. 641
[169] Tischner (1939a), S. 794
[170] Hirsch (1962); Wolff (1985), S. 65; vgl. Anon. (1882), S. 169f
[171] Tischner (1939a), S. 641
[172] Rapp in der „Allgemeinen Augsburger Zeitung"; zitiert nach Trinks (1854), S. 113
[173] Rapp in der „Allgemeinen Augsburger Zeitung"; zitiert nach Trinks (1854), S. 113. Zu den „Spezifikern" um Ludwig Griesselich vgl. Tischner (1939a), S. 483ff und Faber (1996).
[174] Trinks (1854), S. 114

3.2.7 Antrag an den preußischen König zur Errichtung eines Lehrstuhls

Friedrich Gauwerky (1827-1859), Arzt aus Soest, reichte 1848, 1849 und 1850 Berichte über seine angeblich erfolgreiche Tätigkeit als homöopathischer Arzt an das preußische Gesundheitsministerium ein.[175] Im Jahre 1850 richtete er außerdem die Bitte um Errichtung eines Lehrstuhles für Homöopathie an den preußischen König Friedrich Wilhelm IV. (1795-1861). Der damalige Kultusminister Raumer antwortete Gauwerky: „Ew. Wohlgeboren Immediat-Vorstellung vom 22. Januar 1852 in Betreff der Errichtung eines Lehrstuhles, [...] ist an mich zur ressortmässigen Verfügung abgegeben worden. Ich eröffne ihnen unter Rückgabe der Anlagen, dass den hom. Aerzten nur überlassen werden kann, sich unter Erfüllung der durch die Facultäts-Statuten allgemein vorgeschriebenen Bedingungen zu habilitiren".[176] Nach den Worten des Kultusministers zu urteilen, wäre es offensichtlich möglich gewesen, nach offizieller Habilitation an einer medizinischen Fakultät Homöopathie an einer preußischen Universität zu unterrichten. Warum Gauwerky diesen Schritt nicht tat, ist nicht näher bekannt. Ein Lehrstuhl kam jedenfalls nicht zustande.

3.2.8 Sendschreiben an den preußischen Kultusminister zur Errichtung eines Lehrstuhls

Im Jahre 1861 richtete Wilhelm Stens, der sich bereits 1848 mit einer Petition an die Frankfurter Nationalversammlung gewendet hatte, ein „Offenes Sendschreiben" an den Geheimen Staatsminister von Bethmann-Hollweg in Berlin.[177] Der Jurist Moritz August von Bethmann-Hollweg (1795-1877) war Berater Friedrich Wilhelms IV. und zwischen 1858 und 1862 preußischer Kultusminister.[178] Das Sendschreiben war als Ergänzung zur Versammlung der homöopathischen Ärzte Preußens in Berlin am 20. Mai 1861 gedacht, an der Stens wegen Erkrankung nicht teilnehmen konnte.

Im „Offenen Sendschreiben" forderte Stens neben dem Recht des Selbstdispensierens homöopathischer Arzneien durch Ärzte erneut einen Lehrstuhl und eine Klinik für Homöopathie. Auf den häufig geäußerten Einwand, daß Lehrstühle den Homöopathen grundsätzlich ja nicht verwehrt würden, entgegnete er, die „facultas docendi" werde aber von einem „Professoren-Collegium ertheilt, daß nur aus Allopathen besteht, wovon die Mehrzahl die Homöopathie entweder gar nicht kennt oder sie als eine Ketzerei ansieht [...]".[179] Erneut verglich er

---

[175] Kleinert (1863), S. 422f; leider war Kleinert die einzige Quelle für dieses Kapitel.
[176] Zitiert nach Kleinert (1863), S. 423
[177] Stens (1861)
[178] dtv-Brockhaus-Lexikon (1988)
[179] Stens (1861), S. 25

die „medizinische Konfession" mit dem religiösen Bekenntnis. Stens forderte außerdem die Möglichkeit zur freien Wahl der Heilmethode nach Abschluß des Studiums. Die Ärzte sollten sowohl eine homöopathisch als auch „allopathisch" fundierte Ausbildung erhalten. Schließlich hielt Stens es für notwendig, daß die Homöopathie bei den Medizinalbehörden vertreten sei, um gegebenenfalls in Sachfragen sachkundige Urteile abgeben zu können.

Es fanden sich keine Hinweise, die auf eine Beantwortung des Sendschreibens hindeuten. Höchstwahrscheinlich wurde es nicht weiter berücksichtigt.

3.2.9 Petition zur Einführung homöopathischer Vorlesungen an der Universität Leipzig

Der homöopathische Arzt Hugo Billig (1819-1898) verfaßte 1863 eine Petition, in der er neben dem Recht auf Dispensierfreiheit die Einführung von Vorlesungen über Homöopathie an der Universität Leipzig, neue Regelungen bezüglich homöopathischer Arzneien und die Prüfung von homöopathischen Ärzten durch eigens beauftragte Medizinalbeamte forderte.[180]

Die Schrift nahm Bezug auf die bereits bestehende homöopathische Heilanstalt in Leipzig, die spätere Poliklinik, in der laut Billig in den vergangenen Jahren sehr gute Erfolge erzielt worden seien.[181] Die Anstalt sei durch die sächsische Regierung finanziell unterstützt worden und habe deren Schutz genossen. In Zusammenhang mit der Forderung nach Dispensierfreiheit plädierte Billig dafür, „der Homöopathie die nöthige freie Entwicklung und practische Wirksamkeit" zu gestatten und „den Staatsangehörigen des vollen Genusses der Wohlthaten dieser Heilmethode theilhaftig" zu machen. Dazu seien unter anderem auch „die Gestattung oder Einführung von Vorlesungen über Homöopathie an der Universität" vonnöten.[182]

Die Petition, die wenig später zusätzlich in der „Zeitschrift für homöopathische Klinik" veröffentlicht wurde, mußte Billig auf Anregung des „Freien Vereins homöopathischer Ärzte" in Leipzig einer Umarbeitung unterziehen.[183] In einer Vereinssitzung wurde eingewendet, es sei nicht sinnvoll, zuviel auf einmal zu verlangen. Außerdem sei die Erlaubnis zum Abhalten von Vorlesungen längst erteilt. So seien Ärzte der homöopathischen Poliklinik bereits mehrmals durch das sächsische Ministerium aufgefordert worden, Vorlesungen über Homöopathie zu halten.[184] Allerdings sei bisher keine Vorlesung zustande gekommen. Die Petition der sächsischen Homöopathen war schließlich im Ministerium eingelangt, fand aber letztlich keine Berücksichtigung.[185]

---

[180] Anon. (1863a), S. 101
[181] Zur Poliklinik vgl. Haehl (1929), S. 13ff
[182] Anon. (1863a), S. 102f
[183] Anon. (1863b), S. 127
[184] Anon. (1863b), S. 127
[185] Anon. (1864), S. 64

3.2.10 Die „Däumel-Stiftung"

Im September des Jahres 1864 berichtete das „Königliche Gerichtsamt im Bezirksgericht" in Dresden in einem Schreiben an die medizinische Fakultät Leipzig über das Testament des am 24. Februar desselben Jahres verstorbenen Kaufmannes Carl August Erdmann Däumel.[186] Der aus Zwickau stammende Däumel hatte sein Testament beim Gerichtsamt hinterlegt und darin unter anderem verfügt: „Eingedenk der hohen Verdienste der Homöopathie um die leidende Menschheit und der Herrn Medicinalrath Dr. Trinks schuldigen großen Dankbarkeit, eingedenk aber auch des Umstandes, daß sich ein besonderer Lehrstuhl über Homöopathie auf der Landes-Universität zu Leipzig nicht vorfindet, ein solcher gleichwohl nicht fehlen dürfte, legire ich hiermit [...] Sechzehn Tausend Thaler zur Errichtung einer homöopathischen Poli-Klinik und später zur Errichtung eines homöopathischen Lehrstuhls an der Landes-Universität Leipzig."[187] Die ebenfalls im Testament als Erbin eingesetzte Auguste Rosalie Kretzschmar, einzige Tochter Däumels, weigerte sich jedoch, den letzten Willen ihres Vaters als rechtsgültig anzuerkennen. Um das Testament anfechten zu können, hatte sie vom homöopathischen Arzt Karl Friedrich Trinks (1800-1868), der in Dresden praktizierte und Däumel viele Jahre als Hausarzt betreut hatte, ein Gutachten über die „Indispositionsfähigkeit" ihres Vaters anfertigen lassen.[188] Der Rechtsanwalt Julius Kretzschmar, Ehemann Auguste Rosalies und Schwiegervater Däumels, wandte sich im September 1864 an die medizinische Fakultät Leipzig und legte seinem Schreiben drei Anlagen bei.[189] Darin argumentierte Kretzschmar, Däumels Testament sei „null und nichtig, denn der Testator war zur Zeit der Errichtung desselben nicht testirfähig [...]". Er habe an „chronischem Delirium und allgemeiner Geistesschwäche" und an „fixen Ideen" gelitten. Kretzschmar verfaßte ein umfangreiches, juristisches Gutachten, welches er an das Kultusministerium schickte.

Um die weitere Klärung der Angelegenheit voranzutreiben, forderte das Gerichtsamt die medizinische Fakultät zur Stellungnahme darüber auf, ob diese das Geld unter den geforderten Bedingungen überhaupt annehmen würde.[190] Im Antwortschreiben vom 5. November 1864 teilte Wunderlich, Dekan der Leipziger medizinischen Fakultät, mit, daß die Fakultät die Umsetzung des Däumelschen Testamentes ablehne.[191]

---

[186] Brief vom 8.9.1864 (Universitätsarchiv Leipzig, Med. Fak. B VIII 11ª)
[187] Nach der Abschrift des am 3.6.1863 in Dresden verfaßten Testamentes (Universitätsarchiv Leipzig, Med. Fak. B VIII 11ª)
[188] Vgl. den Brief des Gerichtsamts an die medizinische Fakultät der Universität Leipzig vom 8.9.1864 und ein Dokument vom 29.2.1864, das im Gerichtsamt des Bezirksgerichts Dresden kurz nach dem Tode Däumels abgefaßt worden war (Universitätsarchiv Leipzig, Med. Fak. B VIII 11ª)
[189] Brief vom 23.9.1864 (Universitätsarchiv Leipzig, Med. Fak. B VIII 11ª)
[190] Brief vom 8.9.1864 (Universitätsarchiv Leipzig, Med. Fak. B VIII 11ª)
[191] Universitätsarchiv Leipzig, Med. Fak. B VIII 11ª

Forderungen nach Lehrstühlen im 19. Jahrhundert 3.2

Am 22. Januar 1866 erging ein Schreiben der medizinischen Fakultät an das „Königliche Ministerium der Kultur und öffentlichen Unterrichts zu Dresden", in welchem über die weiteren Vorgänge Bericht erstattet wurde.[192] Die Tochter Däumels habe einen Vergleichsvorschlag angestrebt, nach welchem der Fakultät lediglich 4.000 Taler „kostenfrei" zukommen sollten. Inzwischen habe Frau Kretzschmar der Fakultät allerdings eine Frist gesetzt, nach deren Ablauf der Anspruch auf die Summe von 16.000 Talern verfalle. Die Fakultät klagte darauf und betraute Rechtsanwalt Kohlschütter aus Dresden mit der Angelegenheit.[193] Diese neue Initiative ging aber nicht direkt von der Fakultät, sondern vom Kultus- und Unterrichtsministerium aus. Auguste Rosalie Kretzschmar wurde zeitweilig durch den Rechtsanwalt Wetzel vertreten, der sich im Februar 1866 schriftlich an das Gerichtsamt und die medizinische Fakultät wandte und argumentierte, die Fakultät habe selbst erklärt, daß sie für das Geld „keinerlei Verwendung finden könne".[194] Aus diesem Grunde käme auch das Vergleichsangebot nicht mehr in Frage. Bei der Dresdner Prozeßbehörde sei bereits Einspruch erhoben worden.

Der Rechtsstreit zog sich schließlich über viele Jahre hin. Eine weitere Stellungnahme des Kultus- und Unterrichtsministeriums in Dresden läßt sich im Dezember 1874 nachweisen, in der der medizinischen Fakultät über den neuesten Stand der Verhandlungen berichtet wurde.[195] Julius Kretzschmar hatte mittlerweile vorgeschlagen, der Fakultät die Summe von 5.000 Talern „unter Compensation der bis jetzt aufgelaufenen Kosten" zu überlassen, worauf die Fakultät auf alle weiteren Ansprüche verzichten solle. Ein weiteres Gutachten bezüglich der Handlungsunfähigkeit Däumels, das vom Medizinalkollegium erstellt worden war, wirke sich zudem negativ auf die Ansprüche der Fakultät aus. „Unter solchen Umständen [...] aber", so das Ministerium, sei es nicht „zu verantworten [...], wenn der Vergleichsvorschlag der Beklagten zurückgewiesen würde und dadurch die von der Letzteren angebotenen Vergleichssumme dem medicinischen Bildungszwecke verloren gehen sollte". Obgleich sich viele Mitglieder der medizinischen Fakultät gegen eine Verwendung des Geldes zur Errichtung eines Lehrstuhles für Homöopathie sträubten, blieb der Fakultät keine andere Wahl, als den Vergleich anzunehmen.[196] Im Dezember 1874 schließlich wurde durch eine entsprechende Verfügung Auguste Rosalie Kretzschmars, in der sie erklärt hatte, daß die Summe von 5.000 Talern der Fakultät „zur völlig freien Verfügung" stünde, der Streit beigelegt.[197] Die Fakultät bemerkte in ei-

---

[192] Universitätsarchiv Leipzig, Med. Fak. B VIII 11ᵃ
[193] Brief der medizinischen Fakultät vom 5.2.1866 (Universitätsarchiv Leipzig, Med. Fak. B VIII 11ᵃ)
[194] Briefe vom 7.2.1866 und 9.2.1866 (Universitätsarchiv Leipzig, Med. Fak. B VIII 11ᵃ)
[195] Brief des Ministeriums an die medizinische Fakultät der Universität Leipzig vom 18.11.1874 (Universitätsarchiv Leipzig, Med. Fak. B VIII 11ᵃ)
[196] Vgl. die Aussagen einiger Fakultätsmitglieder in einer – vermutlich internen – Mitteilung (Universitätsarchiv Leipzig, Med. Fak. B VIII 11ᵃ). Ein Fakultätsgutachten von 1872 spiegelt ebenfalls die ablehnende Haltung bezüglich eines Lehrstuhles für Homöopathie wieder (s. Anhang).
[197] Laut Abschrift der Verfügung (Universitätsarchiv Leipzig, Med. Fak. B VIII 11ᵃ)

nem Schreiben an das Ministerium, daß das Geld fortan „für die Zwecke des medizinischen Unterrichts" verwendet werden würde.[198] Die Errichtung einer homöopathischen Poliklinik und eines Lehrstuhles für Homöopathie mit den Mitteln der „Däumel-Stiftung" war damit endgültig verhindert worden.

3.2.11 Forderungen an das preußische Abgeordnetenhaus zur Einführung von Lehrvorträgen

In den Jahren 1869 und 1870 veröffentlichte Peter Meinolf Bolle (1812-1885), homöopathischer Arzt aus Aachen, eine Petition an das preußische Abgeordnetenhaus in der von ihm selbst geleiteten „Populären Homöopathischen Zeitung".[199] Darin hieß es: „Der von Sr. Excellenz des Herrn Ministers der geistlichen, Unterrichts- und Medizinal-Angelegenheiten Dr. von Mühler eingebrachte Entwurf des neuen Unterrichts-Gesetzes enthält dem Vernehmen nach in Betreff der Einrichtung unserer Universitäten die Bestimmung: ‚Daß jeder einzelnen Fakultät die nächste Sorge für die Vollständigkeit der Lehrvorträge auf dem ihr anvertrauten Gebiete der Wissenschaft gebühre.' [...]". Dieser Anforderung hätten die medizinischen Fakultäten aber noch nicht Rechnung getragen, da bisher keine Lehrvorträge über Homöopathie gehalten würden. Daher solle das Abgeordnetenhaus den Beschluß fassen, „daß die Königliche Staats-Regierung respective das Königliche Ministerium der geistlichen, Unterrichts- und Medizinal-Angelegenheiten ersucht werde, in das Unterrichtsgesetz die Bestimmung aufnehmen zu wollen: daß in jeder medizinischen Universitäts-Fakultät in jedem Semester von bewährten homöopathischen Aerzten Lehrvorträge gehalten werden über homöopathische Arznei-Wirkungs-Lehre, verbunden mit der Anleitung zu ihrer praktischen Anwendung am Krankenbette [...]". Außerdem wurde die Einbeziehung der Homöopathie in die Staatsprüfung für Mediziner gefordert.

Als Motiv zur Abfassung der Petition gab Bolle an, es gäbe eine große Zahl homöopathischer Ärzte und Patienten. Außerdem sei in verschiedenen homöopathischen Krankenhäusern gezeigt worden, daß die Homöopathie durchaus ihre Berechtigung habe und der „Allopathie" überlegen sei. In England hätten mehrere „Lebensversicherungs-Banken" denjenigen eine Ermäßigung der Jahresprämie um zehn Prozent gewährt, die sich homöopathisch behandeln ließen. Die homöopathische Behandlung sei wesentlich kürzer und verursache daher insgesamt weniger Kosten. In Nordamerika gäbe es bereits mehrere homöopathische Fakultäten. Die homöopathischen Ärzte in Preußen seien dazu gezwungen, ein homöopathisches Staatsexamen abzulegen, hätten aber keine Gelegenheit, sich die entsprechenden Inhalte an den Universitäten anzueignen. Es sei unerhört, „daß wir Preußen in's Ausland gehen müssen, um das zu lernen, was wir im Inlande wissen – müssen?!".

---

[198] Brief vom 16.1.1875 (Universitätsarchiv Leipzig, Med. Fak. B VIII 11ª)
[199] Bolle (1869); Bolle (1870)

3.2.12 Erneute Forderungen zur Errichtung eines Lehrstuhls in Leipzig

Möglicherweise hatte die Petition Bolles tatsächlich die Öffentlichkeit erreicht. Ebenfalls Ende der 1860er Jahre stellte nämlich der Abgeordnete Schubert in der zweiten Kammer der Ständeversammlung zu Dresden einen Antrag zur Errichtung eines Lehrstuhls an der Universität Leipzig. Die Kammer beschloß am 12. Februar 1870, der Staatsregierung den Antrag zur „Berücksichtigung" zu empfehlen.[200] Auch die sächsische Regierung sprach sich zustimmend aus.[201] Bevor der der Homöopathie zugeneigte Minister allerdings zustimmen konnte, wurde vom „Deutschen Zentralverein homöopathischer Ärzte"[202] in aller Eile ein „Privatlehrstuhl" errichtet, wodurch ein Zustandekommen des Lehrstuhls an der Leipziger Universität verhindert worden war.[203]

Im September 1869 hatte eine Versammlung des „Freien Vereins homöopathischer Ärzte" in Leipzig stattgefunden, auf der bereits Vorschläge für eine homöopathische Dozentenstelle gemacht worden waren.[204] Schließlich war Carl Heinigke (1832-1889), niedergelassener Arzt in Leipzig, für die Dozentur gewonnen worden. Am 18. Mai 1870 fand die erste Vorlesung Heinigkes über Homöopathie an der Leipziger Poliklinik statt.[205]

Offensichtlich war Heinigke mit dieser Anstellung nicht besonders glücklich, denn er richtete bereits am 30. Mai einen Brief an die medizinische Fakultät der Universität Leipzig, in welchem er sich als Dozent bewarb. Darin berichtete er über seinen Lebenslauf und schrieb über sich selbst: „Vom Central-Verein homöopathischer Ärzte Deutschlands erwählt, Vorlesungen über Homöopathie an hiesiger homöopathischer Poliklinik zu halten, verließ derselbe Anfang dieses Monats Glauchau, um in Leipzig seinen Wohnsitz zu nehmen. Der gehorsamst Unterzeichnete wünscht nun die Berechtigung zu erhalten, auch an hiesiger Universität als Docent Vorlesungen über Homöopathie halten zu dürfen und dieses umso mehr, als die hohe Staatsregierung bereits in früheren Jahren, [s]owie auch noch in neuster Zeit bei Gelegenheit der Verhandlungen in-

---

200 Vgl. Bolle (1871), S. 86; Wapler (1921), S. 23; Eppenich (1995), S. 70
201 Anon. (1871), S. 110
202 Der „Deutsche Zentralverein homöopathischer Ärzte", der seit 1832 bis heute existiert, ging aus dem 1829 gegründeten „Verein zur Beförderung und Ausbildung der homöopathischen Heilkunst" (1830 in „Verein für homöopathische Heilkunst" umbenannt) hervor und ist einer der ältesten ärztlichen Vereinigungen in Deutschland. Der Zentralverein versteht sich als nationaler Zusammenschluß aller homöopathischen Ärzte Deutschlands. Es besteht keine Zwangsmitgliedschaft. Die „Allgemeine Homöopathische Zeitung" war das öffentliche Organ des Vereins, bis sie 1922 vorübergehend von der „Deutschen Zeitschrift für Homöopathie und deren Grenzgebiete" (vormals „Berliner homöopathischen Zeitschrift" bzw. „Zeitschrift des Berliner Vereins homöopathischer Ärzte") in dieser Funktion abgelöst wurde (Dinges [1995], S. 149; Haehl [1929], S. 1).
203 Eppenich (1995), S. 70; vgl. Bolle (1871), S. 86; Anon. (1871), S. 111; Dinges (1995), S. 157f
204 Vgl. Anon. (1869)
205 Haehl (1929), S. 185

nerhalb der zweiten Kammer des Landtags den Wunsch zu erkennen gegeben hat, daß ein Docent für Homöopathie an der Universität Leipzig sich habilitiren möchte [...]".[206] Heinigke legte dem Schreiben zum Beweis seiner Fähigkeiten sein Buch „Die Principien der Homöopathie" bei.[207] Einen weiteren Brief ähnlichen Inhalts richtete er an das Kultus- und Unterrichtsministerium in Dresden.

Am 13. Dezember 1871 schrieb das „Ministerium des Cultus und öffentlichen Unterrichts" an die medizinische Fakultät der Universität Leipzig.[208] Darin wurde die Fakultät aufgefordert, ein Gutachten zu erstellen. Es wurde betont, daß nur ein „wirklich wissenschaftlich gebildeter Lehrer der Homöopathie" sich an der Universität habilitieren solle.[209]

Zu Beginn des Jahres 1872 verfaßte die medizinische Fakultät der Universität Leipzig ein Gutachten, welches im Februar an das Kultusministerium erging.[210] Darin hieß es, daß die Fakultät in einer Sitzung am 12. Juli die Zulassung Heinigkes zur Habilitation einstimmig abgelehnt habe. Die Fakultät glaube „die Verpflichtung zu haben, von der Zulassung zu einem medicinischen Lehrstuhle diejenigen abzuhalten, von welchen ein ernstes wissenschaftliches Streben nicht zu erwarten" sei. Heinigke habe in seiner bisherigen Laufbahn keine „positiven Leistungen in der Wissenschaft" erbracht.[211] Im Gutachten folgt eine längere Abhandlung über die Unzulänglichkeiten der Homöopathie. Immerhin seien die Homöopathen aber darum zu beneiden, daß diese durch Verabreichung „ganz indifferente[r] Substanzen in spärlichster Menge der Krankheit ihren normalen Verlauf lassen" könnten, während die „Nichthomöopathen" ständig einem Zwang zur Verschreibung eines Medikamentes unterliegen würden.[212] Die Tatsache, daß die Homöopathie seit Jahrzehnten in vielen Ländern verbreitet sei, rechtfertige noch lange nicht die Errichtung eines entsprechenden Lehrstuhls: „Weder die Jahre seiner Dauer noch die Zahl seiner Anhänger machen einen Irrthum zur Wahrheit. Noch in ganz anderer Ausdehnung dürfte sich der Spiritismus über die cultivirtesten Länder verbreitet haben und findet überall, auch in Sachsen, begeisterte Anhänger und doch würde keine philosophische Facultät ihren Ruf damit bloßstellen wollen, zu einem spiritistischen Lehrstuhle Vorschläge zu machen."[213]

Trotz der eindeutig ablehnenden Position der medizinischen Fakultät kam es am 20. Januar 1873 neuerlich zu einer Verhandlung in der zweiten Kammer

---

[206] Brief Heinigkes vom 30.5.1870 (Universitätsarchiv Leipzig, Med. Fak. B I, Nr. 17)
[207] Vgl. Heinigke (1871)
[208] Brief des Ministeriums vom 13.12.1871 (Universitätsarchiv Leipzig, Med. Fak. B I, Nr. 17)
[209] Brief des Ministeriums vom 13.12.1871 (Universitätsarchiv Leipzig, Med. Fak. B I, Nr. 17)
[210] Dieses Gutachten der medizinischen Fakultät der Universität Leipzig (Universitätsarchiv Leipzig, Med. Fak. BI 17) ist im Anhang vollständig wiedergegeben.
[211] Universitätsarchiv Leipzig, Med. Fak. BI 17
[212] Universitätsarchiv Leipzig, Med. Fak. BI 17
[213] Universitätsarchiv Leipzig, Med. Fak. BI 17

der Ständeversammlung des Königreichs Sachsen.[214] Wiederum hatte der Abgeordnete Schubert einen Antrag zur Errichtung eines Lehrstuhls gestellt. Die Kammer empfahl diesmal, der Regierung den Antrag zur „Kenntnisnahme" zu übergeben. Auch die erste Kammer äußerte sich in einer Verhandlung am 7. Februar 1873 ähnlich.[215] Zur Gründung eines Lehrstuhls ist es jedoch nie gekommen. Erst nach der Jahrhundertwende, im Jahre 1914, sollte das Thema erneut in den Kammern behandelt werden.

Carl Heinigke wechselte noch 1871 in die vom Leipziger Apotheker Willmar Schwabe (1839-1917) begründete Klinik. Schwabe besaß zu jener Zeit das Monopol für homöopathische Arzneimittel für den Raum Leipzig.[216] Mit der Gründung einer eigenen Poliklinik im Jahre 1888 trat er in Konkurrenz zu der vom Zentralverein initiierten Poliklinik. Da Heinigke in der Leipziger Poliklinik nur einen sehr kleinen Hörerkreis hatte, mag ihm der Wechsel nicht schwer gefallen sein.[217] Seine Vorlesungen in Leipzig erfuhren dadurch allerdings ein vorzeitiges Ende.[218]

Peter Meinolf Bolle machte 1871 in der „Populären Homöopathischen Zeitung" Anmerkungen zum „Privatlehrstuhl" des Zentralvereins in Leipzig.[219] Den Wechsel Heinigkes an die Klinik von Schwabe begrüßte er. Heinigke habe sich „das große Verdienst erworben, diese Docentur [...] abzuwerfen und dadurch dieses von Anfang an todtgeborne Kind des Central-Vereines zur Erde zu bestatten". Die Forderung des homöopathischen Arztes Veit Meyer nach einer Neubesetzung des „Privatlehrstuhls" lehnte er ab, da es unmöglich sei, dafür Schüler zu finden. Medizinstudenten dürften die Vorlesungen während des Studiums überhaupt nicht besuchen, Ärzten fehle es an Geld dazu. Insofern sei es sinnvoller, mit Hilfe staatlicher Gesetze die Voraussetzungen zur Errichtung eines Lehrstuhls zu schaffen, beispielsweise durch ein Unterrichtsgesetz, wie es Bolle bereits 1869 gefordert hatte.

3.3   Die Homöopathie an bayrischen Universitäten

3.3.1   Die Universität München im 19. Jahrhundert

Der bayrische König Ludwig I. (1786-1868) veranlaßte im Jahre 1826 den Umzug der Landesuniversität von Landshut nach München. München sollte zum akademischen Zentrum Bayerns werden. Außerdem war in den Jahren zuvor

---

[214] Anlage C des Berichtes der Finanzdeputation A der Zweiten Kammer Nr. 488; zitiert nach Wapler (1921), S. 23
[215] Anlage C des Berichtes der Finanzdeputation A der Zweiten Kammer Nr. 488; zitiert nach Wapler (1921), S. 23
[216] Eppenich (1995), S. 68f; zu Schwabe vgl. auch Willfahrt (1996)
[217] Eppenich (1995), S. 70; vgl. Haehl (1929), S. 15f
[218] Vgl. Tischner (1939a), S. 629
[219] Bolle (1871), S. 86ff

die Konkurrenz durch die Akademie und die daran angeschlossene „Medizinische praktische Schule", einer Spezialhochschule für Ärzte, die 1825 das Promotionsrecht erhielt, stärker geworden. Auf universitärer Seite bedeutete die Akademie einen „Bruch mit der Tradition".[220] In München sollten die Ärzte ihre Ausbildung an einer Universität erhalten. Johann Nepomuk von Ringseis (1785-1880), vor 1826 Professor an der Universität Landshut, plädierte außerdem für eine Zusammenlegung von Universität und Kliniken, wofür der Standort München wohl besonders geeignet war.

So zog die Ludwig-Maximilians-Universität mit nur zwei Professoren aus Landshut, nämlich Ringseis und Andreas Röschlaub (1768-1835), in die alten Räume der Akademie ein. Die Organisation des bayrischen Medizinalwesens war ursprünglich von Praktikern ausgegangen, und so war die romantische Medizin mit Ringseis und Röschlaub schwach vertreten.[221] Aber Ringseis selbst, für den die Erfahrung am Krankenbett sehr wichtig wurde, machte im Laufe der Jahre einen persönlichen Wandel durch. Er stellte sich in gewisser Weise gegen den Rationalismus, indem er den Kranken „als Ganzheit erfassen wollte".[222] Der Einfluß der sich unter den Gedanken Schellings entwickelnden naturphilosophischen Physiologie und die in Bayern spät einsetzende Aufklärung mit damit in Verbindung stehendem stärkeren Gegensatz zur naturwissenschaftlichen Medizin mögen weitere Gründe dafür gewesen sein, daß die Homöopathie besonders in Bayern von vielen favorisiert wurde.[223] Zudem galten zahlreiche Politiker und Teile des Hochadels als Fürsprecher der Homöopathen.[224] So fällt es leichter zu verstehen, daß gleich im Eröffnungsjahr der Ludwig-Maximilians-Universität Vorlesungen über Homöopathie gehalten werden konnten.

3.3.2 Professur und Dozentenstellen für Homöopathie an der Universität München bis 1870

An der Universität München gab es bis Ende der siebziger Jahre des 19. Jahrhunderts mehrere Hochschullehrer, die die Homöopathie vertraten, darunter auch Johann Nepomuk von Ringseis. Beeinflußt vom homöopathischen Arzt Joseph Attomyr (1807-1856) war Ringseis der Homöopathie gegenüber wohlwollend eingestellt. Seine guten Beziehungen zur bayrischen Regierung soll er zugunsten benachteiligter homöopathischer Ärzte genützt haben, um diesen zu ihren Rechten zu verhelfen.[225] Obwohl laut den Vorlesungsverzeichnissen der Universität München Ringseis lediglich die Fächer Pathologie und Medizinische Kli-

---

[220] Boehm u. Spörl (1972), S. 221
[221] Boehm u. Spörl (1972), S. 226
[222] Boehm u. Spörl (1972), S. 226
[223] Eckart (1994), S. 219; Tischner (1939a), S. 502f. Zur Geschichte der Homöopathie in Bayern im 19. Jahrhundert vgl. Stolberg (1995); Stolberg (1997)
[224] Stolberg (1995), S. 185
[225] Tischner (1939a), S. 503

nik gelehrt hat, ist anzunehmen, daß er sich häufig zur Homöopathie geäußert und dieser den Weg an der Universität geebnet hat.[226] Attomyr, der als Schüler Ringseis' mit diesem zu Beginn der 1830er Jahre homöopathische Behandlungsversuche im allgemeinen Krankenhaus München durchgeführt hatte[227], äußerte sich zu Ringseis' homöopathischen Ansichten in seinen „Briefen über Homöopathie". Attomyr bedauerte allerdings Ringseis' Bestreben, die Homöopathie mit der „allöopathischen Therapie und Pathologie [...] zu verschmelzen".[228]

Im Januar 1850 wurde auf Initiative des bayrischen Innenministeriums eine „ärztliche Commission zur Reorganisation des Medicinalwesens" gebildet.[229] Der homöopathische Arzt Trettenbacher wurde beauftragt, über die „Wünsche und Ansprüche" der Homöopathie zu berichten. Trettenbacher forderte die Vertretung der Homöopathie bei den Medizinalbehörden, die Einführung des Selbstdispensierrechts und die Errichtung von Lehrstühlen und Kliniken für Homöopathie. Diese Anliegen wurden von der Kommission an die bayrische Regierung weitergeleitet und im Juli 1850 sogar im bayrischen Landtag diskutiert, nachdem Graf von Arco-Valley einen Antrag zur Errichtung eines Lehrstuhls samt einer Klinik gestellt hatte.[230] Allerdings blieben alle Bemühungen ohne Erfolg, und so mußten die homöopathischen Ärzte vorerst andere Wege finden, die Homöopathie an der Universität zu lehren. Einige bereits etablierte Hochschullehrer erreichten dies, in dem sie innerhalb ihrer regulären Vorlesungen homöopathische Elemente einbauten.

Den ersten derartigen Versuch machte Johann Joseph Roth (1804-1859). Er hatte sich 1826 habilitiert, begann drei Jahre später seine Praxis als „Allopath", wandte sich aber bald der Homöopathie zu.[231] Er hielt wahrscheinlich ab 1831 als Privatdozent im homöopathischen Spital in München regelmäßig Vorlesungen, gleichzeitig aber auch an der Universität München.[232] Ab dem Wintersemester 1835/36 bis einschließlich Sommersemester 1841 lauteten seine Vorlesungen an der Universität „Ueber die homöopathische Heilung der Krankheiten", „Homöopathische Arzneimittellehre" und „Diätetik".[233] Als überzeugter homöopathischer Arzt führte Roth eine eigene Praxis und war ein Bewunderer Hahnemanns. Er besuchte den Begründer der Homöopathie in Köthen und Paris und hatte auch schriftlichen Kontakt.[234] Im Vorwort zu seinen Vorlesungen, die für das Sommersemester 1831 in Buchform dokumentiert sind, berichtete Roth von seinen homöopathischen Therapieerfolgen und schrieb über seine persönliche Motivation: „Ja, habe ich je den Trieb in mir gefühlt, vom Lehrstuhle herab jene Lehre vorzutragen, vermittelst welcher man die Störungen in den

---

[226] Vorlesungsverzeichnisse der Universität München, ab 1826 (Universitätsarchiv München)
[227] Eppenich (1995), S. 92
[228] Attomyr (1833), S. 101f. Vgl. Eppenich (1995), S. 327
[229] Anon. (1858), S. 22
[230] Stolberg (1997), S. 61; Anon. (1858), S. 22
[231] Anon. (1858), S. 23
[232] Haehl (1929), S. 175
[233] Vorlesungsverzeichnisse der Universität München, ab 1826 (Universitätsarchiv München)
[234] Haehl (1922), Bd. 2, S. 502ff

Verrichtungen des Menschenlebens entweder entfernt oder denselben vorbeugt, so ist dieser Trieb jetzt um so mächtiger geworden, weil ich mir die große Aufgabe gesetzt habe, eine neue Lehre in das jugendliche Gemüth zu verpflanzen, damit sie, zum Wohle aller leidenden Brüder auf Erden, recht schnell um sich greife und erstarke."[235] Inhaltlich hielt sich Roth eng an die Werke Hahnemanns, ergänzte aber auch neue Erkenntnisse der Physiologie und Pathologie.[236] Roth zog sich schließlich im Jahre 1842 von seiner Dozentur an der Universität München zurück.[237]

Anfang 1838 versuchte Friedrich Mosthaff, eine Privatdozentur zu erlangen. Gleichzeitig hatte er darum gebeten, die Leitung homöopathischer Säle im Allgemeinen Krankenhaus übernehmen zu dürfen.[238] Allerdings blieben beide Wünsche unerfüllt. Ebenso erfolglos blieben die Bestrebungen des ehemaligen Münchner Privatdozenten für Chirurgie Franz Andreas Ott, der 1844 ein Extraordinariat oder eine Honorarprofessur für Homöopathie erreichen wollte.[239]

Wenige Jahre später, im Jahre 1848, bat Karl Gerster um die Genehmigung, sich zwecks Vorlesungen über Homöopathie an der Universität München habilitieren zu dürfen. Die medizinische Fakultät stimmte seinem Gesuch zwar zu, allerdings blieb Gerster aus unbekannten Gründen in Regensburg.[240]

Von anderen Voraussetzungen ausgehend, konnte Joseph Reubel (1779-1852), der bereits als ordentlicher Professor für Physiologie an der Universität München lehrte, für kurze Zeit Vorlesungen über Homöopathie abhalten. Vom Sommersemester 1848 bis zum Wintersemester 1849/50 lauteten seine Vorlesungen „Über specifische (homöopathische) Heilkunde", „Vorträge über die specifische Heilkunde, insbesondere über spezielle Pathologie und Therapie nach homöopathischen Grundsätzen und Erfahrungen" und „Vorträge über specifische Heilmittellehren – de remediarum specifica in organismum humanum actione".[241] Danach war Reubel vermutlich aus Altersgründen nicht mehr an der Universität präsent.[242] Ludwig Ditterich (1804-1873) schloß im Wintersemester 1850/51 mit seiner Vorlesung „über die specifische (homöopathische) Heilmethode" an die Vorlesungen Reubels an.[243]

Oskar Mahir (1814-1895), der als Privatdozent seit 1847 an der Universität hauptsächlich über psychische Erkrankungen dozierte, war Mitglied des Medi-

---

[235] Roth (1832), S. VIf
[236] Zum genauen Wortlaut der Vorlesungstitel s. Roth (1832), S. XIf
[237] Tischner (1939a), S. 503. Möglicherweise war Roth auch nur bis 1840 an der Universität, da Haehl erwähnt, dieser habe bereits 1840 „infolge eines häuslichen Unfalls" seine Praxis aufgegeben (Haehl [1922], Bd. 2, S. 505).
[238] StA Obb RA 15523 Schreiben der Krankenhausdirektion vom 4.2.1838 auf ein Gesuch Mosthaffs vom 26.6.1837 (ebd.); zitiert nach Stolberg (1997), S. 60
[239] Universitätsarchiv München E II 230, Gesuch vom 30.4.1844 mit ablehnendem Bescheid vom 13.8.1844; zitiert nach Stolberg (1997), S. 60f; zu Ott vgl. auch Tischner (1939a), S. 503
[240] Universitätsarchiv München E II 93, Gesuch vom 24.6.1848 und Zusageschreiben des Innenministeriums, Abteilung für Schul- und Kirchenangelegenheiten, vom 7.10.1848 an den Senat; zitiert nach Stolberg (1997), S. 61
[241] Busse (1978), S. 113
[242] Tischner (1939a), S. 504
[243] Busse (1978), S. 113

zinalausschusses in Oberbayern. Im Jahre 1853 hatte der bayrische König die Teilnahme jeweils eines homöopathischen Arztes an den Kreismedizinalausschüssen der jeweiligen Kreisregierung beschlossen. Auf diese Weise sollten neue Regelungen und Verordnungen auch von der homöopathischen Ärzteschaft mitbestimmt werden können.[244] Mahir hielt im Sommersemester 1851 eine Vorlesung mit dem Titel „Die herrschenden Heilsysteme in ihren gegenseitigen Beziehungen mit besonderer Rücksicht auf die Homöopathie".[245] Bis zum Sommersemester 1860 hielt er in unregelmäßigen Abständen Vorlesungen über „Homöopathische Heilmittellehre", „Über die specifische Heillehre" und über „Theorie und Praxis der Homöopathie".[246] Von 1860 bis 1873 finden sich im Vorlesungsverzeichnis lediglich Vorlesungen über Psychiatrie. Danach wurde Mahir von der Liste der Privatdozenten gestrichen, weil er einige Semester keine Vorlesungen mehr gehalten habe.[247]

Joseph Benedikt Buchner (1813-1879), Arzt, Philosoph und Theologe, wandte sich am 23. Dezember 1849 an die medizinische Fakultät, um die Errichtung eines „Lehrstuhls für theoretische Homöopathie" vorzuschlagen.[248] Ein Beweggrund dafür war sicherlich, daß Buchner zur Leitung des zweiten Münchner homöopathischen Krankenhauses die Habilitation benötigte.[249] Im Senatsbericht der Universität vom 18. März 1850 war zu lesen: „Im Einvernehmen mit der medizinischen Fakultät ist die Errichtung eines Lehrstuhls kein dringendes Bedürfnis, weil bereits Professor Geheimrat Dr. v. Ringseis und Hofrat Dr. Reubel die Homöopathie vertreten. Außerdem ist notorisch, dass der Professor Privatdozent Dr. Mahir dieselbe ebenfalls üben."[250] Dennoch wurde Buchner am 21. Oktober 1851 zum „Ehrenprofessor" an der Münchner Universität ernannt, „unter Zuweisung des Lehrfaches der Homöopathie". Einige Zeit später, im Jahre 1858, wurde er schließlich „Professor der Homöopathie".[251] Daraufhin war in zahlreichen Zeitungsartikeln und mündlichen Äußerungen immer wieder von einem „Lehrstuhl für Homöopathie" die Rede.[252] So erschien beispielsweise Anfang 1859 ein kurzer Artikel in der „Deutschen Klinik", der mit „Ein homöopathischer Lehrstuhl" überschrieben war. Darin wurde gefragt, „wohin es

---

[244] Anon. (1853a), S. 159
[245] Vorlesungsverzeichnisse der Universität München, ab 1826 (Universitätsarchiv München)
[246] Vorlesungsverzeichnisse der Universität München, ab 1826 (Universitätsarchiv München)
[247] Universitätsarchiv München Senat E II 486, Aktenvermerk vom 17.5.1873; zitiert nach Stolberg (1997), S. 63
[248] Am 20.3.1926 antwortete die Registratur der Universität München auf eine Anfrage des Dekans v. Romberg bezüglich der Lehraufträge für Homöopathie an der Universität mit einer knappen Aufzählung der bisherigen Ereignisse (Universitätsarchiv München Sen 140).
[249] Eppenich (1995), S. 95
[250] Universitätsarchiv München Sen 140
[251] Universitätsarchiv München Sen 140. In einer Todesanzeige (in Universitätsarchiv E II 428) von 1879 wird Buchner als „Professor der Homöopathie" bezeichnet. Vgl. Anon. (1853b), S. 32. Eppenich schreibt dagegen, Buchner habe sich durch entsprechende Beziehungen bereits 1853 den Titel eines „Honorarprofessors" erworben (Eppenich [1995], S. 95).
[252] Vgl. auch die Aussage eines Abgeordneten des bayrischen Landtages während einer Debatte, in der dieser den Lehrstuhl für Homöopathie „zwischen 1858-1879" erwähnte (Kröner u. Gisevius [1904], S. 211).

führen solle, wenn der Staat für jede therapeutische Idee gleich einen eigenen Lehrstuhl errichten wollte und müßte, dann könnte jeder sein Stühlchen verlangen".[253] Der aus Deutschland stammende homöopathische Arzt Constantin Hering (1800-1880), der schon früh nach Amerika ausgewandert war, meldete sich darauf aus Philadelphia zu Wort und wandte sich an die Verfasser des Artikels: „Noch habt Ihr zwar das Privilegium, noch seit ihr Wortführer im Rath, Wortführer auf den Lehrstühlen, Wortführer in den Zeitungen, so sei Euch auch das Privilegium gegönnt, zu lachen, zu ächzen und zu toben, über diese Art mit Euch zu sprechen."[254]

Dennoch kann die Honorarprofessur Buchners höchstens als Lehrauftrag gelten. Buchner wurde zwar ab 1858 Leiter eines privaten homöopathischen Krankenhauses, bekam aber keine eigene Abteilung innerhalb der Universitätsklinik.[255] An der Universität hielt er lediglich Vorlesungen ab. Bereits seit dem Wintersemester 1853/54 las Buchner über die „Spezielle Arzneimittellehre der Homöopathie", und zwischen 1855 und 1859 über „Spezielle Pathologie und Therapie". Erst ab dem Sommersemester 1860 taucht in der Vorlesungsankündigung der Begriff „Homöopathie" wieder auf.[256] Bis zum Wintersemester 1879/80 lautete die Vorlesung „Spezielle Therapie". Vermutlich hatte auch diese Vorlesung die Homöopathie zum Inhalt.

Zu Anfang der 1850er Jahre nahm Buchner in einer an den bayrischen Kriegsminister Ludwig von Lüder gerichteten Schutzschrift Stellung zum Verbot des homöopathischen Heilverfahrens in den Militärspitälern Bayerns. Darin hielt er dieses Verbot für widersinnig, da im kaiserlich-königlichen Unterrichtsministerium Homöopathen im Professorenkollegium vertreten seien, die sogar bei der Entscheidung über die Habilitierung für eine Dozentur der Homöopathie an der Universität mitzuentscheiden hätten.[257]

Buchner suchte 1863 wegen seiner Verdienste um die Homöopathie um staatliche Auszeichnung an. Der Senat der Universität München meinte dazu allerdings, daß „die Lehrthätigkeit des Genannten wegen mangelnder Theilnahme von Seite der Studierenden nie auch nur eine einigermaßen bemerkenswerthe hat sein können". Ganz ähnlich äußerte sich die medizinische Fakultät, die Buchner „nicht die geringste akademische Wirksamkeit" zusprach.[258]

Nach dem Tod Buchners 1879 blieb der Lehrstuhl unbesetzt.[259] Nach 1879 hat es in München keine Homöopathievorlesungen mehr gegeben, im Vorle-

---

[253] Zitiert nach Hering (1860), S. 19
[254] Hering (1860), S. 24; Hering veröffentlichte zum gleichen Thema die frei erfundene „Des Doctor X. Ypsilon Antrittsrede bei Uebernahme der Professur der Homöopathie auf der Universität zu Strassburg im Jahre ****", welche die Entwicklung der Homöopathie in recht origineller Art und Weise skizziert (Hering [1988], S. 1605ff).
[255] Zum zweiten Münchner homöopathischen Krankenhaus vgl. Eppenich (1995), S. 94ff
[256] Vorlesungsverzeichnisse der Universität München, ab 1826 (Universitätsarchiv München)
[257] Altschul (1853b), S. 49f
[258] Universitätsarchiv München Senat E II 428, Stellungnahme des Senats vom 4.2.1863 und der Fakultät vom 2.2.1863; zitiert nach Stolberg (1997), S. 63
[259] Vgl. Kröner u. Gisevius (1904), S. 212

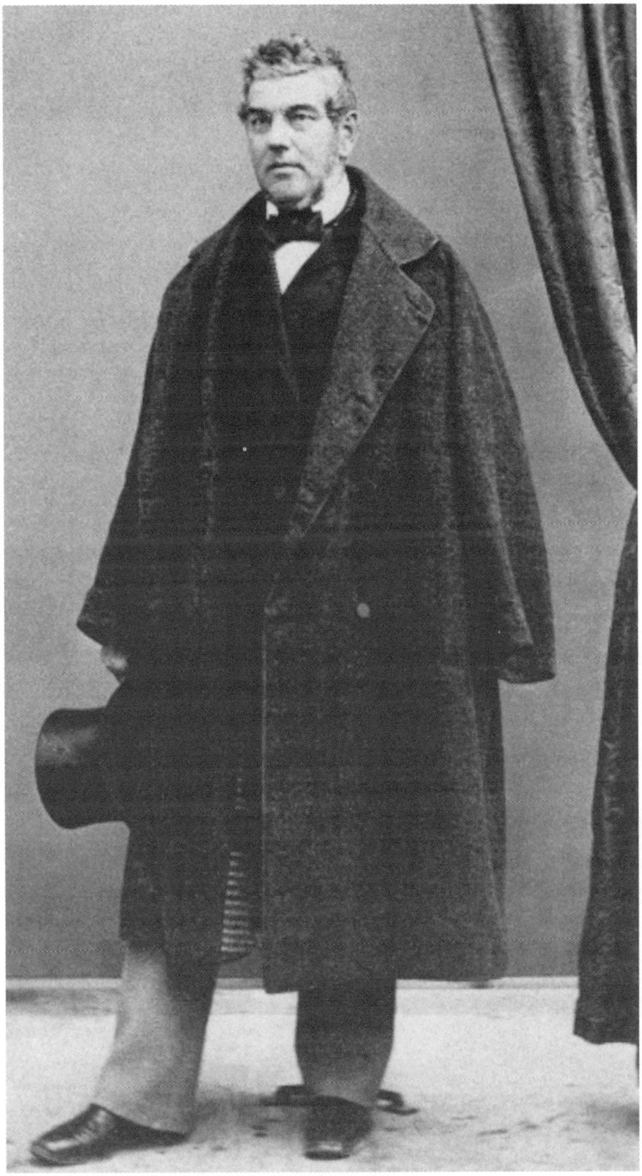

Die Homöopathie an bayrischen Universitäten 3.3

Abb. 4: Joseph Benedikt Buchner

sungsverzeichnis kam der Ausdruck „Homöopathie" nirgends mehr vor.[260] Dennoch blieb das Bedürfnis nach Lehraufträgen und Lehrstühlen für Homöopathie weiterhin bestehen. Der homöopathische Arzt Carl Köck (1847-1908) aus München, der die Homöopathie in den Vorlesungen Buchners kennengelernt

---

[260] Laut Registratur der Universität München auf eine Anfrage des Dekans v. Romberg (Universitätsarchiv München Sen 140).

hatte, bedauerte 1876 in den „Homöopathischen Monatsblättern" den schwachen Nachwuchs homöopathischer Ärzte und sah weiterhin Bedarf für Lehrstühle und Kliniken.[261]

3.3.3 Vorlesungen über Homöopathie an der Universität Erlangen

Der Arzt Friedrich Ludwig Fleischmann (1806-1886) erhielt im Jahre 1833 die Stelle des Prosektors am anatomischen Institut der Universität Erlangen. Noch im selben Jahr bat er das bayrische Innenministerium um Erlaubnis, Vorlesungen über Homöopathie abhalten zu dürfen. In einem Schreiben des Ministeriums vom August 1833 hieß es, ihm werde diese Erlaubnis erteilt, allerdings könne ein Gehalt für diese Vorlesungen „zur Zeit nicht bewilliget" werden.[262] Wenig später suchte Fleischmann um Habilitation an, die ihm Anfang 1834 vom akademischen Senat gestattet wurde. Seine Habilitationsschrift setzte sich mit den Varietäten der Blutgefäße auseinander.[263] Somit war Fleischmann Privatdozent und konnte unter anderem auch über Homöopathie dozieren. Im Wintersemester 1834/35 beispielsweise las er über die „Wirkungsart der homöopathischen Heilmittel".[264] Mehrere Versuche, die Position eines außerordentlichen Professors für „vergleichende Anatomie und Thierheilkunde" zu erlangen, schlugen fehl.[265] Vor allem wohl aus finanziellen Erwägungen heraus entschied sich Fleischmann, die Universität zu verlassen und Gerichtsarzt zu werden. Im August 1847 wurde er offiziell als Landgerichtsarzt nach Dillingen a. d. Donau versetzt.[266] Vermutlich war auch sein Eintreten für die Homöopathie damit beendet. Veröffentlichungen Fleischmanns zur Homöopathie sind jedenfalls nicht bekannt geworden.

3.3.4 Diskussion um einen Lehrstuhl an der Universität Würzburg

Etwa Anfang 1870 war an der Universität Würzburg ein Lehrauftrag für Homöopathie in Diskussion. Carl Heinigke (1832-1889), der in der Leipziger

---

[261] Köck (1876), S. 1
[262] Offizielles Schreiben des bayrischen Staatsministeriums des Innern an Fleischmann vom 27.8.1833 (Archiv der Universität Erlangen, II/1/F/12)
[263] Ein Exemplar dieser Arbeit („De systematis vasorum sanguiferorum varietatibus congenitis nonnullis commentatio [...]") befindet sich im Archiv der Universität Erlangen, II/1/F/12.
[264] Nach Tischner (1939a), S. 506. Den Angaben Tischners, daß es sich beim „Professor für Anatomie und Physiologie in Erlangen Fleischmann" um den Vater Friedrich Ludwig Fleischmanns handele, widerspricht der Hinweis bei Wagner (1918), S. 166, der diesen als Sohn eines Kaufmannes bezeichnet.
[265] Vgl. Briefe Fleischmanns vom 11.9.1840 und 24.2.45 (Archiv der Universität Erlangen, II/1/F/12)
[266] Schreiben des bayrischen Innenministeriums vom 16.8.1847 (Archiv der Universität Erlangen, II/1/F/12)

Schwabeschen Poliklinik angestellt war, wäre vom „Deutschen Zentralverein homöopathischer Ärzte" als Kandidat für eine Universitätsdozentur in Würzburg vorgesehen gewesen. Er mußte sich aber mit einer Dozentur an der Poliklinik in Leipzig begnügen, da ihn die medizinische Fakultät der Universität Würzburg und wenig später auch die Leipziger Universität abgelehnt hatten.[267]

Auch in einem Beschluß des bayrischen Landtages wurde die Errichtung eines Lehrstuhles an der Universität Würzburg abgelehnt. In der Folge äußerten sich verschiedene Ärzte in Zeitungsartikeln zu dieser Entscheidung. Unter anderem schrieb Kreisarzt Schütt aus Eckernförde, die Homöopathie sei eine „grobe Verirrung des menschlichen Geistes".[268] Der „Berliner Verein homöopathischer Ärzte" erwog darauf ein Disziplinarverfahren wegen Beleidigung, was aber vom Regierungspräsidenten abgelehnt wurde. Von einer gerichtlichen Klage wurde abgesehen. Statt dessen nahm Rudolf Windelband (1839-1909) in einem Papier öffentlich Stellung, das er an 53 Berliner Redaktionen verschickte, in der Hoffnung, daß möglichst viele Leser von der vermeintlichen Ungerechtigkeit der Homöopathie gegenüber erführen.[269] Unter anderem führte Windelband an, daß es über 400 homöopathische Ärzte in Deutschland gebe, außerdem Millionen überzeugter Anhänger. Seit 1843 sei in Preußen ein Examen notwendig, um die Berechtigung zum Selbstdispensieren homöopathischer Arzneien zu erlangen.

Letztendlich konnte sich die Homöopathie an der Universität Würzburg aber nicht durchsetzen, Lehrstühle oder Dozenturen kamen nicht zustande.[270]

3.4 Die Homöopathie an österreichischen und ungarischen Universitäten

3.4.1 Die Anfänge der Homöopathie in Österreich und Böhmen

Österreich, zwischen 1869 und 1918 Österreichisch-Ungarische Doppelmonarchie, umfaßte neben dem Gebiet der heutigen Republik Österreich die Kronländer Böhmen, Mähren, Schlesien, Galizien, Ungarn, Dalmatien und ab 1908 die Provinzen Bosnien und Herzegowina. In Böhmen, Mähren den slowenischen Gebieten und Schlesien wurde Anfang der 1880er Jahre offiziell die Doppelsprachigkeit eingeführt.[271]

Die Ausbreitung der Homöopathie von Deutschland nach Österreich erfolgte schon sehr früh. Bereits 1817 nahm der Militärarzt Matthias Marenzeller (1765-1854) die neue Heilmethode auf und war damit einer der ersten, selb-

---

[267] Gisevius (1902), S. 264. Vgl. Kap. 3.2.12.
[268] Anon. (1902a), S. 365
[269] Anon. (1902a), S. 367
[270] Vgl. Baumgart (1982), S. 817
[271] dtv-Brockhaus-Lexikon (1988), Bd. 13, S. 256 u. 264

ständig arbeitenden homöopathischen Ärzte überhaupt. Weitere Ärzte, die wahrscheinlich meist durch Marenzeller von der Homöopathie erfuhren, waren Rudolph Schaller, Regimentsarzt Hrastiansky in Klattau, Eduard Anton Nehrer, Anton Schmit, Leibarzt der Herzogin von Lucca, Georg Necher aus Melnik, der später ebenfalls am Hof von Lucca und in Neapel tätig war, und Militärarzt Joergen Johan Albrecht von Schönberg (1782-1841).[272]

In Böhmen wurde die Homöopathie bald zu einer Modeerscheinung. Die Spitzen der Gesellschaft, wie beispielsweise General Graf Gyulai, der Innenminister Graf von Kolowrat-Liebsteinsky, der Erzbischof von Prag und andere setzten sich für die Homöopathie ein.[273] Rudolph Schaller, homöopathischer Arzt in Prag, behandelte viele Adlige und war im kaiserlichen Schloß tätig.[274] Auch in Wien wurde die neue Heilmethode von Adligen aufgenommen. So soll sogar während eines Diners bei Fürst Metternich die Homöopathie Thema gewesen sein, und Fürstin Melanie, die sich von Marenzeller homöopathisch behandeln ließ, mutig das „homöopathische System" gegen die Angriffe der anwesenden Ärzte verteidigt haben.[275]

Dennoch schaffte es Joseph Andreas von Stifft (1760-1836), als „Protomedicus" oberster Sanitätschef Österreichs und Leibarzt von Kaiser Franz I. (1768-1835), im Jahre 1819 ein gesetzliches Verbot der Homöopathie mittels eines Hofkanzleidekretes zu erreichen: „Sr. Majestät geruhten mit höchster Entschließung vom 13. Oktober 1819 anzuordnen; Dr. Hahnemanns homöopathische Curmethode sei allgemein und strenge zu verbieten".[276] Unterstützt wurde Stifft von der medizinischen Fakultät der Universität Prag, insbesondere von Ignaz Rudolph Bischoff (1784-1850), Professor der medizinischen Klinik und Leiter des allgemeinen Krankenhauses in Prag, der als einer der ersten eine offizielle Gegenschrift zur Homöopathie verfaßte.[277] In den folgenden Jahren kam es außerdem immer wieder zu Anzeigen gegen homöopathische Ärzte durch die medizinische Fakultät.[278] Dennoch wurde die Homöopathie weiterhin geduldet, eine weitere Verbreitung konnte auch durch das kaiserliche Dekret nicht verhindert werden.

Marenzeller war gerade in Prag tätig, als Kaiser Franz I. auf die Homöopathie aufmerksam wurde, nachdem von glänzenden Resultaten bei der homöopathischen Behandlung von Soldaten mit Wechselfieber in Ungarn berichtet

---

[272] Tischner (1939a), S. 507f; Altschul (1856a), S. 147
[273] Lesky (1954), S. 115f
[274] Altschul (1856a), S. 147
[275] Gasper (1980), S. 74
[276] Huber (1878), S. 53 (der Artikel Hubers wurde 1993 nachgedruckt in Documenta Homoeopathica 13: 1-17). Laut Petry war das Verbot in erster Linie gegen die Person Marenzellers gerichtet, der als Militärarzt keine „interne Praxis" bei Zivilpersonen ausüben durfte. Es sollte vor allem einer weiteren Ausbreitung Marenzellers homöopathischer Praxis vorgebeugt werden (Petry [1954], S. 118).
[277] Lesky (1954), S. 117. Bischoffs 1819 erschienene Schrift „Ansichten über das bisherige Heilverfahren und über die ersten Grundsätze der homöopathischen Krankheitslehre" stellt eine ausführliche, sachlich gehaltene Untersuchung der Homöopathie dar (Tischer [1939], S. 440).
[278] Lesky (1954), S. 122

Die Homöopathie an österreichischen und ungarischen Universitäten 3.4

worden war. Unter Vermittlung zweier Soldaten, die dem Kaiser vom Erfolg Marenzellers in Prag berichteten, ordnete der Kaiser persönlich an, Marenzeller nach Wien zu holen, um unter seiner Leitung an der k. k. medizinisch chirurgischen Josephs-Akademie, der Ausbildungsstätte für Militärärzte, klinische Versuche anstellen zu lassen. Auf diese Weise wollte er den Wert der neuen Heilmethode testen.[279]

Zwar praktizierten in Wien bereits einige homöopathische Ärzte, darunter Ignaz Menz (?-1856), die Brüder Johann Emanuel Veith (1787-1876) und Johann Elias Veith (1789-1885), E. F. Ritter von Lichtenfels, Thomas Lederer und Vinzenz Wrecha (1790-1862).[280] Dennoch wurde Marenzeller vom Kaiser nach Wien beordert. Sein Ruf schien so gut gewesen zu sein, daß „die dortigen Ärzte Ruf und Praxis verloren, wenn sie sich nicht zum Scheine als Homöopathen benahmen. Als sich, wie Dr. Held erzählt[,] während der Herrschaft der Homöopathomanie auf einem grösseren Ballfeste eine vornehme Dame eine Verletzung des Fusses zuzog, habe man nicht nach dem Arzte geschickt, sondern alle Anwesenden hätten einstimmig ‚Arnica! Arnica!' als Heilmittel ausgeschrieen".[281]

Marenzeller schien in Wien zwar recht erfolgreich zu behandeln, mußte aber bereits nach einigen Wochen seine Tätigkeit im Spital wieder aufgeben. Die Klinik wurde wieder geschlossen, weil bei den Versuchen angeblich „mit Menschenleben gespielt" worden war.[282] Anlaß gaben vier Sträflinge, die in das Krankenhaus gebracht werden sollten. Sie protestierten dagegen, daß mit ihnen Versuche angestellt würden und stifteten die anderen Spitalsinsassen ebenfalls zum Widerstand an.[283] Zur vorzeitigen Einstellung des Krankenhausbetriebs mag auch beigetragen haben, daß die Professoren des Spitals parteiisch waren, und Stifft, erbitterter Gegner der Homöopathie, dem Protest der Sträflinge stattgab. Außerdem waren plötzlich die Protokolle, die während der Behandlungen geführt wurden, einfach verschwunden.[284] Vermutlich sollten die Ergebnisse Marenzellers nicht an die Öffentlichkeit dringen. Marenzeller übersiedelte trotz dieser Niederlage nun ganz nach Wien, um dort weiterhin homöopathisch tätig zu sein.

Einen Aufschwung erlebte die Homöopathie während einer Choleraepidemie im Jahre 1831. Im folgenden Jahr wurde durch den Dompropst von St. Stephan, Karl Ludwig Graf von Coudenhove, das homöopathische Spital der Barmherzigen Schwestern in Gumpendorf bei Wien errichtet, das von Karl Wilhelm Mayrhofer (1806-1853) und später von Georg Schmid (1802-1882) geleitet wurde.[285]

---

[279] Huber (1878), S. 45
[280] Tischner (1939a), S. 508
[281] Schwartz (1896), S. 205
[282] Haehl (1922), Bd. 2, S. 505
[283] Huber (1878), S. 47
[284] Huber (1877), S. 45
[285] Tischner (1939a), S. 509; vgl. dazu auch Hlawati (1932), S. 146ff

Eine wohl einmalige Rolle in der Homöopathiegeschichte in Österreich nimmt der Arzt und Priester Johann Emanuel Veith (1787-1876) ein. Als Doktor der Medizin und der Theologie führte er eine große homöopathische Praxis und hielt auch medizinische Vorträge.[286] Zahlreiche Adlige zählten zu seinen Patienten, wodurch er weite Kreise der Wiener Gesellschaft beeinflußte. Trotz offiziellem Verbot der Homöopathie gehörte es „zum guten Tone, Anhänger der Homöopathie zu sein oder sich homöopathisch behandeln zu lassen [...]".[287] Im September 1831 wurde Veith Domprediger zu St. Stephan in Wien. Das Cholerajahr 1831 war für ihn Anlaß, im Stephansdom vor versammeltem Hofe medizinische Ratschläge zur Behandlung und allgemeine Maßnahmen zur Verhütung der Cholera zu verkünden. Ganz Wien „wallfahrte" bald zu seinen Predigten. Zahlreiche Kanzelvorträge, darunter auch „Die Cholera im Lichte der Vorsehung", erschienen im Druck. Ein Auftrag der bayrischen Regierung, die vom Wirken Veiths gehört hatte, veranlaßte ihn zur Abfassung einer ausgedehnteren Abhandlung über die Cholera.[288] Nicht zuletzt beeinflußte er auch zahlreiche Geistliche, die ebenfalls homöopathisch zu therapieren begannen, wie beispielsweise Paul Urlinger (1814-1889), Pfarrer in Scheibbs.[289]

Während dieser Zeit war die Homöopathie immer noch verboten, und so konnte Stifft sogar gelegentlich Hausdurchsuchungen bei homöopathischen Ärzten durchführen lassen.[290] Marenzeller wurde durch die niederösterreichische Landesregierung, die zuvor ein Gutachten der medizinischen Fakultät eingeholt hatte, verwarnt, da er keine Praxiserlaubnis besaß.[291] Das Gutachten verwies auf das Verbot des Selbstdispensierens durch homöopathische Ärzte und auf die Tatsache, daß Marenzeller nicht in der Fakultät aufgenommen sei und deshalb nicht praktizieren dürfe.[292]

Das Verbot der Homöopathie von 1819 war zwar rechtskräftig, durch die Protektion der Aristokratie aber nie wirksam gewesen. Sogar Teile der medizinischen Fakultäten äußerten sich wohlwollend. Die Prager Professoren Julius Vincenz Edler von Krombholz (1782-1843) und Franz Willibald Nusshard (1785-1847)[293] urteilten im Jahre 1835 auf Anfrage der Studienhofkommission in Wien über den Wert der Homöopathie: „Es wäre ein Verrath an der Menschheit, ein Hochverrath an der Wissenschaft, einer Heillehre feindlich entgegenzutreten, die für die leidende Menschheit von so unberechenbar wohlthätigem Erfolge sein

---

[286] Vgl. Haehl (1922), Bd. 2, S. 507. In welchem Rahmen die medizinischen Vorträge stattfanden, die Veith als „Professor der Medizin" gehalten haben soll, konnte nicht geklärt werden.
[287] Haehl (1922), Bd. 1, S. 195
[288] „Die Heilung und Prophylaxis der asiatischen Cholera. Eine Abschrift eines von dem Domprediger und Doktor der Medizin Joh. Em. Veith in Wien auf Verlangen der königlich bayerischen Regierung entworfenen Aufsatzes, vom Verfasser selbst beglaubigt und übersendet an den Regierungsrat C. v. Bönninghausen" (1832); zitiert nach Fischer (1923).
[289] vgl. dazu Kraus-Kassegg (1960), S. 59f
[290] Huber (1877), S. 49
[291] Lesky (1954), S. 126
[292] Lesky (1954), S. 126
[293] Namen ergänzt nach Hirsch (1962)

könne."[294] Auch Joseph von Zlatarovich (1807-1874), der 1840 als Professor der allgemeinen Pathologie und Pharmakologie an der Josephsakademie die Nachfolge Stanislaus von Töltényis angetreten hatte, galt schon früh als Kenner der Homöopathie und trat 1845 ganz zur Homöopathie über.[295] Er führte zahlreiche Arzneimittelprüfungen und homöopathische Tierversuche durch, verlor deshalb aber 1848 seine Professur.[296]

Im Spital in Gumpendorf, das inzwischen unter der Leitung von Wilhelm Fleischmann stand, gab es weitere Erfolge für die Homöopathie, wie beispielsweise bei der Behandlung der Cholera im Jahre 1836.[297] Unter Vermittlung von Staatsminister Graf von Kolowrat, der mit Fleischmann in Kontakt stand, wurde im Jahre 1837 das Verbot der Homöopathie per Hofkanzleidekret für aufgehoben erklärt, nachdem Stifft ein Jahr zuvor verstorben war.[298]

3.4.2 Die medizinische Fakultät der Universität Wien um 1840

Die medizinische Fakultät in Wien war, wie alle Fakultäten in Europa, ursprünglich eine Standesorganisation für Ärzte. Sowohl die an der Fakultät lehrenden Professoren als auch die praktizierenden Ärzte gehörten ihr an. Die Oberaufsicht über die Fakultät hatte der oberste Sanitätschef Österreichs, der zugleich auch Leibarzt und Berater des Kaisers war.[299] In dieser Funktion folgte der bereits erwähnte Joseph Andreas von Stifft dem berühmten Leibarzt Maria Theresias, Gerard van Swieten (1700-1772) und Anton von Störck (1731-1803).[300]

Anfang der 1840er Jahre entwickelte sich die sogenannte „neue Wiener Schule", zu der insbesondere der Kliniker Joseph Skoda (1805-1881), der Pathologe Carl von Rokitansky (1804-1878) und der Dermatologe Ferdinand von Hebra (1816-1880) zu rechnen sind.[301] Skoda trat mit neuen klinischen Diagnosemethoden hervor, Rokitansky entwickelte seine – später von Virchow stark kritisierte – „Krasenlehre", Hebra leistete Wesentliches zur Weiterentwicklung der Dermatologie.[302]

Durch die Gedanken Valentin von Hildenbrands (1763-1818), der Empirismus und einen „therapeutischen Skeptizismus" vertrat und die Bedeutung der Naturheilkraft betonte, und die Ideen Josef Dietls (1804-1878), der als Schüler Joseph Skodas „therapeutischen Nihilismus"[303] praktizierte, erschienen die the-

---

[294] Huber (1877), S. 49
[295] Tischner (1939a), S. 509 u. 511; Petry (1954), S. 340f
[296] Petry (1954), S. 341
[297] Fleischmann (1844), S. 177
[298] Schmid (1875), S. 14; vgl. Huber (1878), S. 50
[299] Lesky (1965), S. 15
[300] Lesky (1965), S. 15f u. 33
[301] Eckart (1994), S. 216
[302] Eckart (1994), S. 216f
[303] Eckart (1994), S. 218; vgl. dazu auch Wiesemann (1993)

rapeutischen Möglichkeiten der Medizin allerdings bald unbefriedigend.[304] Diese „resignierende Haltung der Wiener Schulmedizin" war Nährboden für andere Heilmethoden: so konnten durch Johann von Malfatti (1775-1859) der Mesmerismus, durch Joseph Frank (1768-1840) und Anton Frölich von Frölichsthal (1760-1846) die HydRotherapie, durch Franz Wirer von Rettenbach (1771-1844) die Balneologie und durch den bereits erwähnten Matthias Marenzeller die Homöopathie in Österreich eingeführt werden.[305] Unter Führung des Wiener homöopathischen Arztes Anton Watzke (1803-1867) versuchten die jüngeren homöopathischen Ärzte, die Gedanken der „neuen Wiener Schule" mit homöopathischen Grundsätzen zu verbinden.[306]

Im März des Revolutionsjahres 1848 wurde in der Aula der Universität Wien von den dort versammelten Medizinstudenten und Ärzten die Forderung nach „Lehr- und Lernfreiheit" kundgetan. Der neue Direktor der medizinischen Fakultät Ernst Freiherr von Feuchtersleben (1806-1849), der 1847 Andreas von Stifft abgelöst hatte, griff diese Forderung auf und bewirkte mit Unterstützung durch Ludwig Freiherr von Türkheim (1777-1846) eine Unterrichtsreform an den österreichischen Universitäten.[307] So konnte am 27. September 1849 ein neues Hochschulgesetz in Kraft treten, das die Autonomie des Lehrkörpers durch Wahl von Universitätsprofessoren zum Rektor und zum Dekan sicherstellte, und das gleichzeitig die Abtrennung der in eigener Praxis tätigen Ärzte von der Fakultät bewirkte.[308]

3.4.3 Die Dozentur an der Universität Wien

Wilhelm Fleischmann (1801-1868) und Franz Wurmb (1805-1864) stellten bereits 1841 Anträge für außerordentliche Professuren an der Universität Wien. Beide wollten die Homöopathie an der Universität vertreten. Wurmb richtete am 10. August 1841 in einem Gesuch die Bitte an die medizinische Fakultät, ihm die Abhaltung von außerordentlichen Vorlesungen über Homöopathie an der Universität zu gestatten.[309] Fleischmann stellte am 24. August 1841 den Antrag, im Gumpendorfer Spital praktischen Unterricht am Krankenbett abhalten zu dürfen.[310]

Bereits am 27. August 1841 bewilligte die niederösterreichische Landesregierung Wurmbs Gesuch, woraufhin er sein Bestreben in einem Schreiben an das Rektorat der Universität bekräftigte.[311] Am 12. Oktober reichte er zusätz-

---

[304] Lesky (1965), S. 48f
[305] Lesky (1965), S. 49ff
[306] Petry (1954), S. 14
[307] Lesky (1965), S. 119
[308] Lesky (1965), S. 120
[309] Archiv der Universität Wien, Med. Dek. Nr. 191.841
[310] Archiv der Universität Wien, Med. Dek. Nr. 209.841
[311] Archiv der Universität Wien, Med. Dek. Nr. 191.841

lich seinen „Leitfaden für die beabsichtigten Vorlesungen über Homöopathie" ein, in dem er sehr genau seine Ziele definierte: einem theoretischen Teil, in dem die Erforschung der Krankheit und der Arzneimittelwirkungen und die Anwendungen der Arzneien abgehandelt werden sollten, wollte er einen praktischen Teil und den Abschnitt „Litteratur der Homöopathie" folgen lassen.[312]

Die medizinische Fakultät unterzog beide Anträge einer eingehenden Prüfung. Nach Abfassung verschiedener Gutachten durch die Professoren Franz Wilhelm Lippich (1799-1845), Stanislaus von Tölténvi und Joseph M. Moos wurde am 18. Juni 1842 ein abschließendes Gesamtgutachten der medizinischen Fakultät herausgegeben, das von insgesamt 12 Universitätsprofessoren unterzeichnet worden war.[313] Sämtliche Gutachten befanden die Einrichtung von besonderen Lehrstühlen für Homöopathie als überflüssig.

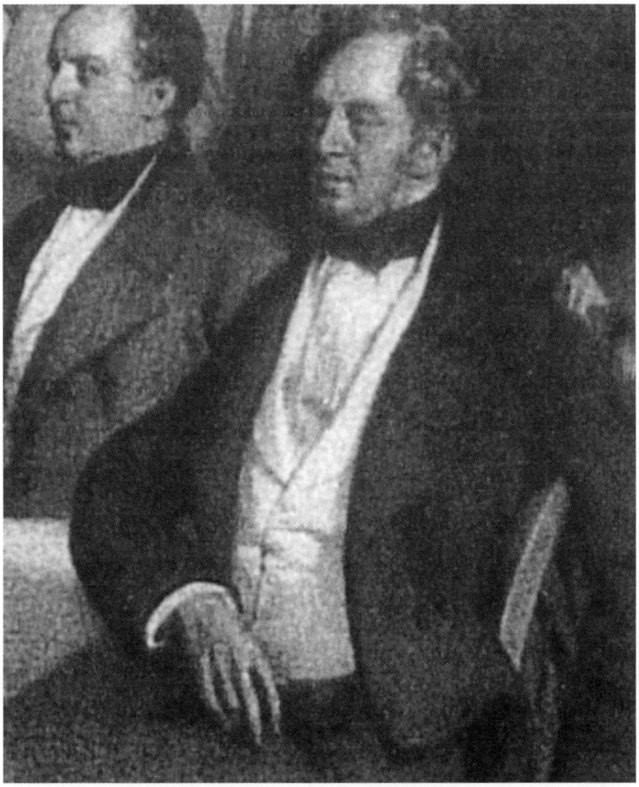

Abb. 5: Wilhelm Fleischmann

Das Gesamtgutachten des „Ausschusses der medizinischen Fakultät" handelte Wurmbs Eingabe mit den Argumenten ab, man müsse auch Vorlesungen über „Hydropathie, die Lehren Broussais', den Contrastimulus etc." einführen, wenn es Vorlesungen über Homöopathie geben solle. Außerdem hätten sich die In-

---

[312] Archiv der Universität Wien, Med. Dek. Nr. 191.841
[313] Archiv der Universität Wien, Med. Dek. Nr. 191.841. Vgl. Anhang

halte der Homöopathie, nunmehr von vielen als „spezifische Heilkunde" bezeichnet, in der Praxis so weit von ihren Grundsätzen entfernt, daß sie „Sünden gegen Hahnemanns Geist" seien. Wenn Wurmb es geschafft habe, sich homöopathische Kenntnisse autodidaktisch anzueignen, so sei das auch anderen möglich und somit ein spezieller Unterricht überflüssig. Gegen Wurmb wurde eine Aussage in Fleischmanns Antrag verwendet, in welchem dieser theoretischen Unterricht in Homöopathie für unnötig hielt. Offensichtlich hatten sich Wurmb und Fleischmann bei der Abfassung ihrer Anträge nicht abgestimmt, so daß sie sich letztlich in ihrer Argumentation widersprachen.

Zu Fleischmanns Argumenten wurde im Fakultätsgutachten angemerkt, daß sich diese sogar gegenseitig widersprächen. Wenn Fleischmann beispielsweise behaupte, er wolle praktischen Unterricht abhalten, aber nicht ausführe, worin dieser bestünde, würde der Unterricht als „mechanische Gedächtnisübung" abgetan. Auch wenn Fleischmann ursprünglich die Absicht gehabt habe, die Pfuscherei zu bekämpfen und die Wahrheit über die Homöopathie ans Licht zu bringen, würde der Unterricht doch nur zu Schwierigkeiten führen und die „Übelstände [...] wie Unkraut aufwuchern" lassen. Schließlich sei es unhaltbar, ausgerechnet homöopathische Ärzte zu fördern, die durch das Selbstdispensieren „bestehende Gesetze ungescheut tagtäglich übertreten".

In dieser Zeit erfolgten auch öffentliche Angriffe auf die Homöopathie durch den bereits erwähnten Professor der Pharmakologie an der Universität Wien, Stanislaus von Töltényi (1795-1852).[314] Er veröffentlichte 1842 einen Beitrag in den „Medizinischen Jahrbüchern des österreichischen Staates"[315], außerdem eine Flugschrift, in der er „die Homöopathie und deren Anhänger in der beleidigendsten Weise beschimpfte".[316] Der homöopathische Arzt Anton Watzke antwortete auf Töltényis Anschuldigungen, dieser „gehöre nicht zu den erwünschten Gegnern, weil er bloss von der Theorie ausgehe. Man müsse aber auch auf den Angriff antworten, denn es geht um Lehrstuhl und Klinik".[317] Als Reaktion auf die Angriffe Töltényis gründeten die Ärzte Wilhelm Fleischmann, Clemens Hampe, Franz Wurmb und Anton Watzke einen Verein, um einen Gegenpol zu schaffen und geschlossener als bisher gegen Angriffe der „Allopathen" auftreten zu können.[318] Der „Verein homöopathischer Aerzte Oesterreichs" existierte bis 1863. Er führte eine eigene Zeitung, die von 1844 mit Unterbrechungen bis 1863 erschien.[319]

Töltényi allerdings änderte 1845 seine Ansichten. Die Homöopathie sei am besten durch die Öffentlichkeit zu stürzen: „So lange die Homöopathen daste-

---

[314] Zum „Töltényischen Krieg" gegen die Homöopathie s. Petry (1954), S. 18ff
[315] Tischner (1939a), S. 510
[316] Schmideberg (1930b), S. 228
[317] Watzke, Anton: „Erwiderung auf Professor v. Töltenyis Aufsatz, betitelt: ‚Das Heilprinzip und die Homöopathie'", Sonderdruck Wien 1842; zitiert nach Petry (1954), S. 25
[318] Huber (1878), S. 51; vgl. Petry (1954), S. 35
[319] Die Zeitung erschien zwischen 1844 und 1849 als „Oesterreichische Zeitschrift für Homöopathie", 1857 und von 1862 bis 1863 als „Zeitschrift des Vereins der Homöopathischen Aerzte Oesterreichs".

hen werden in den Augen des Publikums als verfolgte, als Opfer einer guten Sache, wie sie sagen, so lange werden sie unter Aerzten Proselyten und unter Nichtärzten Beschützer fortwährend finden. [...] Die Homöopathen mögen dann ihre Spitäler öffnen und ihre Lehrkanzeln besteigen; die hundert und hundert Ohren, die sie dann hören, die hundert und hundert Augen, die sie mit Achtsamkeit verfolgen, werden sie bald zugrunde richten".[320]

Die Einrichtung eines Lehrstuhls für Homöopathie war in den folgenden Jahren laufend im Gespräch. Im Jahre 1844 schrieb Fleischmann in der „Oesterreichischen Zeitschrift für Homöopathie": „Mit Zuversicht sehen wir noch der allergnädigsten Entschliessung über die ehrfurchtsvoll erbetenen hom[öopathischen] Lehrkanzeln entgegen [...]".[321] Im Jahre 1848, nach dem Zusammentreten des Parlaments in der Frankfurter Paulskirche, schien es erneut Hoffnung zu geben. In der „Allgemeinen Zeitung für Homöopathie" vom 15. November 1848 hieß es: „Wenn die Universität eröffnet wird, entstehen zwei neue ao. Professuren, für theoretische und praktische Homöopathie, da sich Dr. Wurmb mit Recht geweigert hat, sich mit der Stelle eines Privatdozenten zu begnügen".[322] In der Dezemberausgabe derselben Zeitschrift war aber wiederum zu lesen: „Vorlesungen über Medizin finden den Winter über an der Universität nicht statt, darum ist auch von der Einführung des neuen Studienplanes und somit von der Errichtung der homöopathischen Professuren vor der Hand um so weniger die Rede, als wir jedem wissenschaftlichen Vereinsleben gänzlich fremd geworden sind".[323] Noch im selben Jahr bezeichnete der Grazer Protomedikus es als wünschenswert, „daß nicht nur die klassischen Lehrkanzeln voll besetzt, sondern auch Homöopathie, Hydropathie und Mesmerismus in angemessenem Umfange gelehrt werden".[324]

Durch die Revolutionswirren und den Krieg war die Universität vorübergehend geschlossen, und im September 1849 war im Zuge der Unterrichtsreform ein neues Hochschulgesetz in Kraft getreten. Laut den Vorlesungsverzeichnissen der Universität Wien hat Wilhelm Fleischmann, der als „Privatdocent für homöopathische Klinik" lehrte, von 1851 bis 1868 regelmäßig Vorlesungen abgehalten.[325] Offensichtlich konnte er trotz Widerstand der Fakultät später doch offiziell Homöopathie lehren. Allerdings sind keine entsprechenden Einträge über Vorlesungen Wurmbs enthalten. Ob Wurmb den Posten eines Privatdozenten ablehnte, wie es im erwähnten Zeitungsartikel hieß, oder ob die Fakultät ihn

---

[320] Ameke (1884), S. 296
[321] Fleischmann (1844), S. 180
[322] Zitiert nach Petry (1954), S. 262f
[323] Zitiert nach Petry (1954), S. 263
[324] Petry (1954), S. 263
[325] „Taschenbuch der Wiener k .k. Universität" von 1841 – 1848 (Archiv der Universität Wien Z80) und „Übersicht der akademischen Behörden, der den einzelnen Facultäten zugehörenden Decane, Pro-Decane, Professoren, Privatdocenten, Lehrer, Adjuncten und Assistenten, dann der Kirche, Bibliothek, Kanzlei, Quästur etc. an der kaiserl. königl. Universität zu Wien [...]" von 1851 – 1868 (Archiv der Universität Wien Z85)

nicht zuließ, konnte nicht geklärt werden.[326] Nachdem Watzke gemeinsam mit Wurmb 1850 ein zweites homöopathisches Krankenhaus in Wien gegründet hatte, konnte Wurmb aber mehrere Jahre lang außeruniversitäre klinische Vorträge innerhalb des Krankenhauses halten.[327]

Zeitgenössischen Schilderungen zufolge schien Fleischmann mit der Arbeit im Gumpendorfer Spital so beschäftigt gewesen zu sein, daß er sich dem Unterricht nur am Rande widmen konnte. Eduard Huber (1847-1883) berichtete: „Von Fleischmann in Wien wissen wir, dass er wohl dem Namen nach Docent war; da er jedoch als vielbeschäftigter Praktiker und Ordinarius im Gumpendorfer Spitale wenig Zeit hatte, um den an einen klinischen Lehrer gestellten Anforderungen zu genügen, brachte diese Docentur [...] für unsere Heillehre keinen erheblichen Nutzen".[328] Abraham Szontagh, ein zeitgenössischer Arzt aus Ungarn, bestätigte dies: „Da aber die Homöopathie, die von der offiziellen med[izinischen] Schule für einen lächerlichen Unsinn erklärt, an der Universität nicht gelehrt wurde, und ihr einziger Dozent, Dr. Fleischmann, seine Höhrer [sic!] in irgend einer weit entfernten Vorstadt versammelte, wohin keiner meiner Bekannten ging, wußte ich nicht, wie ich mit der Homöopathie bekannt werden sollte."[329] Auch Rudolf Tischner macht die abgelegene Lage des Spitals für den schlechten Besuch der Vorlesungen verantwortlich.[330] Jedenfalls konnte Fleischmann die Dozentenstelle bis zu seinem Tode halten. Nach 1868 wurde sie nicht wieder neu besetzt.

3.4.4 Die Dozentur an der Universität Prag

Die Universität Prag war mit ihrer Gründung 1348 durch Karl IV. (1316-1378) die älteste Universität des Deutschen Reiches. Im Jahre 1882 spaltete sie sich in eine deutsche und eine tschechische Universität. Bis zu diesem Zeitpunkt waren die meisten Professoren deutschsprachig, und auch die die Homöopathie vertretenden Hochschullehrer hielten ihre Vorlesungen auf deutsch.

Bereits 1824 soll es eine Dozentur für Homöopathie an der Prager Universität gegeben haben.[331] Der erste an der Universität bekannt gewordene homöopathische Arzt aber war Elias Altschul (1807-1865) aus Prag. Altschul richtete im Jahre 1849 die Bitte an das Prager k. k. Unterrichtsministerium, eine Do-

---

[326] Die Aussage Leskys, daß sowohl Wurm und Fleischmann für den Unterricht an der Universität zugelassen waren, konnte nicht bestätigt werden (vgl. Lesky [1965], S. 50). Außerdem sind die häufig zu lesenden Angaben, Fleischmann habe seit 1841 Vorlesungen als Dozent an der Universität gehalten, nicht nachvollziehbar (vgl. z. B. Huber [1878]; Lesky [1965] u. a.).
[327] Huber (1878), S. 54; vgl. Watzke (1865), S. 8
[328] Huber (1878), S. 56
[329] Autobiographie von Abraham Szontagh, zitiert nach Petry (1954), S. 108. Vgl. Schmideberg (1930b), S. 224ff
[330] Tischner (1939a), S. 510
[331] Gutmann (1935), S. 124. Im Universitätsarchiv Prag sind die Akten der medizinischen Fakultät für den Zeitraum von 1810 bis 1882 nicht erhalten (schriftliche Mitteilung des Archivs).

zentur für theoretische und praktische Homöopathie an der Prager Universität einzurichten.[332] Wenig später erfolgten Habilitation, Erhalt der Dozentur und eine damit verbundene Leitung einer ambulatorischen Poliklinik. Altschul berichtete: „[...] es gereicht mir zum Vergnügen bemerken zu können, dass sich in meinem Institute viele junge Aerzte für die homöopathische Praxis ausgebildet haben".[333]

Altschul war in seiner Position trotz Unterstützung durch das Ministerium nicht unumstritten. Brühl aus Wien[334] und Carl Ernst Bock (1809-1874), Professor für Pathologie in Leipzig und „Entdecker der Selbstheillehre", griffen im Jahre 1855 die Homöopathie heftig an. Altschul legte darauf seinen Standpunkt in Form eines offenen Sendschreibens in der „Prager Monatszeitschrift für theoretische und praktische Homöopathie" dar.[335] Hierin versuchte er, den Vorwurf der Unwissenschaftlichkeit der Homöopathie mit zahlreichen Beispielen zu widerlegen.

Neben Altschul gab es weitere Dozenten, die die Homöopathie zwar nicht offiziell vertraten, ihr aber dennoch zugeneigt waren. Dazu zählten wahrscheinlich die Ärzte Hofrichter, Zobel und Kafka.[336]

3.4.5 Die Lage der Homöopathie in Ungarn bis zur Gründung der Lehrstühle in Budapest

Die Homöopathie wurde ausgehend von Wien im Jahre 1819 in Ungarn verboten. Ebenso wie in Österreich waren die Behörden dennoch weitgehend tolerant gegenüber dem neuen Heilverfahren. Große Teile des ungarischen Adels ließen sich homöopathisch behandeln, viele homöopathische Ärzte waren selbst adelig. So konnte beispielsweise während der Choleraepidemie auch in Ungarn homöopathisch behandelt werden. In der frühen Zeit gab es homöopathisch geführte Krankenhäuser in Gyöngyös, Günz und Großwardein.

Obwohl das Verbot der Homöopathie 1837 aufgehoben worden war, hatten die homöopathischen Ärzte bei ihren „allopathischen" Kollegen einen schweren Stand. Um sich besser nach außen repräsentieren zu können, wurde, analog zu Österreich, im Jahre 1863 der „Verein homöopathischer Ärzte Ungarns" gegründet.[337] Bekannte ungarische homöopathische Ärzte waren Joseph von Bakody, dessen Sohn Theodor, Franz Hausmann, Paul von Balogh und dessen Sohn Tihamér, Joseph Attomyr, Demetrius Argenti, Abraham von Szontagh und andere.[338]

---

[332] Huber (1878), S. 54; vgl. Altschul (1856a), S. 149f
[333] Altschul (1856a), S. 149
[334] Möglicherweise handelt es sich um Karl Bernhard Brühl (1820-1899), der als Zoologe und Anatom unter anderem in Wien tätig war.
[335] Altschul (1856b)
[336] Vgl. Tischner (1939a), S. 511 u. 783
[337] Schmideberg (1930), S. 95
[338] vgl. dazu Bugyi u. Henne (1976), S. 228ff

Die homöopathischen Ärzte waren durch Moritz Moskovicz, der wegen seiner Verdienste um die Homöopathie geadelt worden war, im Reichssanitätsrat vertreten.[339]

3.4.6 Die Lehrstühle an der Universität Budapest

Im Jahre 1843 forderte der homöopathische Arzt Carl Heinrich Rosenberg in seinem Buch „Fortschritte und Leistungen der Homöopathie in und außer Ungarn" unter anderem die Errichtung einer homöopathischen Lehrkanzel an der Pester Universität.[340] Rosenbergs Forderungen waren an das ungarische Parlament gerichtet. Um den Studenten die Furcht vor Verfolgungen zu nehmen, so Rosenberg, solle die Homöopathie als ordentlicher Gegenstand des Medizinstudiums anerkannt werden. Die Regierung gab ihre ablehnende Haltung am 22. Oktober 1844 in einem lateinisch abgefaßten Bescheid bekannt.[341] Ein Jahr später wurde das Buch Rosenbergs offiziell verboten.[342]

Die medizinische Fakultät hingegen war der Homöopathie nicht gänzlich feindlich gesinnt. So übersetzte Dekan Paul Anton Bugáth (1793-1865) zusammen mit homöopathischen Ärzten Hahnemanns „Organon der Heilkunst" ins Ungarische.

Nachdem der homöopathische Arzt András Ivanovics einen Antrag an die Regierung um Bewilligung einer außerordentlichen Lehrbefugnis für Homöopathie an der Universität gestellt hatte, verfaßte der Protomedikus Ignácz Stáhly ein der Homöopathie gewogenes Gutachten. Er hielt es für „zulässig, die Homöopathie öffentlich zu lehren, aber aus ökonomischen Gründen sei er dafür, daß der gleiche Professor die allopathische wie die homöopathische Auffassung vortrage".[343] Der königliche Rat von Bene wandte sich allerdings gegen die Homöopathie, und so wurde der Antrag schließlich abgelehnt.

Wenige Jahre später, im Jahre 1848, verfaßte die medizinische Fakultät ein neues Gutachten. Darin hieß es: „Aufgefordert durch unsere homöopathischen Kollegen fühlen wir uns verpflichtet, hierdurch zu äußern, daß, sobald dieses System einen Vertreter findet, dieser bei der Universität als Lehrer angestellt werden könne und in dem zu errichtenden allgemeinen Krankenhause eine Abteilung für sich bekommen soll."[344] Obwohl die Haltung der Fakultät der Homöopathie gegenüber grundsätzlich offen war, kam in der folgenden Zeit kein Lehrstuhl zustande. Melitta Schmideberg sah die Gründe dafür besonders in den sozialen und politischen Verhältnissen Ungarns.[345] Die politischen Auseinander-

---

[339] Schmideberg (1930), S 107
[340] Rosenberg (1843); vgl. Schmideberg (1930), S. 90. Die beiden Städte Buda und Pest wurden 1872 zu Budapest vereinigt. Im folgenden Text werden die Namen „Pest" und „Budapest" der jeweiligen Zeit entsprechend verwendet.
[341] Vgl. Anon. (1870), S. 44; Bugyi u. Henne (1976), S. 233
[342] Schmideberg (1930), S. 90
[343] Schmideberg (1930), S. 92
[344] Zitiert nach Schmideberg (1930), S. 92
[345] Schmideberg (1930), S. 93

Die Homöopathie an österreichischen und ungarischen Universitäten 3.4

setzungen im Jahre 1848 und danach ließen wenig Raum für Diskussionen um universitäre Belange.

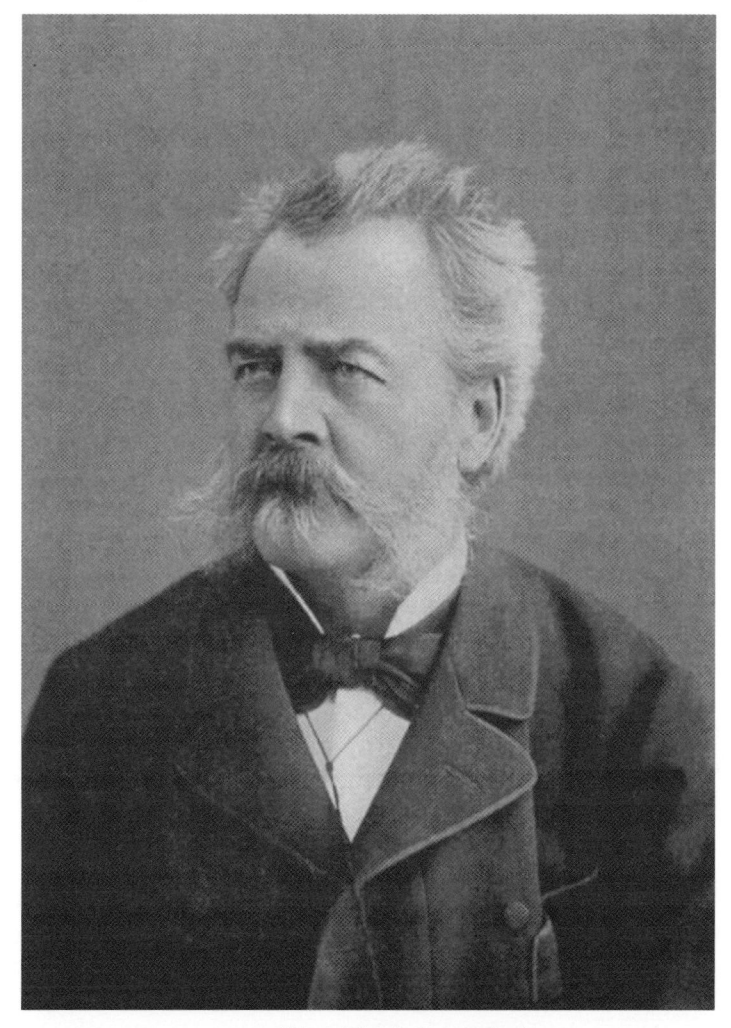

Abb. 6: Theodor von Bakody

In den sechziger Jahren kam es zur Gründung des bereits erwähnten „Vereins homöopathischer Ärzte Ungarns". Außerdem wurde eine homöopathische Poliklinik in der Pester Vorstadt Theresienstadt eröffnet.[346]

Nach der Neugründung eines eigenen ungarischen Landtages und der Wiederherstellung der ungarischen Verfassung im Jahre 1867 reichte der „Verein homöopathischer Ärzte Ungarns" im Mai desselben Jahres einen Antrag auf

---

[346] Diese und die folgenden Informationen stammen aus einem Bericht Abraham v. Szontaghs, der während der hundertsten Sitzung des „Vereins homöopathischer Ärzte Ungarns" im Jahre 1874 vorgetragen wurde. Wiedergegeben bei Schmideberg (1930), S. 98-101.

Gleichberechtigung der Homöopathie beim Reichstag ein, und ein Jahr darauf kam es erstmals wieder zu Forderungen nach Lehrstühlen. Der entsprechende Antrag des Vereins an den Reichstag wurde an das Innenministerium weitergereicht, welches wiederum den Landessanitätsrat um ein Gutachten bat.[347] Das Gutachten sprach sich gegen die Errichtung eines Lehrstuhls aus, woraufhin Moskovicz, der bereits erwähnte homöopathische Arzt im Sanitätsrat, ein Separatgutachten verfaßte. Das Ministerium erstattete allerdings darüber keinen weiteren Bericht.[348]

Das Abgeordnetenhaus des ungarischen Reichstages in Pest beriet am 25. Februar 1870 über die Errichtung eines Lehrstuhls für Homöopathie an der Universität Pest.[349] Der Abgeordnete Szathmary hatte einen entsprechenden Antrag gestellt. In seiner Eröffnungsrede richtete Szathmary die Bitte an Kultus- und Unterrichtsminister Eötvös, der Homöopathie den Weg zur Universität freizugeben. Er brachte drei wesentliche Gründe zur Rechtfertigung seines Antrags vor. Da „fast an allen Universitäten Europas" homöopathische Dozenturen bestünden, sei es nicht nötig, daß Ungarn „immer den Beispiele Westeuropas" nachhänge.[350] Eine einfache Dozentur aber entspräche „weder der Zweckmäßigkeit noch der Würde der Wissenschaft", weil diese einen ordentlichen Lehrstuhl voraussetze. Zudem führe der „bloße theoretische Unterricht nicht zum Ziele", es sei vielmehr auch eine Krankenabteilung vonnöten.[351] Drittens gäbe es in Ungarn allein über 100 homöopathische Ärzte, und „ein einziges homöopathisches Buch [sei] in 6.000 Exemplaren abgesetzt" worden.[352] Szathmary endete mit der Frage, „ob das Leben von so vielen Tausenden in die Hände nur halbwegs verständiger, oder aber in die ordnungsmäßig unterrichteter Aerzte gerathen solle?".[353]

Kultus- und Unterrichtsminister Josef Freiherr von Eötvös (1813-1871) meinte zwar, die „Allopathie" sei eine „Wissenschaft ohne Grundsatz", die Homöopathie aber habe in „similia similibus" ihren Grundsatz bereits gefunden. Dennoch sei die Homöopathie kein besonderes Fach, sondern lediglich eine Richtung innerhalb der Medizin. Demnach müßte auch „der Hegelianer, der Kantianer, oder der Cartesianer [...]" eine besondere Professur beanspruchen. Wenn heute ein Professor seine Überzeugung ändere und Homöopath würde, so würde dieser nicht von der Universität gehindert werden, Homöopathie zu lehren. Außerdem stehe der Homöopathie der Weg zur Universität offen mittels der

---

[347] Anon. (1870), S. 79
[348] Anon. (1870), S. 79
[349] Schmideberg (1930), S. 108; der stenographische Bericht der Verhandlungen wurde wiedergegeben bei Anon. (1870)
[350] Anon. (1870), S. 35f
[351] Anon. (1870), S. 36
[352] Höchstwahrscheinlich handelte es sich hierbei um das Buch „Homöopathische Behandlung der Krankheiten: für angehende Aerzte und intelligente Nichtärzte; mit einer Lebensbeschreibung Hahnemann's" des homöopathischen Arztes Demetrius Argenti, das in deutscher Übersetzung 1876 erschien (Günter u. Wittern [1988], S. 10).
[353] Anon. (1870), S. 37

Privatdozentur. Wäre die Homöopathie wirklich „eine Wissenschaft von solcher Zukunft, wie ihre Anhänger behaupten, so wird sie sich auch ohne Lehrkanzel behaupten können und Geltung verschaffen".[354]

Der Abgeordnete Ürmenyi bezweifelte, daß man „auf der Universität einen Professor, der plötzlich mit ausgespannten Segeln zu den Homöopathen übergehen und mit großer Feierlichkeit Homöopathie zu docieren begönne, so liebreich, gleichsam mit offen Armen, wie uns dies der Herr Minister soeben auseinandergesetzt hat, empfangen würde". Es würde nicht die Frage vorliegen, ob die Homöopathie einen wissenschaftlichen Wert habe, sondern ob die „Zahl derjenigen, die in diesem Lande diese Heilmethode einerseits ausüben, andererseits in Anwendung ziehen, hinlänglich groß sei, um Vorsorge des Staats mit Recht nachsuchen zu können". Dies sei durchaus der Fall. Ürmenyi fügte dem Antrag Szathmarys zur Errichtung einer Lehrkanzel hinzu, „mit der Zeit auch eine Klinik" zu errichten.[355]

Die Fortsetzung der Sitzung am nächsten Tag begann mit einer weit ausholenden Rede des Abgeordneten Szabo. Dieser endete mit den Worten, es würde für die Universität nicht von Vorteil sein, „wenn dort der Religionsglaube seine Lehrer hätte, wie würde es also der Universität zum großen Vortheil gereichen, wenn wir den Vortrag über den Glauben auch noch in den Naturwissenschaften einführen wollten. Meine Herren! bewahren wir davor unsere Universität, und seien wir gnädig gegen diese unsere einzige Universität!".[356]

Der Abgeordnete Varady ging auf den Unterschied zwischen einer Dozentur und eines ordentlichen Lehrstuhls ein. Eine Dozentur sei „weder Fleisch noch Fisch. Sie ist einerseits der Ausdruck des Mangels an Muth, über die Homöopathie wegen ihrer an vielen Orten gefundenen Anerkennung offen den Stab zu brechen – anderseits aber der Ausdruck gleichsam der Furcht vor der ausschließlich aus allopathischen Aerzten bestehenden medicinischen Fakultät". Der Kultusminister solle doch gemäß den Worten Friedrichs des Großen: „Meinetwegen setzt Blitzableiter hin, wohin ihr wollt, aber auf mein Haus wird keiner gesetzt!" handeln und der Homöopathie, wenn er ihr schon „den Eintritt über seine Schwelle" verwehre, dieser doch „wenigstens gestatten, jene der Universität zu überschreiten".[357]

Eötvös entgegnete, die Dozentur sei eine der „allerwesentlichsten Institutionen der auf Grund der Lehrfreiheit gegründeten Universitäten".[358]

Der Abgeordnete Bogdan hielt es für „die größte Ungerechtigkeit, daß an der Universität, wo für Materia medica ein eigener Lehrstuhl besteht, ein solcher einzig und allein nur für allopathische Materia medica besteht – und nicht neben demselben wenigstens im Interesse der leidenden Menschheit ein zweiter für homöopathische Materia medica". Bogdan untermauerte seine Forderung

---

[354] Anon. (1870), S. 38f
[355] Anon. (1870), S. 41ff
[356] Anon. (1870), S. 44f u. 72f
[357] Anon. (1870), S. 73ff
[358] Anon. (1870), S. 76

mit Statistiken über die Cholerabehandlung in England, wo die Homöopathie überlegen gewesen sei.[359]

Der Abgeordnete Zsedonyi vertrat den Standpunkt, daß die Homöopathie „nichts verlieren, ja vielleicht sogar gewinnen würde, errichte man ihr nicht über Hals und Kopf eine Professur, sondern ließe uns Zeit, über die geringere oder größere Nothwendigkeit der Errichtung einer Lehrkanzel in's Klare zu kommen". Man solle vor einem Beschluß außerdem die beiden Gutachten des Sanitätsrats berücksichtigen.[360]

Nach Berichten einiger Abgeordneter über persönliche Erfahrungen mit der Homöopathie schloß die Sitzung. Schließlich wurde mit einer großen Mehrheit, allerdings gegen den Willen des Kultus- und Unterrichtsministers, der medizinischen Fakultät der Universität Pest und des Reichssanitätsrats, am 26. Februar 1870 die Errichtung eines homöopathischen Lehrstuhls beschlossen.[361] Melitta Schmideberg führt diesen Erfolg vor allem auf die Persönlichkeit Bakodys zurück, der bei den Parlamentariern bekannt war und diese von seiner Sache überzeugen konnte.[362] Dies liegt nahe, da aus den Verhandlungen auch ersichtlich ist, daß viele Abgeordnete gut über die Homöopathie unterrichtet waren.

Der „Verein homöopathischer Ärzte Ungarns" bat am 8. März 1870 das Ober- und Unterhaus, zwei Lehrstühle gleichzeitig einzurichten samt einer dazugehörigen Klinik, da eine Klinik ein wesentlicher Bestandteil des homöopathischen Lehrstuhls sei. Die Erklärung des Abgeordnetenhauses, „mit der Zeit auch eine Lehrklinik" zu errichten, erschien zu vage formuliert.[363] Der Verein reichte außerdem die mittlerweile ausgearbeiteten Gesetzesentwürfe über den Unterricht in Homöopathie ein, die Franz Hausmann vorbereitet hatte. In einer Sitzung des Oberhauses am 10. Mai wurde der Antrag mitsamt eines Zusatzantrages nach längerer Debatte und gegen den Widerstand des Ministers angenommen.[364] Auch das Abgeordnetenhaus stimmte zu.

Zunächst wurde nun die Besetzung des ersten Lehrstuhls ausgeschrieben. Schließlich erhielt auf Vorschlag des Vereins der homöopathische Arzt Franz Hausmann (1811-1876) einen „Lehrstuhl für homöopathisch-pathologische Experimentalforschung". Hausmann nahm den Unterricht erst Ende des Jahres auf. Am 12. Dezember 1871 hielt er als außerordentlicher Professor seine Antrittsvorlesung.[365] Neben seiner Unterrichtstätigkeit führte er eine große Praxis. Er wurde beschrieben als „kleiner dicker Herr mit markanten Zügen. Er hatte wahrhaft das Antlitz eines Sokrates. Er ging immer auf der Strasse barhaupt, weil er keinen Hut vertrug. Er schnaufte fortwährend und der Schweiss rann in grossen Tropfen von seiner Stirn [...]". Über die Inhalte seiner Vorlesung ist

---

[359] Anon. (1870), S. 77f
[360] Anon. (1870), S. 79f
[361] Schmideberg (1930), S. 107f und Neumann (1966), S. 12
[362] Schmideberg (1930), S. 213
[363] Anon. (1870), S. 86
[364] Anon. (1870), S. 88
[365] Schmideberg (1930), S. 102

nichts bekannt. Gewisse Rückschlüsse könnte man aus den bekannt gewordenen Gedanken Hausmanns ziehen. Er war bestrebt, eine „vergleichende pathologische Anatomie der Krankheiten" zu verfassen, indem er natürliche Krankheiten mit „künstlichen", also beispielsweise Vergiftungen von Versuchstieren, anatomisch zu vergleichen versuchte.[366] Zudem war er Anhänger des Naturphilosophen und Mediziners Lorenz Oken (1779-1851).

Der zweite Lehrstuhl wurde vom Abgeordnetenhaus erst am 7. Januar 1872 beschlossen. Diesen mit einer Klinik verbundenen „Lehrstuhl für vergleichende Pathologie (Homöopathie)" erhielt Theodor von Bakody (1825-1911). Bakody hielt seine Antrittsvorlesung als außerordentlicher Professor am 5. Mai 1873.

Der homöopathische Arzt Tihamér von Balogh sah nun die Chance für die Entwicklung der Homöopathie: „Die Not an homöopathischen Ärzten wird im ganzen Lande lebhaft empfunden. [...] Es fehlte uns eben bis jetzt die Schule, wo jüngere Kräfte hätten ausgebildet werden können. Unsere Lehrstühle werden diesem Übelstande hoffentlich baldigst abhelfen und die überaus zahlreichen Verehrer unserer Lehre in der Provinz von der Qual erlösen, daß sie sich mittels sog. ‚Hausärzte' selbst kurieren."[367]

Zu der Errichtung der beiden Lehrstühle gab es aber auch heftige Gegenstimmen. Der Pester Ärzteverein, der in einer Sitzung am 4. März 1870 über den neuen Lehrstuhl beriet, protestierte zusammen mit anderen Ärzte- und Apothekervereinen.[368]

Die medizinische Fakultät hatte bereits im März 1868 in einem Gutachten argumentiert, daß die „Vorteile der homöopathischen Behandlung nicht anerkannt" werden könnten, die Homöopathie nicht dem naturwissenschaftlichen Denken entspreche und Kranke davon abhalten würde, rechtzeitig einen Arzt aufzusuchen. Die Fakultät könne die Errichtung eines Lehrstuhles für Homöopathie an der Universität „weder mit dem guten Ruf der geistigen Entwicklung unseres Vaterlandes noch mit der Volkswohlfahrt" vereinbaren.[369]

Universitätsrektor Josef Kovács (1832-1897), Professor für Chirurgie, übte in seiner Antrittsrede im Oktober 1874 scharfe Kritik sowohl an der Homöopathie selbst als auch an der Regierung.[370] Er sah einen Eingriff in die Rechte der Fakultät und eine „Kompromittierung der Wissenschaftlichkeit der Fakultät": „Es müßte nämlich im Gesetz ausgesprochen werden, daß eine neue Disciplin, welche im Universitätsunterricht durch eine Lehrkanzel repräsentiert wird, nur auf Basis eines Facultätsvorschlages geschaffen werde, möge die Anregung hierzu von der Fakultät oder dem Unterrichtsminister ausgehen. [...] Ich verstehe hier unter Gewaltmaßnahmen die Errichtung jener zwei Disciplinen und Lehrkanzeln, deren Existenz für die medizinische Facultät und mittelbar für

---

[366] Tischner (1939a), S. 653
[367] Zitiert nach Schmideberg (1930), S. 107
[368] Schmideberg (1930), S. 108
[369] Schmideberg (1930), S. 107f
[370] Die Rede ist in Auszügen wiedergegeben bei Schmideberg (1930), S. 108-110. Vgl. einen veränderten, aber sinngemäßen Wortlaut der Rede bei Schmid (1875), S. 54

unsere Hochschule angesichts der Aussprüche aller ärztlicher und naturwissenschaftlicher Capacitäten [...] erniedriegend ist." Kovács hielt die Einrichtung der neuen Lehrstühle außerdem für Geldverschwendung: „[...] Hat der ungarische Staat soviel Geld, daß derselbe zum Zerstreuen der Zweifel der Unwissenheit und des albernsten Subjektivismus Experimente inszeniere [...]?". Anstatt den üblichen Weg über eine langsame Etablierung eines Faches zu wählen, sei durch Appellieren an den „Liberalismus des Nicht-Fachwissens" und durch „um ihren Meister gescharte Freimaurer und einige Sportsmänner, denen ein Skandal Freude bereitet", erreicht worden.

Kovács erhielt unmittelbar nach seiner Rede Zustimmung durch Wittelshöfer, der in der „Wiener Medizinischen Wochenschrift" schrieb: „Endlich hat Jemand [sic!] auch in Pest gewagt, in officieller Rede bei feierlicher Gelegenheit es auszusprechen, dass die Errichtung der homöopathischen Klinik an der Pester Universität ein Attentat auf den gesunden Menschenverstand ist, und dass das ungarische Abgeordnetenhaus bei der Votierung jener Klinik sich eines Vergehens gegen die exacte Wissenschaft schuldig gemacht hat. [...]"[371]

Bakody ließ zwei Tage nach Kovács' Rede eine Stellungnahme in einer Pester Zeitung drucken: Kovács beweise mit seiner oberflächlichen Darlegung, „dass die Befreiung der homöopathischen Lehre in Ungarn nur durch die Legislative möglich wurde." Er warf dem Rektor Taktlosigkeit, Eitelkeit und Eigensinn vor, außerdem fehlende Sachkenntnis über die Homöopathie. Mit seiner ablehnenden Haltung würde er die Freiheit der Wissenschaft in Frage stellen.[372]

Georg Schmid kritisierte in seiner Schrift „Hat die Homöopathie ein Recht auf Staatshilfe?" ebenfalls die Äußerungen Kovács' und warf sowohl Kovács als auch Wittelshöfer mangelnde Sachkenntnis vor. Er zitierte aus Kovács' Antrittsrede und versuchte, dessen Ablehnung gegenüber der Homöopathie mit dessen eigenen Worten zu widerlegen: „Die Lehrfreiheit [...] überlässt es jedem Professor, das System, die Richtung und die Methode seines Gegenstandes nach eigenem Gutdünken zu bestimmen; darin kann ihm Niemand [sic!], auch seine eigene Fakultät nicht, zur Verantwortung ziehen."[373]

Über die Frequentierung der Vorlesungen durch Medizinstudenten finden sich nur wenige Aussagen. Schmideberg erwähnt lediglich, daß die „Vorträge von Studenten nicht besucht" wurden, da diesen vom Rektor der Universität gedroht wurde, sie würden bei einem Besuch der homöopathischen Vorlesungen in den Prüfungen durchfallen.[374] Aus diesem Grund erschienen hauptsächlich bereits promovierte Ärzte, außerdem viele Hörer aus dem Ausland. Sogar Amerikaner sollen Bakody bis nach Pest gefolgt sein.[375]

Auch in der Abteilung des städtischen Krankenhauses hatte die Homöopathie keinen guten Stand. Über seine Assistenten sagte Bakody, daß diese ohne

---

[371] Wiener Medizinische Wochenschrift Nr. 40 (1874); zitiert nach Schmid (1875)
[372] Pester Lloyd vom 4.10.1874; zitiert nach Schmid (1875)
[373] Schmid (1875), S. 52f
[374] Schmideberg (1930), S. 110
[375] Schmideberg (1930), S. 215

sein „Vorwissen und Einverständnis in Gegensatz zu [.... seinen] Grundsätzen durch die von ihnen eingeschmuggelten symptomatischen Mittel häufig genug den biologischen Heilvorgang unterbrochen haben."[376]

Bakody hielt am 10. August 1876 in seiner Eigenschaft als Präsident der 44. Tagung des „Deutschen Zentralvereins homöopathischer Ärzte" die Eröffnungsrede, in der er auf seine Schwierigkeiten einging. Zusammen mit dem homöopathischen Arzt Clotar Müller aus Leipzig hatte er die Tagung nach Leipzig verlegt, um der immer lauter werden Kritik aus den Reihen der Universitätsprofessoren entgegenzuwirken. Bakody betonte, daß er bei seinen wissenschaftlichen Forschungen „im Sinne Hahnemanns das Spezifitätsgesetz als Ausgangspunkt" seiner Arbeit betrachte, und daß der „Spezifitätsbegriff den Ähnlichkeitsbegriff, als einen engeren, in sich schließe".[377] Er beabsichtigte, durch diesen von ihm neu eingeführten Begriff, der die sogenannte „Ähnlichkeitsregel" weiter fassen und den Zusammenhang zwischen homöopathischen Mitteln und pathologischen Gewebsveränderungen erklären sollte, seine Forschungen untermauern zu können. In diesem Zusammenhang veröffentlichte er 1883 ein Sendschreiben an Rudolf Virchow, in welchem er unter anderem die Wichtigkeit einer genauen Untersuchung der Ergebnisse der Arzneimittelprüfungen an Gesunden erklärte.[378]

Nach Hausmanns Tod 1876 wurde der Lehrstuhl nicht mehr neu besetzt. Statt dessen übernahm Bakody Hausmanns Fach zusätzlich zu seinem eigenen.[379] Bakody lehrte wesentlich länger als Hausmann. Erst nach 31 Jahren trat er 1904 zurück und ging in den Ruhestand. Auch diese Professur wurde nicht mehr neu besetzt.[380]

Nach diesem Aufschwung der Homöopathie in Ungarn mit der Errichtung der beiden Budapester Lehrstühle, von denen nur einer die Jahrhundertwende noch überstand, verlor sie in Ungarn stark an Ansehen und Bedeutung und hatte nach der Jahrhundertwende nurmehr einige wenige Vertreter.

3.4.7 Erneute Forderungen nach Lehrstühlen in Wien

Nachdem die Lehrstühle an den Universitäten Wien und Prag nach dem Tode der Dozenten Fleischmann und Altschul nicht wieder besetzt worden waren und allmählich die erste Generation der homöopathischen Ärzte ausgestorben war, folgte eine für die österreichische Homöopathie schwierige Zeit. Zwar konnte sich 1873 in Graz ein Verein homöopathischer Ärzte und gleichzeitig der Laienverein „Hahnemannia" formieren[381], und auch in Ungarn schien die Etablierung

---

[376] Schmideberg (1930), S. 110
[377] Schmideberg (1930), S. 215
[378] Tischner (1939a), S. 650; zu Virchow und Bakody vgl. Kap. 4.2.1.
[379] Schmideberg (1930), S. 214
[380] Schmideberg (1930), S. 102
[381] Huber (1878), S. 56

der Homöopathie durch die Errichtung der beiden Lehrstühle voranzuschreiten. Dennoch wurde in Österreich eine deutliche Lücke in der weiteren Verbreitung der Lehre spürbar.

Vor diesem Hintergrund forderte Georg Schmid (1802-1882), homöopathischer Arzt in Wien, im Jahre 1873 die Neuerrichtung einer homöopathischen Lehrkanzel. In seiner Denkschrift „Die nothwendigste Aufgabe der Medizin unserer Zeit" hob er die Notwendigkeit eines Lehrstuhls an der Universität Wien hervor.[382] Da er eine Reform der Therapie für unumgänglich hielt, machte er mehrere Vorschläge. Zur Vervollkommnung der Ausbildung forderte er einen Lehrstuhl für den allgemeinen Unterricht über Homöopathie. Da die Hauptquellen für die homöopathische Arzneimittellehre sehr stark von der bisher üblichen abweichen würden, sei ein eigener Lehrstuhl für homöopathische Arzneimittellehre und ein eigenes Arzneiprüfungsinstitut notwendig. Eine Lehrkanzel für Homöopathie sei ein wesentlicher Nutzen für die gesamte Medizin, da viele neue Aufschlüsse über die Wirkung von Arzneien gewonnen werden würden. Schließlich forderte er den konsequenten praktischen Unterricht in einer homöopathischen Klinik. Der Staat habe Sorge zu tragen für die Vollständigkeit der medizinischen Disziplinen. Die drei größten Feinde der Homöopathie sah Schmid in der Gewohnheit, der Bequemlichkeit und der „Gleichgültigkeit der Gesunden gegen die Heilkunst, in welcher die Sanitätsverhältnisse schon geordnet sind".[383]

Die „Petition der Anhänger der Homöopathie an den Reichsrath" wurde dann allerdings von einem „wissenschaftlich gebildeten und mit den wesentlichen Verhältnissen der Therapie unserer Zeit bekannten Nichtarztes"[384] verfaßt. Dieser berief sich dabei auf die Schrift Schmids und legte diese der Petition bei. Die Petition kam am 4. Dezember 1875 an die Tagesordnung im Reichsrat. Eine Entscheidung wurde allerdings immer wieder hinausgezögert, da auf eine ähnliche Petition gewartet wurde, die der Ärzte- und Laienverein „Hahnemannia" in Graz abfassen wollte. Schließlich wurden beide Petitionen von einer Kommission beurteilt, die aus Professoren der medizinischen Fakultät, allesamt Gegner der Homöopathie, bestand. Schließlich wurden beide abgelehnt. Wilhelm Huber bemerkte dazu: „Wären die Herren Professoren von der Nichtigkeit der Homöopathie so überzeugt, wie sie sagen, hätten sie sich nicht gescheut, es auf diesen Versuch ankommen zu lassen!"[385]

Der „Verein homöopathischer Aerzte Oesterreichs" forderte 1876 die „Bewilligung zur Errichtung der zur Ausbildung der Homöopathen nöthigen Lehranstalten und Kliniken" und die Errichtung von Lehrkanzeln für Homöopathie in Form zweier weiterer Petitionen.[386] Die Forderungen wurden im Abgeordne-

---

[382] Schmid (1873), S. 81ff; Huber (1878) spricht von „G. Schmidt".
[383] Schmid (1875), S. VIIIf
[384] Schmid (1875), S. IV
[385] Huber (1878), S. 56
[386] Anon. (1876), S. 1

tenhaus diskutiert und der Regierung zur „eingehendsten Würdigung" übergeben, blieben aber ebenfalls erfolglos.

Im Jahre 1890 startete der homöopathische Arzt Ludwig Ernst einen neuen Versuch. In einer Schrift verlangte er erneut die Errichtung einer Lehrkanzel für Homöopathie in Wien. Er forderte die Unterstützung der Regierung, da der einzelne ohne sie nicht viel ausrichten könne. Das Hauptproblem der Homöopathie sah er darin, daß ein „autoritatives Oberhaupt" fehle. Es mangele an einem Zentralpunkt, in dem alle Erfahrungen der homöopathischen Heilkunde zusammenlaufen. Eine Lehrkanzel an der Universität Wien sei dazu hervorragend geeignet. Er stellte nun folgende Frage: „Wenn der homöopathischen Heilmethode wirklich der große Werth innewohnt, den die Anhänger derselben ihr zusprechen, weshalb wenden sich die anerkannten Professoren der Medizin, welche unstreitig auf der Höhe ihrer Zeit stehen, deren Vorurtheilslosigkeit in wissenschaftlichen Fragen nicht bestritten werden kann, und die über Privatinteressen gewiß erhaben sind, weshalb – so frägt man – wenden diese und mit ihnen das große Heer von Aerzten sich nicht, zumindest zum großen Theile, der Homöopathie zu?"[387] Es läge daran, so Ernst weiter, daß die medizinische Schule die Homöopathie verteufle. Außerdem bedinge die Homöopathie im Gegensatz zur Schulmedizin selbständiges Forschen und Denken. Damit sprach er gleichzeitig der an der Universität gelehrten Medizin die Fähigkeit ab, selbständiges Handeln zu vermitteln und die eigene Lehre weiterzuentwickeln. Ein weiterer Hemmschuh für Ärzte, sich der Homöopathie zuzuwenden, seien die fehlenden Aufstiegschancen. Erneut wurde auf das Bedürfnis der Ärzte nach Autoritäten angespielt: Das Wort und Urteil eines Professors feie gegen eventuelle Kritik seitens der Patienten bzw. Kollegen. Die Homöopathen dagegen entbehrten einer solchen Autorität. Sie müßten gegen viele Vorurteile ankämpfen und übernähmen zwangsläufig eine Märtyrerrolle. Ein weiteres Problem der Homöopathie bestand schon immer darin, daß sie seit Beginn ihres Bestehens immer wieder Unverständnis wegen der Verwendung sehr kleiner Arzneidosen erregte. Ernst führte die mangelnde Akzeptanz dieser Dosierungsweise auf fehlende Erziehung zu offenem Denken und damit die Entstehung von Vorurteilen zurück: „Es ist eben die Erziehung und die gewohnte Denkweise, welche gegen die Homöopathie Front macht, so lange dieselbe nicht von der Lehrkanzel herab gelehrt wird [...]."[388] Als Vergleich wurden die Arbeiten Louis Pasteurs herangezogen, der mit der Entwicklung von Impfstoffen, z.B. gegen die Tollwut, große Auseinandersetzungen mit führenden Professoren hatte. Im Rückblick sei der große Erfolg der Impfungen aber unbestreitbar. Ernst kam schließlich auf ein Grundproblem der Homöopathen zu sprechen. Die homöopathische Heilmethode wurde von Anfang an immer als Gegensatz zur Schulmedizin gesehen. In der Tat hatte bereits Hahnemann durch seine scharfe Kritik an der

---

[387] Ernst (1890), S. 5
[388] Ernst (1890), S. 10

Medizin seiner Zeit die Gegensätze nur verschärft: er prägte die Begriffe „Allöopathie" und „Homöopathie" und stellte sie ständig in Gegensatz zueinander. Schließlich sprach er von der „allöopathischen Unheilkunst".[389] Diese oppositionelle Haltung führte in Folge zur (kompensatorischen) Abwehr durch die Schule. Ernst bedauerte diese Haltung und schlug vor, eine „goldne Brükke" zu den „Ärzten der alten Schule" zu schlagen. Ein Lehrstuhl wäre in dieser Hinsicht sicherlich hilfreich gewesen. Laut Ernst bestand die Tendenz, entgegen der allgemeinen Popularisierung der Wissenschaften aus der Medizin eine „Geheimlehre" zu machen. Das medizinische Wissen sollte den Fachleuten vorbehalten sein. Im Gegensatz dazu standen die Bestrebungen der Laienvereine, die medizinische Kenntnisse auch dem Volk zugänglich machen wollten. So sollten die Ärzte um 1890 die Regierung gedrängt haben, ein Gesetz zu verfassen, „wonach dem Laien das Ertheilen eines Rathes an Leidende [...] strenge verboten sein soll."[390] „Die Heilwissenschaft ist nicht da, um eine Domäne der Aerzte zu sein, sondern die Aerzte haben der Heilwissenschaft zu dienen [...]."[391]

In der Begründung zur Errichtung einer Lehrkanzel sah Ernst die Gelegenheit, „den Beweis zu erbringen, über welchen Schatz unser Heilverfahren verfügt, und es wäre nicht mehr als billig, wenn der Homöopathie endlich Gelegenheit geboten würde, unter der Controle [sic!] der Oeffentlichkeit ihre Leistungsfähigkeit zu bekunden."[392] Nicht ein Dogmatiker, sondern ein ausgleichender Gelehrter sei zu dieser Aufgabe berufen.

Dieser Aufruf blieb offensichtlich folgenlos für Wien. Es ist nirgends ersichtlich, daß es nach Fleischmanns Tod wieder eine Vorlesung über Homöopathie oder gar einen eigenen Lehrstuhl an der Universität gegeben haben könnte. Es sollte noch fast ein Jahrhundert dauern, bis die Universität Wien erneut einen Lehrauftrag an einen homöopathischen Arzt vergab. So konnte Mathias Dorcsi (geb. 1923) erst ab 1980 die Homöopathie wieder an der Wiener Universität lehren. Fünf Jahre später erhielt er den Professorentitel.[393]

3.5 Kritische Stimmen unter homöopathischen Ärzten zur Errichtung von Lehrstühlen an staatlichen Universitäten

Nicht alle Vertreter der Homöopathie waren für eine allgemeine Vertretung ihrer Richtung an den Universitäten. Arnold Lorbacher (1818-1899) beispielsweise verlieh seinen Bedenken in einem Artikel in der „Allgemeinen Homöopathischen Zeitung" im Jahre 1879 Ausdruck.

---

[389] Vgl. Hahnemann (1992), §75, S. 121
[390] Ernst (1890), S. 17
[391] Ernst (1890), S. 23
[392] Ernst (1890), S. 24
[393] Vgl. dazu Drexler u. Bayr (1996), S. 89ff

Lorbacher bezog sich darin auf die amerikanische Zeitschrift „Medical Record", in der es hieß, daß die „Errichtung zweier Professuren an der Pester Universität von Staatswegen sich [...] als ein Missgriff erwiesen habe, da die betreffenden Professoren nur sehr wenige oder gar keine Zuhörer gehabt hätten, und dass die Wiener homöopathischen Aerzte, als man von Staatswegen an der dortigen Universität eine Professur für Homöopathie habe errichten wollen, sich dagegen erklärt hätten, da die Homöopathie der Staatshilfe nicht bedürfe und auf eigenen Füssen stehen könne".[394] Lorbacher zog daraus die Lehre, daß „es eine Täuschung war, zu glauben, dass die Errichtung von Lehrstühlen für Homöopathie an den Staatsuniversitäten zur Förderung und Ausbreitung derselben beitragen würde, und dass es an der Zeit ist, von darauf bezüglichen Petitionen abzusehen".[395] Die Vorlesungen Müllers in Leipzig, Altschuls in Prag, Buchners in München und Bakodys und Hausmanns in Pest hätten nicht dazu beigetragen, das Verständnis und die Ausbreitung der Homöopathie zu fördern. Die verschiedenen Dozenten hätten mit ihren Gegnern meist schwer zu kämpfen gehabt, für die Vorlesungen fanden sich „sehr wenige oder gar keine Studirenden". Das letztere Argument würde von der Regierung ausgenutzt, um den „Beweis zu führen, dass an der Sache nichts sein könne [...]".[396] Lorbacher äußerte ein gewisses Verständnis für die Gegenseite: „Wir wollen gerecht sein. Ich glaube, wenn ein allopathischer Docent an einer homöopathischen medicinischen Facultät sich habilitirte, wir würden ihn auch nicht mit offenen Armen aufnehmen und ihm Zuhörer zu verschaffen suchen".[397]

Schließlich wurde die Lage der Homöopathie in Amerika als positives Beispiel angeführt. Durch die von den staatlichen Universitäten völlig unabhängigen Colleges werde die „gesammte medicinische Wissenschaft gelehrt, doch stets im Lichte der Homöopathie".[398] Dadurch könnten viele homöopathische Ärzte ausgebildet werden und für die Homöopathie werben. In Deutschland sei die Situation leider anders, man solle aber „wenigstens die Illusion fahren lassen, dass unsere Sache von Lehrstühlen an Universitäten etwas zu erwarten habe, und das ist ein, wenn auch zunächst negativer Nutzen".[399]

In eine ähnliche Richtung deutete der Vorschlag Jakob Kafkas (1809-1893), eine „Freie homöopathische Fakultät" einzurichten. Kafka beschrieb 1890 ebenfalls in einem Artikel in der „Allgemeinen Homöopathischen Zeitung", welche Lükken durch das Ableben zahlreicher homöopathischer Ärzte, unter anderem Goullon, Trinks, Clotar Müller, Bähr, Stens und Gerstel, in der homöopathischen Lehre entstanden waren. Es sei nunmehr vonnöten, durch eine „zeitgemässe, vorurtheilsfreie und anregende Be'ehrung [sic!] über das Wesen und die

---

[394] Lorbacher (1879), S. 180
[395] Lorbacher (1879), S. 180
[396] Lorbacher (1879), S. 181
[397] Lorbacher (1879), S. 181
[398] Lorbacher (1879), S. 181
[399] Lorbacher (1879), S. 182

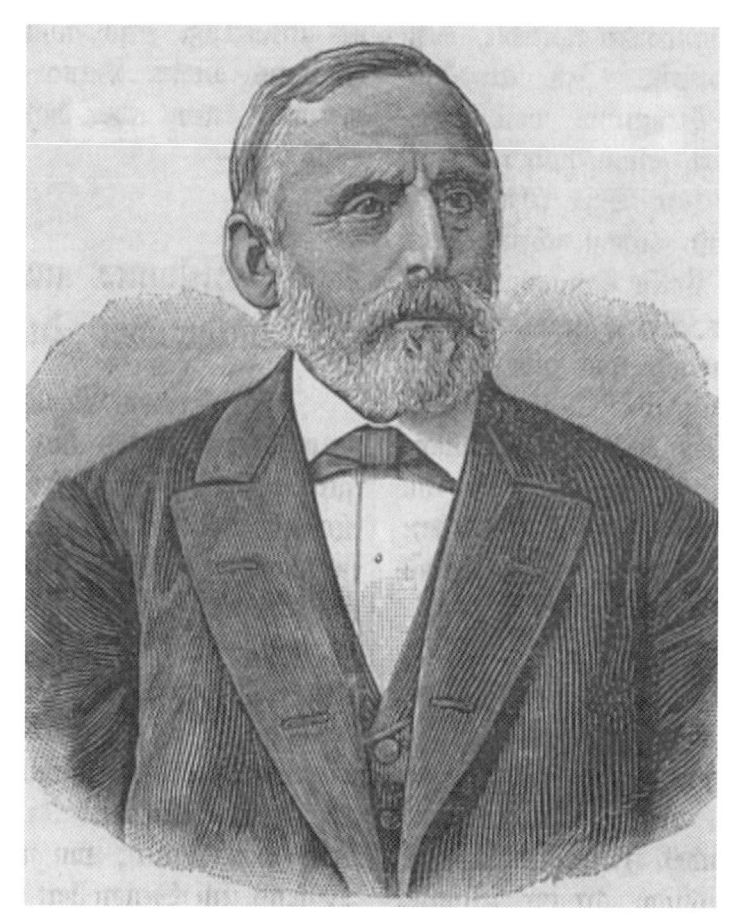

3 Die Homöopathie an deutschsprachigen Universitäten im 19. Jahrhundert

Abb. 7: Arnold Lorbacher

Leistungsfähigkeit der Homöopathie" die jungen Ärzte, die „auf den Universitäten systematisch als Gegner [... der homöopathischen] Lehre herangebildet werden, nach und nach von dem ihnen eingeprägten Widerwillen gegen die Homöopathie zu befreien [...]".[400] Da die homöopathischen Ärzte von keiner der deutschen Universitäten „ein freundliches Entgegenkommen" zu erwarten hätten, sei es am besten, gemäß dem Vorbild der Gewerbe und Genossenschaften „nach dem Beispiele z. B. der Maler, Bildhauer etc. eine Privatschule für die Homöopathie als Specialität zu errichten, welche ganz unabhängig von der Universität die Kenntniss und die Grundsätze der homöopathischen Behandlungsmethode zum Zwecke hätte".[401]

Offenbar sah Kafka, ermüdet von den Diskussionen und Streitereien mit Universitätsprofessoren, den Ausweg zur Erhaltung der homöopathischen Leh-

---

[400] Kafka (1890), S. 60
[401] Kafka (1890), S. 60

re nur in einer Loslösung von universitären Strukturen. Kafka wollte anschließend ein Komitee über die Durchführbarkeit seines Vorschlages entscheiden lassen.

Während der Hauptversammlung des „Deutschen Zentralvereins homöopathischer Ärzte" in Dresden kurze Zeit später war Kafka anwesend und stellte seinen Artikel zur Diskussion. Dort wurde bemerkt, daß die Idee einer „freien homöopathischen Facultät" nicht neu sei und bereits in Brüssel gescheitert wäre.[402] Sinnvoller sei die Errichtung einer „unabhängigen wissenschaftlich geleiteten Lehranstalt".[403] Außerdem sei es nicht sinnvoll, eine „freie Docentur" gemäß den Vorstellungen Kafkas unbedingt in einer Universitätsstadt einzurichten, da in einer solchen Lehranstalt nur approbierte Ärzte, also keine Studenten, gebraucht werden könnten. Damit war die Diskussion um Kafkas Antrag abgeschlossen und fand keine weitere Berücksichtigung.

---

[402] Villers (1890), S. 92
[403] Villers (1890), S. 92

4 Diskussionen um Lehrstühle in deutschen Parlamenten um die Jahrhundertwende

4.1 Die Medizin am Ende des 19. Jahrhunderts

Bevor die Diskussionen in den Landtagen im einzelnen dargestellt werden, sollen an dieser Stelle kurz die Rahmenbedingungen beschrieben werden, die die Medizin im ausgehenden 19. Jahrhundert bot.

Im „naturwissenschaftlichen Zeitalter", das Werner von Siemens (1816-1892) im Jahre 1886 in seiner Rede vor der 59. Versammlung der Gesellschaft Deutscher Naturforscher und Ärzte in Berlin ausrief, erfuhr auch die Medizin grundlegende Veränderungen.[404] Den Naturwissenschaftlern war es ein Anliegen, eine möglichst objektive Betrachtung und Beschreibung der Natur zu betreiben. Die Vertreter der „naturwissenschaftlichen Medizin"[405] versuchten, ihren Patienten als möglichst neutrale Beobachter gegenüberzutreten. Die Vorstellung, der menschliche Körper funktioniere wie eine Maschine, führte zum Bestreben, alle Krankheiten auf Kausalbeziehungen zurückzuführen. Von Rudolf Virchow stammen die Worte: „Wir kennen nur Körper und Eigenschaften von Körpern; was darüber hinaus ist, nennen wir transzendent, und die Transzendenz betrachten wir als eine Verirrung menschlichen Geistes."[406] Maßgeblich war die Entwicklung neuer Untersuchungs- und Meßmethoden mit Unterstützung durch naturwissenschaftliche Disziplinen wie Physik und Chemie.[407]

Aber auch die Biologie beeinflußte die Medizin. Mit seinem 1859 veröffentlichten Werk „On the Origin of Species by Means of Natural Selection" führte Charles Darwin (1809-1882) wesentliche neue Gesichtspunkte zur Vererbungslehre ein, welche wiederum das zellularpathologische Konzept Virchows beeinflußten.[408] Dieser hatte bereits ein Jahr zuvor den Titel „Die Cellularpathologie in ihrer Begründung auf physiologische und pathologische Gewebelehre" veröffentlicht und setzte damit Maßstäbe für die weitere Entwicklung medizinischen Denkens: alle Krankheitszustände wurden mit pathologischen Veränderungen von Körperzellen erklärt, wobei eine Zelle als „Grundeinheit des menschlichen Organismus" definiert wurde.[409]

Die Ergebnisse der hygienischen Forschung, welche in der ersten Hälfte des 19. Jahrhunderts eingesetzt hatte, hatten große Bedeutung für die Entwicklung

---

[404] Schipperges (1990), S. 287f
[405] Die „naturwissenschaftliche Medizin" beschreiben Uexküll und Wesiak aus heutiger Sicht als Medizin, die noch an den Voraussetzungen und Begriffen der Naturwissenschaften des 19. Jahrhunderts festhält (Uexküll u. Wesiak [1991], S. 178).
[406] Zitiert nach Schipperges (1990), S. 286.
[407] Eckart (1994), S. 210
[408] Eckart (1994), S. 211
[409] Eckart (1994), S. 226. Zu Virchow s. auch Kap. 4.2.1.

4 Diskussionen um Lehrstühle in deutschen Parlamenten um die Jahrhundertwende

der Volksgesundheit. Max von Pettenkoffer (1818-1901) erreichte 1865 die Errichtung des ersten Lehrstuhls für Hygiene in München und trug damit zur Integration der Hygiene in die Medizin bei.[410] Parallel dazu entwickelte sich die wissenschaftliche Bakteriologie durch die Arbeiten der Forscher Louis Pasteur (1822-1885) und Robert Koch (1843-1910). Koch eröffnete 1891 das Institut für Infektionskrankheiten in Berlin.

Die Chirurgie wurde durch die Anästhesie, die Einführung der Asepsis durch den Wiener Gynäkologen Ignaz Phillipp Semmelweis (1818-1865) und der Antisepsis durch den englischen Chirurgen Joseph Lister (1827-1912) revolutioniert. In dieselbe Zeit fiel die Aufspaltung der bisherigen medizinischen Grundlagenfächer in einzelne Spezialdisziplinen. Augenheilkunde und Hals-Nasen-Ohrenheilkunde entstanden als Zweige der Chirurgie, klinische Fächer wie Pädiatrie und Dermatologie wurden selbständig.[411]

Auf die Reformen des medizinischen Unterrichts mit einer Schwerpunktsverlagerung von philosophischen auf naturwissenschaftliche Grundlagen in den 1870er Jahren wurde bereits hingewiesen.[412]

Die Universitäten waren traditionell durch den Staat gegründete Institutionen, gleichzeitig aber auch sich selbst verwaltende Körperschaften.[413] Der Staat konnte als Verwalter, Geldgeber und Garant der Freiheit in Forschung und Lehre über die Errichtung von Professuren und Instituten bestimmen. Die Fakultäten machten zwar gewöhnlich ihre eigenen Vorschläge zu Personalentscheidungen, der Staat war aber befugt, völlig andere Entscheidungen zu treffen. Damit nahm er den Universitäten Verwaltungsarbeit ab, ließ diesen aber zugleich größeren Freiraum in wissenschaftlichen Belangen. Auch die Parlamente der Länder konnten als Teil des Staates Aufgaben und Rahmenbedingungen der Universitäten festlegen.[414] Wovon bereits im 19. Jahrhundert gelegentlich Gebrauch gemacht worden war, wurde um die Jahrhundertwende in mehreren deutschen Landtagen versucht: Abgeordnete forderten Lehrstühle für Homöopathie und regten Diskussionen darüber an. So kam es, beginnend mit der ersten Diskussion im preußischen Herrenhaus im Jahre 1891, im preußischen Abgeordnetenhaus, im bayrischen und im württembergischen Landtag zu ausgedehnten Auseinandersetzungen um die Einrichtung von Lehrstühlen.

Die Diskussionen werden in den folgenden Kapiteln inhaltlich gekürzt wiedergegeben, die Reihenfolge der einzelnen Reden wurde aber beibehalten, soweit diese aus den Quellen ersichtlich war. Nur auf diese Weise schien es möglich, neben der Argumentationsweise ein Stimmungsbild der Sitzungen zu erhalten. Jeweils anschließend daran werden Kommentare zu den Diskussionen, die in wichtigen medizinischen Zeitschriften abgegeben wurden, dargestellt.

---

[410] Eckart (1994), S. 231f
[411] Eckart (1994), S. 244ff
[412] Vgl. Kap. 2.1.
[413] Nipperdey (1990), S. 572
[414] Nipperdey (1990), S. 573

4.2 Preußen

In Preußen – seit 1871 deutsches Kaiserreich – konnten sich trotz stark zentralistischer Ausrichtung auf Bismarck verschiedene Parteien entwickeln. Um die Jahrhundertwende war die katholische Zentrumspartei die stärkste Kraft im preußischen Parlament, gefolgt von Sozialdemokraten, Konservativen, Nationalliberalen und der linksliberalen Deutschen Fortschrittspartei.[415] Prominente Mitglieder der Fortschrittspartei, welche unter anderem für einen parlamentarischen Rechtsstaat, eine neue soziale Ordnung und ein Bürgerheer stand, waren Hermann Schulze-Delitzsch (1808-1883), Theodor Mommsen (1871-1903) und der Arzt und Pathologe Rudolf Virchow.

4.2.1 Rudolf Virchows Stellung zur Homöopathie

Der Pathologe Rudolf Virchow (1821-1902), eine der großen Persönlichkeiten der Medizin im 19. Jahrhundert, hatte in seiner Funktion als Abgeordneter im preußischen Landtag und im Reichstag als Mitglied der deutschen Fortschrittspartei großen Einfluß auf die Politik seiner Zeit, insbesondere die Gesundheitspolitik. Er äußerte sich in Aufsätzen mehrfach zur Homöopathie, wurde wegen seiner Aussagen öffentlich von homöopathischen Ärzten kritisiert und spielte eine Rolle in der Diskussion um einen homöopathischen Lehrstuhl im preußischen Parlament im Jahre 1897. Als Vertreter einer „naturwissenschaftlichen Medizin" war seine Position gewissermaßen ein Gegenpol zu den homöopathischen Bestrebungen. Aus diesen Gründen werden seine Äußerungen in diesem Kapitel ausführlich dargestellt.[416]

Die homöopathischen Ärzte Heinrich Gottfried Schneider (1800-1880), Franz Fischer (1817-1878) und Clotar Müller (1818-1877), damals die drei Vorstandsmitglieder des „Deutschen Zentralvereins homöopathischer Ärzte", nahmen zu den Äußerungen Virchows während der 36. Sitzung im preußischen Abgeordnetenhaus im Juni 1872 öffentlich Stellung. In einem Sendschreiben berichteten sie, Virchow habe gegenüber dem Abgeordneten Kardorf, der sich als Mitglied des Landtags mit der Homöopathie auseinandersetzte, geäußert: „[... Ich halte], wie alle Männer der Wissenschaft, die Homöopathie für einen solchen Aberglauben wie die mittelalterliche Astrologie."[417]

---

[415] Vgl. Nipperdey (1992), S. 522
[416] Der Versuch, Virchows Stellung zur Homöopathie aus verstreuten Zitaten herauszulesen, mag problematisch sein, scheint aber vertretbar, da seine Aussagen bezüglich der Homöopathie relativ polemisch und wenig tiefgreifend waren. David weist in ähnlichem Zusammenhang auf eine Warnung von Virchow selbst hin: „Aber freilich, das ist keine Historie, die sich damit begnügt, eine Reihe abgerissener und vereinzelter Sätze aus allen Zeitaltern hintereinander aufzuführen, nur um des Scheines der Gelehrsamkeit willen, und ohne jene wahrhafte Einsicht in die Bedeutung des Gesagten [...]" (David [1995], S. 31).
[417] Schneider et al. (1872), S. 8

4 Diskussionen um Lehrstühle in deutschen Parlamenten um die Jahrhundertwende

Diese Aussage Virchows wurde darauf in mehreren Zeitungen wiedergegeben. Die homöopathischen Ärzte argumentierten, ihnen werde durch diese Aussage indirekt die Wissenschaftlichkeit abgesprochen. Im Gegenteil seien aber Virchows „‚Männer der Wissenschaft' der Homöopathie gegenüber als Männer des Glaubens zu bezeichnen [...]"[418], da diese sich gar nicht oder nur sehr oberflächlich mit der Homöopathie auseinandergesetzt hätten und somit zu einer fundierten Beurteilung der Homöopathie überhaupt nicht imstande seien. Virchow würde durch den Vorwurf der Unwissenschaftlichkeit und Unfähigkeit viele Kollegen beleidigen.

Im Jahre 1883 verfaßte Theodor von Bakody, zu jener Zeit „Professor der vergleichenden Pathologie (Homöopathie) und medizinischen Klinik" in Budapest, ein Sendschreiben an Virchow unter dem Titel „Zur Reform der medizinischen Therapie".[419] Er verwies unter Hinweis auf dessen Artikel „Über die naturwissenschaftliche Methode und die Standpunkte der Therapie" auf Virchows Aussage, er wolle „der empirischen Berechtigung den Klinikern und Praktikern der meisten therapeutischen Richtungen gerecht" werden.[420] Somit müsse Virchow auch der Homöopathie, die ja auch eine rein empirische Richtung sei, offen gegenüberstehen.

Virchows Ablehnung der Homöopathie wurde schon sehr früh deutlich. Er schrieb bereits 1845: „Weniger groß, doch um so bedeutungsvoller durch ihren Einfluß auf leicht bewegliche Volksmassen, ist die Kohorte der Propheten des Aberglaubens. Homöopathie und Hydropathie, Magnetismus und Exorzismus – Phantome des Mittelalters – erheben ungestört ihr Haupt, und das Licht der Wissenschaft ist noch nicht klar genug, um sie ungesäumt zerstreuen zu können."[421]

Virchow sah die Problematik der Homöopathie vor allem in der starken Verdünnung der homöopathischen Arzneien: „Ganz widersinnig aber ist der Glaube, dass von einer bestimmten Substanz eine geringe Menge mehr wirken soll, als eine grosse Quantität derselben Substanz."[422]

Im Sinne der „empirischen Berechtigung der meisten therapeutischen Richtungen", auf die Bakody verwies, schrieb Virchow 1875: „Nur die Erfahrung, welche durch die Wissenschaft geordnet und geleitet ist, vermag die Schranken sicher zu ziehen, bis wohin die Technokratie greifen darf, um das Gebiet zu bezeichnen, in welchem die Natur, in welchem die physischen Heilkräfte des Organismus die Alleinherrschaft haben".[423]

Zwanzig Jahre später würdigte er zwar Hahnemanns positiven Einfluß bezüglich der systematischen Prüfung von Arzneimitteln, fand aber gleichzeitig dessen Methode „so absonderlich, daß kein wissenschaftlicher Pharmakologe

---

[418] Schneider et al. (1872), S. 8
[419] Bakody (1883), S. 219ff; zu Bakody vgl. Kap. 3.4.6.
[420] Bakody (1883), S. 232
[421] Virchow (1845); zitiert nach Selberg u. Hamm (1993), S. 194
[422] Virchow (1856); zitiert nach Selberg u. Hamm (1993), S. 194
[423] Virchow (1875); zitiert nach Selberg u. Hamm (1993), S. 189

ihm darin folgen konnte. [...] Trotzdem hat die Homöopathie ihr Scheinleben bis heute gefristet, aber der Gang der Wissenschaft ist dadurch nicht beschleunigt [...] worden. [...] Nichts hat die Homöopathie mehr gefördert, als die Mystik der Minimaldosen; ursprünglich als ein nützliches Gegenmittel gegen die Polypharmacie der herrschenden Medicin, der von den Homöopathen so genannten Allopathie mit ihren oft ungeheuerlichen Dosen, mit einer gewissen Anerkennung begrüsst, haben die Minimaldosen nachher nur als ein Zufluchtmittel für verzweifelnde Kranke gedient. Hier begegnete sich die Homöopathie mit dem thierischen Magnetismus, namentlich mit dem daraus hervorgewachsenen Somnambulismus, und je mehr die jeweils angepriesene Methode sich von den bekannten Gesetzen der Natur entfernte, um so grösser war der Fanatismus der Anhänger."[424]

In einer Debatte im preußischen Parlament im Jahre 1892 äußerte sich Virchow: „Wenn er (der Abgeordnete Schmid) annimmt, daß z. B. aus dem Umstand, daß Jemand, der seine regelmäßigen Studien gemacht und sein Examen bestanden hat, Homöopath wird, zu folgern ist, daß die gewöhnliche medizinische Wissenschaft eine schlechte sei, so würde das ein fehlerhafter Schluß sein [...]. Ich kann sagen, die Mehrzahl der Homöopathen, über deren Lebensgang ich eine genaue Erfahrung gewonnen habe, hat die Homöopathie nicht aus Ueberzeugung, sondern aus praktischen Gründen zu ihrem Glaubenssatz gemacht."[425]

In seinem Aufsatz „Zum neuen Jahrhundert", der 1900 im von ihm herausgegebenen „Archiv für pathologische Anatomie und Physiologie und für klinische Medizin" erschien, nahm Virchow erneut Stellung zur Homöopathie: „Die Concurrenz des Wissens wird vielfach durch die Concurrenz der Reclame ersetzt. Wie es vorkommt, dass selbst ein akademisch gebildeter Arzt um der Concurrenz willen sich entschließt, Homöopath zu werden, so geht es auch in Betreff der Naturheilkunde, und so wird es erst recht gehen, wenn die angestrebte Volks-Heilkunde eine anerkannte Stellung erreichen sollte. Wie oft stossen wir schon jetzt auf einen Pfuscher oder Quacksalber, der sich in die Gestalt eines wissenschaftlichen Arztes gehüllt hat.[...] Darum ruft man nach der Hülfe des Staates, man verlangt Aenderungen in der Gesetzgebung, man fordert Strafgesetze, wo nur Gesetze des Anstandes, der Selbstachtung, der Collegialität maassgebend sein sollten."[426]

Virchow erwähnte die „Homöopathen" in einem Zug mit den Kurpfuschern. Ein Verbot der Kurpfuscherei und damit der Homöopathie hielt er für wenig sinnvoll, da dieses möglicherweise sogar kontraproduktiv wirken könnte: „[...] wir haben es erlebt, dass die Bestrafung eines Pfuschers ein Lockmittel für die Anziehung neuer Patienten gewesen ist."[427] Manche Patienten würden dann erst recht zu Kurpfuschern gehen. Man könne allerdings keinen Patienten zwingen,

---

[424] Virchow (1895); zitiert nach Selberg u. Hamm (1993), S. 195
[425] Anon. (1892), S. 22
[426] Virchow (1900), S. 3
[427] Virchow (1900), S. 3f

sich von einem „geprüften akademischen Arzt" behandeln zu lassen. Für die Patienten spiele der „Glaube an den Heilkünstler" eine größere Rolle: „Wenn die alten Zauberer, die Medicin-Männer der Wilden und die Schamanen der culturlosen Stämme Glauben finden und gefunden haben, warum sollen nicht die modernen Zauberärzte Gleiches verlangen dürfen?"[428] Die einzige Möglichkeit läge in der Bekämpfung des Aberglaubens, da dieser „die wahre Quelle der Irrthümer des Publicums" darstelle.[429] Nur durch „langsame und geduldige Erziehung" ließe sich etwas erreichen.

Problematisch sah Virchow die Grenzziehung zwischen Pfuscherei und Wissenschaft: „An dieser Schwierigkeit scheiterten nur zu oft die Gesetzgebung, die richterliche Entscheidung, die Thätigkeit der Polizei, aber auch, das wollen wir nicht vergessen, das wissenschaftliche Urtheil."[430] Diese Aussagen stehen im Einklang mit Virchows Äußerungen im preußischen Landtag kurz vor der Jahrhundertwende, wo er sich in einer Debatte um die Errichtung von Lehrstühlen für Homöopathie äußerte.

4.2.2 Diskussion im preußischen Herrenhaus im Jahre 1891

Im Jahre 1891 wurde im preußischen Herrenhaus, der ersten Kammer des preußischen Landtags, eine längere Diskussion über die Homöopathie geführt. Im Zusammenhang mit Robert Kochs Versuchen, ein Medikament gegen die Tuberkulose zu entwickeln, wies Freiherr Hans von Durant[431] auf die Nützlichkeit der Homöopathie hin. Er sah die Homöopathie als geeignetes Verfahren an, um die „grossen Gefahren, welche die Koch'sche Methode mit sich bringt", zu vermindern.[432] Unter Hinweis auf eine Statistik, die während der Behandlung der Diphtherie in Berlin mit homöopathischen Mitteln entstand, und der Erwähnung der homöopathischen Poliklinik in Berlin versuchte er, seinen Vorschlag zu bekräftigen. Er sah zudem eine große sozialpolitische Bedeutung, da die Homöopathie sehr preiswert sei und auch für „den kleinen Mann" zur Verfügung stünde.[433] Durant fuhr fort, es sei höchste Zeit, „die Homöopathie aus ihrer Aschenbrödelstellung in der medizinischen Wissenschaft zu befreien" und Lehrstühle und Krankenhäuser einzurichten. Möglicherweise sei es sinnvoll, im Institut für Infektionskrankheiten eine homöopathische Abteilung einzurichten, in der ein direkter Kontakt zwischen Homöopathie und „Allopathie" stattfinden könne.[434]

---

[428] Virchow (1900), S. 3
[429] Virchow (1900), S. 4
[430] Virchow (1900), S. 5
[431] Durant war der Schwiegervater Rudolf Tischners, des Verfassers der „Geschichte der Homöopathie" (vgl. Tischner [1939a]).
[432] Anon. (1891), S. 11. Vgl. Möser (1891)
[433] Anon. (1891), S. 11
[434] Anon. (1891), S. 11f. Vgl. dazu Tischner (1939a), S. 679

Durant erhielt Unterstützung durch den Minister der geistlichen Angelegenheiten Graf von Zedlitz-Trützschler, der grundsätzlich keine Form der medizinischen Behandlung ausschließen wollte. Er riet Durant, sich direkt mit Koch, der als zukünftiger Leiter des Instituts für Infektionskrankheiten bestellt war, in Verbindung zu setzen, um diesem die Vorschläge zu unterbreiten.[435] Anscheinend entstand im Herrenhaus auf diese Bemerkung hin große Heiterkeit. Der Minister bekräftigte daher noch einmal seinen Standpunkt.

Schließlich wurde der Antrag Durants aber von der Mehrheit der Anwesenden abgelehnt und fand keine weitere Berücksichtigung.[436]

4.2.3 Diskussion im preußischen Abgeordnetenhaus im Jahre 1897

Im preußischen Abgeordnetenhaus, der zweiten Kammer des preußischen Parlaments, wurde die Homöopathie gegen Ende des 19. Jahrhunderts im Rahmen der Beratung um eine Reform des Medizinalwesens erneut zum Thema. Einige Abgeordnete, die der Homöopathie zugeneigt waren, brachten ihre Anliegen in der 75. und 78. Sitzung zur Sprache.[437]

In einer Sitzung am 4. Mai 1897 richtete der Abgeordnete Hans Heinrich Fürst von Pleß (1833-1907), Mitglied der Freien Konservativen Vereinigung[438], zwei Bitten an den zuständigen Minister: er forderte einen Lehrstuhl für Homöopathie und einen zweiten für Wasserheilkunde. Pleß folgte damit dem Wunsch des Abgeordneten Clemens Freiherr Heereman von Zuydtwyck (1832-1903), Mitglied der Zentrumspartei. Heereman konnte wegen einer Erkrankung nicht an der Sitzung teilnehmen.

Einen Lehrstuhl für Homöopathie hielt Pleß für notwendig, da seiner Meinung nach die homöopathische Heilweise völlig verschieden sei von der vorherrschenden Medizin. Die Medizin solle bereit sein, auch solche Lehren zu akzeptieren, die der medizinischen Wissenschaft scheinbar widersprechen. Außerdem wolle der Kultusminister kein Monopol für ein wissenschaftliches System errichten.

Der Beitrag des Abgeordneten Friedrich Althoff (1839-1908) lief auf eine Kompromißlösung hinaus. Auf die Forderungen Pleß' und Heeremans erwiderte er, man könne solchen Bestrebungen nicht nachgeben, sonst würde „eine merkwürdige Sammlung von Lehrstühlen in der medizinischen Fakultät" zu-

---

[435] Anon. (1891), S. 13
[436] Tischner (1939a), S. 679
[437] Der Ablauf der Diskussion wurde in der „Zeitschrift des Berliner Vereins homöopathischer Ärzte" ausführlich wiedergegeben (Anon. [1897a], S. 281ff); vgl. auch Anon. (1897b). Die Wiedergabe der Diskussion im folgenden bezieht sich – sofern nicht anders vermerkt – auf diese beiden Artikel.
[438] Schwarz (1965), S. 424

stande kommen. Die Homöopathie nannte er in einem Zuge mit „Hydrotherapie, [...] Entfettungskuren, Organotherapie, Naturheilkunde, Vegetarismus, Massage und Knetkuren, Milchkuren, Molkenkur, Kumpskur, Kefirkur, Traubenkur, Mastkur, Hungerkur, Balneotherapie, Mediko-Mechanik", ging also auf die der Homöopathie eigenen Grundsätze überhaupt nicht ein. Vielmehr plädierte er für einen „Lehrstuhl für Allgemeine Therapie", der alle diese Behandlungsmethoden zusammenfassend behandeln solle. Auch die Grundzüge der Homöopathie sollten in diesem Rahmen vorgetragen werden.

Der Abgeordnete Wolczyk wunderte sich, daß die Homöopathie trotz ihres über achtzigjährigen Bestehens und der vielen Anhänger immer noch zu wenig von der Regierung beachtet werde. Lediglich das Dispensierrecht sei den Ärzten in Preußen bisher zugestanden worden. Grund dafür sei, daß die Homöopathie stets sehr scharf angegriffen und bekämpft worden sei. Wolczyk zitierte eine „Denkschrift über Homöopathie für das Abgeordnetenhaus", die offensichtlich im Jahr zuvor verteilt worden war, und erwähnte die positiven Ergebnisse der homöopathischen Behandlung in verschiedenen Krankenhäusern, darunter New York, Budapest und London. In London hätten die Lebensversicherungsgesellschaften denjenigen Nachlässe gewährt, die sich homöopathisch behandeln ließen. Wolczyk bemerkte abschließend, daß die Homöopathie eine Erfahrungswissenschaft sei und außerdem wegen der großen Beliebtheit in allen Schichten der Gesellschaft besondere Beachtung durch den Staat verdiene. Er forderte von den Gegnern, vor einer Urteilsbildung die Homöopathie zu prüfen: „Ruperto crede experto. Was ich an mir selbst erlebt habe, gewinnt mein Interesse, und dafür kann ich auch eintreten."[439] Er zitierte außerdem einen nicht näher bezeichneten französischen Homöopathen: „Ist die Homöopathie das, wofür ihre Verehrer sie halten und ausgeben, so ist es ein Verrath an der Menschheit, sie nicht anzuerkennen und einzuführen. Ist sie es nicht, so ist es ein gleicher Verrath, sie nicht zu entlarven und in ihrem Nichts darzustellen".

Zu den Bemerkungen Wolczyks über die Londoner Lebensversicherungen äußerte sich Florschütz kurz darauf im „Ärztlichen Vereinsblatt".[440] Er habe die Versicherungsanstalten dahingehend überprüft, ob tatsächlich für Kunden, die sich homöopathisch behandeln ließen, Vergünstigungen gewährt würden. Dies sei allerdings bei keiner Lebensversicherung der Fall. Zudem seien solche Vergünstigungen absurd, weil keine Statistiken existierten, die den Vorteil der homöopathischen Behandlung beweisen könnten.

In der 78. Sitzung des preußischen Abgeordnetenhauses am 7. Mai 1897 lenkte der Abgeordnete Ernst von Werdeck (1849-1905), Rittergutsbesitzer und Mit-

---

[439] Hier war wohl der Ausspruch „Experto crede Roberto" gemeint, der aus einem Buch des Schriftstellers Antoine de Arena (?-1544) stammt und wiederum auf Vergil (70-19 v. Chr.) zurückgeht. In Vergils „Aeneis" heißt es „Experto credite" – „Glaubt dem, der es selbst erfuhr" (Büchner [1959], S. 80).
[440] Florschütz (1897), S. 432f

glied der Konservativen Partei[441], die Diskussion erneut auf die Homöopathie. Da die Ausbildung in den deutschen Universitätskrankenhäusern ausschließlich die „allopathische" Medizin berücksichtige, seien angehende Ärzte gezwungen, sich ihre homöopathischen Kenntnisse im Ausland anzueignen. Ein eigenes Krankenhaus für Homöopathie sei daher sehr wichtig. Mittlerweile gäbe es 1.000 homöopathische Ärzte in ganz Deutschland[442], außerdem sehr viele Anhänger in der Bevölkerung, vor allem auf dem Lande, aber auch in der Stadt, zum Beispiel unter den Berliner Arbeitern. Werdeck hielt es für wichtig, daß die homöopathischen Ärzte eine Vertretung im Ministerium haben, die ihre Interessen fachkundig einbringen. Er erwähnte das Land Württemberg als Vorreiter, wo bereits ein homöopathischer Arzt als Geheimer Medizinalrat im Ministerium tätig sei.

Ministerialdirektor von Bartsch hielt dem entgegen, daß in der Prüfungskommission bereits ein Homöopath sitze. Ein eigener Mitarbeiter im Ministerium sei dagegen überflüssig. Werdeck erklärte allerdings, daß Sulzer, der Homöopath in der Kommission, kein Ansprechpartner für homöopathische Angelegenheiten für den Minister sei, sondern sich ausschließlich um Prüfungsangelegenheiten kümmere.

Schließlich ergriff Rudolf Virchow das Wort. Er halte es grundsätzlich für wirkungslos, Gesetze gegen die Kurpfuscherei zu verabschieden, denn ein bloßes Verbot ohne weitere Maßnahmen ändere ohnehin nichts. In diesem Zusammenhang kam er auf die Homöopathie zu sprechen: „Sie werden, wenn Sie nur ein mässiges Quantum von Urtheil mitbringen, sehen, dass nicht eine Spur von logischer Beurtheilung in den grundlegenden Sätzen der Lehre [Hahnemanns] darin enthalten ist. Sehen Sie mich nicht so erstaunt an, ich sage das aus voller Ueberzeugung. In meinem Kolleg lese ich wenigstens einmal in jedem Jahre die betreffenden Paragraphen aus dem Organon vor, und mache die Studenten darauf aufmerksam, dass das der Ausgangspunkt der langsam fortschreitenden Bewegung ist. Wenn Sie die betreffenden Paragraphen lesen, werden Sie selbst erstaunt sein, wie es möglich ist, dass eine solche Grösse des Unsinns hat aufgewendet werden können, um die Homöopathie selbst dem Wohlwollen des Herrn Unterrichtsministers nahe zu legen. Man spricht immer von einer Methode. Es ist gar keine Methode, im Gegentheil, es ist die absolute Negation von Methode. Was da getrieben wird, das ist einfach der Ausdruck des Gedankens: similia similibus, der auf nichts basiert, und der, gleichwie der andere von den kleinsten Dosen, bis auf die letzten Grenzen des Unsinns fortgeführt wird. Meine Herren, ich verlange deshalb nicht, dass die Homöopathie verfolgt wird, oder dass man jemanden hindern soll, homöopathische Präparate zu vertreiben.

---

[441] Schwarz (1965), S. 496
[442] Wahrscheinlich war diese Zahl etwas zu hoch gegriffen. Eine Statistik aus dem Universitätsarchiv Tübingen (Med. Fak. 125, 195) gab die Zahl der homöopathischen Ärzte in ganz Deutschland mit 240 für 1898 an, für Preußen allein mit 136. Die Mitgliederzahl des „Deutschen Zentralvereins homöopathischer Ärzte" lag kurz vor der Jahrhundertwende bei 148 (Braun [1989], S. 201).

Das ist dieselbe Sache wie mit der Kurpfuscherei. Aber wenn man verlangt, dass der Homöopathie Anstalten errichtet, dass ihr bestimmte Krankenhäuser überlassen werden sollen, dass sie gelehrt werden soll als eine Wissenschaft, dann muss ich allerdings sagen, ich werde vielleicht auch nicht verhindern können, nachdem soviel Unsinn passirt ist, dass auch das passirt, aber ich werde wenigstens nie aufhören, bis zuletzt meine warnende Stimme zu erheben, damit nicht die schädliche Bewegung in immer weitere Kreise hineindringt."[443]

Werdeck hielt Virchow vor, ungefähr 1.000 wissenschaftlich gebildeten Ärzten, die sich mit der Homöopathie beschäftigen, „Unsinn" vorzuwerfen. Virchow spreche überheblich von einem „nichtvorhandenen System". Immerhin bestünden in allen größeren deutschen Staaten homöopathische Krankenhäuser, mit Ausnahme Preußens. Außerdem werde in vielen Ländern, wie zum Beispiel in Spanien, Italien, Frankreich, Österreich und Ungarn, die Homöopathie an der Universität gelehrt.[444]

Virchow reagierte heftig auf den Vorwurf der Überhebung und berief sich auf seine führende Rolle in der damaligen Medizin: „Ein Mann, der an der Spitze eines großen wissenschaftlichen Institutes steht, der die besondere Aufgabe hat, die allgemeine Therapie an der Universität Berlin zu lehren, hat die Verpflichtung, alles vorhandene Material mit der größten Sorgfalt durchzugehen, um der heranwachsenden Generation dasjenige sagen zu können, was er für das Richtige hält. Das ist eine Pflicht und auch, wie mir scheint, ein natürliches Erfordernis."[445] Entschieden wandte er sich gegen eine Leitrolle des Staates. Wenn Werdeck verlange, daß „der Staat, das Kultusministerium gewissermaßen sich an die Spitze der prohomöopathischen Bewegung stellen soll, dann muß ich sagen: wenn das der Fall wäre, würde Preußen sehr bald aufhören, unter den großen Kulturvölker zu rangiren; man würde dann sehr bald am Ende der wissenschaftlichen Dekadenz ankommen".[446]

Mit der Entschuldigung Werdecks, daß er das Wort „Überhebung" Virchow gegenüber erwähnt hatte, schloß die Sitzung.

Im „Ärztlichen Vereinsblatt für Deutschland" war kurz nach der Verhandlung zu lesen, daß sich Virchow den Verdienst erworben habe, die Homöopathie als „missrathene Tochter der Medizin gebührend zu kennzeichnen".[447] Ausschließlich Virchows Rede wurde in der Zeitschrift abgedruckt, auch „auf die Gefahr hin, dass die Unterdrückung der Reden Wolczyk's und Werdeck's uns als Parteilichkeit angerechnet wird".[448] Die „Lobpreisung der Homöopathie" durch Werdeck wurden als „Blüthen des Parlamentarismus" bezeichnet, gleichzeitig

---

[443] Anon. (1897b), S. 432f; vgl. Faßbender (1930), S. 7f
[444] Diese Bemerkung war mit Sicherheit stark übertrieben!
[445] Anon. (1897a), S. 303
[446] Anon. (1897a), S. 304
[447] Anon. (1897c), S. 305
[448] Anon. (1897b), S. 433

wurde die Aufnahme der Homöopathie durch die Regierung bedauert.[449] Die Bevorzugung der homöopathischen Ärzte durch die Politik sei ungerechtfertigt, denn es sei ihnen bereits das Selbstdispensierrecht zugestanden worden.[450]

Der homöopathische Arzt Hans Wapler (1866-1951) antwortete auf die Angriffe Virchows mit einem Artikel im „Korrespondenzblatt der ärztlichen Kreis- und Bezirksvereine im Königreich Sachsen", der Anfang September 1897 erschien.[451] Darin verwies er auf die „naturwissenschaftlich-kritische Richtung" der Homöopathie, die von der Kritik Virchows nicht getroffen werde.[452] Unter Hinweis auf die Tradition dieser Richtung versuchte er, die Errungenschaften einer der Vorreiter dieser Richtung, Theodor von Bakody, darzustellen, indem er dessen „Fundamentalsätze" im einzelnen erklärte. Da aber Bakody bereits 1883 ein Sendschreiben an Virchow gerichtet hatte, in welchem ähnliche Gedanken geäußert worden waren, bot diese Darstellung wohl auch für Virchow nichts Neues. Vermutlich wollte Wapler aber mit dem Artikel insbesondere niedergelassene Ärzte erreichen.[453]

4.3 Sachsen

Auch im sächsischen Landtag wurde über die Homöopathie diskutiert. In einem Schreiben vom „Königlich Sächsischen Ministerium des Kultus und öffentlichen Unterrichts" an die medizinische Fakultät der Universität Leipzig vom 11. November 1902 wurde ein Antrag des Landtagsabgeordneten Enke erwähnt, welcher auf die Einführung homöopathischen Unterrichts an der Universität Leipzig abzielte.[454] Wörtlich hieß es darin: „[...] Seit dem Jahre 1843 wird mit Zustimmung der Stände die homöopathisch-poliklinische Beratungsanstalt in Leipzig aus den dem Ministerium für die Universität verwilligten Fonds [...] mit jährlich 900 Mark unterstützt: die Gewährung dieser Unterstützung aber ist seiner Zeit damit motiviert worden, dass den Studierenden der Universität Gelegenheit geboten werden solle, sich über die homöopathische Heilmethode zu unterrichten [...]". Das Ministerium, so weiter, habe bisher die Poliklinik unterstützt, um dem „namentlich in früherer Zeit wiederholt auftretenden Wunsche einer gewissen Berücksichtigung der Homöopathie im Unterrichte der Universität insoweit einigermassen Rechnung zu tragen und damit etwaigen weiterge-

---

[449] Anon. (1897c), S. 305
[450] Anon. (1897b), S. 433
[451] Wapler verlas seinen Artikel noch vor dessen Veröffentlichung während der 65. Generalversammlung des „Deutschen Zentralvereins homöopathischer Ärzte" in Berlin am 9. August 1897 (Wapler [1897], S. 533f).
[452] Zur „naturwissenschaftlich-kritischen Richtung" der Homöopathie s. Kap. 2.3.
[453] In einer Fußnote in der „Zeitschrift des Berliner Vereins homöopathischer Ärzte" schrieb Wapler, bei der Beurteilung des Artikels sei zu berücksichtigen, daß dieser „für Allopathen geschrieben ist" (Wapler [1897], S. 533).
[454] Brief des Ministeriums vom 11.11.1902 (Universitätsarchiv Leipzig, Med. Fak. B I, Nr. 17)

4 Diskussionen um Lehrstühle in deutschen Parlamenten um die Jahrhundertwende

henden Anträgen in dieser Richtung vorzubeugen [...]".[455] Die Kammer wolle aber nun ihre Unterstützung zurückziehen.

In einem Antwortschreiben der medizinischen Fakultät wurde klargestellt, daß „jetzt nicht mehr das geringste Interesse am Bestehen dieser homöopathischen Poliklinik oder eines homöopathischen Krankenhauses" bestehe. Das „Betreiben der Homöopathie" sei für eine „Verirrung" zu erklären.[456] Die Einführung homöopathischen Unterrichts an der Universität wurde abgelehnt.

4.4 Bayern

4.4.1 Diskussion im bayrischen Landtag und Innenministerium im Jahre 1896

Bereits im Jahre 1896 mußte der damalige Kultusminister Landmann im bayrischen Landtag zur Frage der Errichtung von Lehrstühlen für Homöopathie Stellung nehmen.[457] In der „Deutschen Medizinischen Wochenschrift" wurde berichtet, daß der Minister laut der „Pharmaceutischen Zeitung" den akademischen Senat der Universität München zu einem Gutachten in der Angelegenheit aufgefordert hatte.

Die medizinische Fakultät beschloß jedoch am 5. Februar 1897, daß kein Anlaß zur Errichtung einer Professur gegeben sei.[458] Das Dekanat der medizinischen Fakultät antwortete dem Minister: „Die Fakultät hat mit Einstimmigkeit beschlossen, dass kein Anlass vorliege, dieser Anregung eine Folge zu geben, da die Homöopathie nicht als eine Wissenschaft betrachtet werden könne".[459]

In einer Sitzung des Finanzausschusses des bayrischen Innenministeriums am 19. Februar 1897 schlug ein Ausschußmitglied die Errichtung einer Professur für Homöopathie an einer bayrischen Universität vor.[460] Der Vorstoß wurde damit begründet, daß in Österreich bereits eine Professur bestehe und in Württemberg entsprechende Mittel für einen Lehrstuhl bereitgestellt worden seien. Allerdings wurde in der Angelegenheit bis zur Verhandlung im Landtag drei Jahre später nichts weiteres unternommen.

---

[455] Brief des Ministeriums vom 11.11.1902 (Universitätsarchiv Leipzig, Med. Fak. B I, Nr. 17)
[456] Brief der medizinischen Fakultät vom 22.12.1902 (Universitätsarchiv Leipzig, Med. Fak. B I, Nr. 17)
[457] Anon. (1900a), S. 316
[458] Nach einem Brief des bayrischen Innenministeriums an die Universität München vom 26.1.1901 zur öffentlichen Sitzung der Kammer der Abgeordneten (Universitätsarchiv München Sen 140).
[459] Anon. (1900a), S. 316; vgl. Anon. (1900d), S. 89
[460] Dies geht aus einem Brief des Ministeriums an die Universität München hervor. Der Brief wurde vom Innenminister unterzeichnet (Universitätsarchiv München Sen 140).

4.4.2 Diskussionen im bayrischen Landtag zu Beginn des 20. Jahrhunderts

Am 24. April 1900 kam der Abgeordnete Landmann[461] im bayrischen Landtag auf die Homöopathie zu sprechen. Die Homöopathie habe eine „hundertjährige Vergangenheit", habe sich das „Bürgerrecht auf dem Gebiete der Heilwissenschaft" erworben und sehr zahlreiche Anhänger in verschiedenen Ländern, wie beispielsweise in Amerika.[462] Es sei nun „sehr angezeigt, daß man auch in Deutschland im 20. Jahrhundert sich mit der Sache näher beschäftige".[463] Landmann ersuchte den Kultusminister, „dafür zu sorgen, daß auch die Homöopathie ein Heim, eine Lehrstätte auf einer unserer bayerischen Universitäten erhält".[464] Landmann hielt die Universität München für besonders geeignet, weil bereits ein homöopathisches Krankenhaus bestand, das wohl einen für eine Professur qualifizierten Arzt zur Verfügung gestellt hätte.[465] Ferner müsse beachtet werden, daß die Homöopathie „wohlfeiler" als die „Allopathie" sei, wodurch sich auch ein „sozialer Hintergrund" ergebe.

Kultusminister Landmann setzte den Ausführungen des Abgeordneten das Ergebnis des Gutachtens des akademischen Senats der Universität München von 1897 entgegen, das negativ ausgefallen war. Dem Minister war aber bekannt, daß inzwischen auch im preußischen Landtag über die Errichtung von Lehrstühlen diskutiert wurde.[466] Der Regierungskommissar im preußischen Landtag habe während einer Debatte argumentiert, daß in Berlin zwar eine homöopathische Klinik und eine homöopathische Zentralapotheke bestünden, jedoch gäbe es dort „kein Bedürfnis zu etwas weiterem".[467] Dennoch erklärte der Kultusminister, die Angelegenheit nochmals „amtlich aufgreifen" zu wollen. Er habe allerdings Bedenken, da es sich bei der Homöopathie lediglich um eine Heilmethode handle, wofür eigentlich keine eigene Professur eingerichtet würde. Vielleicht solle man einem Lehrer einen Lehrauftrag erteilen. Zudem habe die Homöopathie auch nicht mehr die Bedeutung wie „vor einigen Jahrzehnten".[468]

Bemerkenswert war, daß der Regierungskommissar eine Annäherung zwischen den „wissenschaftlich gebildeten Homöopathen" und den „Allopathen" für wünschenswert hielt: „[...] auch die Allopathen [müssen] sich jetzt daran gewöhnen und an den Universitäten dazu angelernt werden, jetzt nicht mehr so

---

[461] Landmann war Referent für ärztliche Standes- und Ehrengerichtsordnung, Abgeordneter im Landtag und Bürgermeister von Günzburg (Becker [1902a]). Der Kultusminister Landmann war sein Cousin (laut Anon. [1904a], S. 90).
[462] Vgl. stenographischer Bericht, auszugsweise wiedergegeben bei Anon. (1900d), S. 88
[463] Anon. (1900d), S. 88
[464] Anon. (1900d), S. 89
[465] Anon. (1900d), S. 89; vgl. Brief des bayrischen Innenministeriums an die Universität München vom 26.1.1901 zur öffentlichen Sitzung der Kammer der Abgeordneten (Universitätsarchiv München Sen 140).
[466] Anon. (1900d), S. 89
[467] Anon. (1900d), S. 89f; vgl. Anon. (1900a), S. 316
[468] Anon. (1900d), S. 90; vgl. Anon. (1900a), S. 316

viel Medizin zu verschreiben und anzuwenden wie früher, was ich allerdings für einen Segen und Fortschritt betrachten würde. [...] Es ist das erwünschteste, wenn Allopathen und Homöopathen zusammenkommen würden".[469]

Da sich die Vorschläge der Staatsregierung „regelmäßig auf die Vorschläge der Fakultäten" gründeten[470], sollte die medizinische Fakultät der Universität München abermals um Rat gefragt werden. Diese äußerte sich schließlich gutachterlich bezüglich einer Professur für Homöopathie.[471] Dazu wurde als Referent Hugo von Ziemssen (1829-1902), Professor der inneren Medizin, beauftragt.[472] Das von ihm verfaßte Gutachten besagte, daß „kein Anlass zur Errichtung einer Professur für Homöopathie gegeben sei, da die Homöopathie nicht als eine Wissenschaft zu betrachten sei."[473] Die medizinische Fakultät hat den Ausführungen Ziemssens in allen Punkten beigestimmt.[474] Der Akademische Senat erklärte am 20. Juli 1901 nach einer längeren Beratung und unter Berücksichtigung des Gutachtens der medizinischen Fakultät ebenfalls, die „Erteilung eines Lehrauftrages für Homöopathie an einen Dozenten der Universität nicht befürworten zu können".[475]

Am 20. Juni 1902 wurde in der Abgeordnetenkammer des bayrischen Landtags erneut die Frage eine Professur für Homöopathie an der Universität aufgegriffen. Die „Deutsche Medizinische Wochenschrift" schrieb: „Die klerikale bayrische Abgeordnetenkammer – eine wahre chambre introuvable – [...] will – unaufgefordert sogar – die bayerischen Universitäten, und zwar zunächst die Universität Würzburg, mit Homöopathieprofessuren beschenken". Mit Billigung des Reichsrats entstünde eine „Strafprofessur" für Würzburg.[476]

Der Abgeordnete Landmann trat wiederum für die Einrichtung einer Professur oder, falls eine solche nicht erreicht werden könne, für eine Dozentur an der Universität München ein. Er appellierte an das „Anstandsgefühl" der anwesenden Abgeordneten, „die Homöopathie nicht anders zu behandeln als andere Disziplinen".[477] Die Universität München biete sich zu diesem Zeitpunkt besonders an, da bereits eine homöopathische Poliklinik betrieben werde. Landmann stand auf dem Standpunkt, die Regierung müsse in diesem Falle von „dem ihr zustehenden Organisationsrecht" Gebrauch machen und sich damit über die Entscheidung der Universitäten hinwegsetzen.[478]

---

[469] Anon. (1900d), S. 90; vgl. Anon. (1900a), S. 316
[470] Brief des Ministeriums an die Universität München (Universitätsarchiv München Sen 140)
[471] Laut Registratur der Universität München auf eine Anfrage des Dekans v. Romberg (Universitätsarchiv München Sen 140).
[472] Bericht des Senats vom 20.7.1901 (Universitätsarchiv München Sen 140)
[473] Laut Registratur der Universität München auf eine Anfrage des Dekans v. Romberg (Universitätsarchiv München Sen 140).
[474] Bericht des Senats vom 20.7.1901 (Universitätsarchiv München Sen 140).
[475] Bericht des Senats vom 20.7.1901; vgl. Registratur der Universität München auf eine Anfrage des Dekans v. Romberg (Universitätsarchiv München Sen 140).
[476] Anon. (1902b), S. 600
[477] Anon. (1902c), S. 23
[478] Anon. (1902c), S. 24

Kultusminister Landmann erklärte, er habe die medizinischen Fakultäten per Ministerialerlaß am 26. Januar 1901 aufgefordert, die Angelegenheit zu prüfen.[479] Einstimmig kam von allen drei medizinischen Fakultäten Bayerns, nämlich München, Würzburg und Erlangen, die Antwort, die Homöopathie entbehre einer wissenschaftlichen Grundlage, und eine Professur käme somit nicht in Frage.[480]

Der Kultusminister zitierte hierauf ein amtliches Gutachten über die Homöopathie von Obermedizinalrat Hubert von Grashey (1839-1914): „[...] Hahnemann hat unstreitig das Verdienst, eine einfachere, rationellere und schonendere Anwendung der Arzneimittel eingeführt zu haben aufgrund sorgfältiger Beobachtung der Krankheitserscheinungen und der Wirkung der einzelnen Arzneimittel auf den gesunden Menschen. Trotzdem kann man heutzutage nach dem Ablauf eines Jahrhunderts seit Hahnemanns Auftreten mit Sicherheit sagen, dass das Axiom der Homöopathen ebenso unhaltbar und unwissenschaftlich war, wie das der Allopathen und dass der tatsächliche Fortschritt der Medizin von keiner der beiden Schulen ausging, sondern dem engen Anschlusse der Medizin an die exakten Naturwissenschaften zu verdanken ist [...]".[481] Allerdings seien die Begriffe „Allopathie" und „Homöopathie" inzwischen veraltet und gehörten der Geschichte an, es gäbe heute nur noch eine wissenschaftliche Medizin, die an deutschen Hochschulen gelehrt werde. Somit sei schließlich auch die Errichtung eines Lehrstuhls für Homöopathie hinfällig. Das Gutachten war wiederum von den drei medizinischen Fakultäten bestätigt worden und blieb so nahezu unangreifbar.[482]

Der Abgeordnete Hauber bemerkte, daß die „Anschauung der Homöopathen, dass die Krankheiten durch künstlich erzeugte Arzneikrankheiten geheilt werden", nicht aufrecht zu erhalten „und eigentlich ein pharmakognostischer Unsinn" sei. „Der homöopathische Professor müsse sich im Widerspruch zu den naturwissenschaftlichen Gesetzen stellen und richte dadurch bei den jungen Medizinern, in der Folge auch bei den Kranken, grossen Schaden an; [...] die Errichtung eines Lehrstuhls sei eine Sünde gegen die Wahrheit".[483]

Der Abgeordnete Sir fuhr fort, es sei eine „Rückständigkeit der deutschen Staaten, das System ‚Hahnemann' zu ignorieren. [...] Die Anfrage bei den medizinischen Fakultäten komme ihm vor, „als wenn man den Teufel über die Schönheit der Hölle frage".[484]

Dem Kultusminister blieb somit keine andere Wahl, als eine Entscheidung weiterhin hinauszuzögern. Er erklärte, die Angelegenheit aber erneut in Erwägung ziehen zu wollen. Er war der Meinung, daß die Regierung eine „Idee, die nun zweifellos viele Anhänger habe, im Volke sowie unter den Ärzten, nicht

---

[479] Kröner u. Gisevius (1904), S. 210
[480] Becker (1902a), S. 1320
[481] Becker (1902a), S. 1320; vgl. Anon. (1902c), S. 24; Kröner u. Gisevius (1904), S. 210
[482] Anon. (1902d), S. 1127
[483] Becker (1902a), S. 1320
[484] Becker (1902a), S. 1320

ohne weiteres abweisen könne [...].⁴⁸⁵ Es werde „beinahe für jeden Knochen noch ein Spezialist aufgestellt", da sei es „nicht zu viel verlangt, wenn endlich einmal für diese Sparte eine Professur errichtet würde".⁴⁸⁶ Die Homöopathie müsse endlich aus ihrer „Aschenbrödellage" herauskommen.⁴⁸⁷ Schließlich würde ein Lehrstuhl nur wenig kosten und der Universität nicht schaden. Für den Anfang würde aber auch eine Privatdozentur genügen.

Becker bemerkte in der „Münchner Medizinischen Wochenschrift" zu dieser Argumentation: „Mit diesen Grundsätzen könne man auch den Erfinder des Reibesitzbades, den Lehmpastor und den Schäfer Ast an eine bayrische Universität berufen."⁴⁸⁸ Die Ärzte seien daran gewöhnt, von den Parlamenten schlecht behandelt zu werden und einen Mangel an Kenntnis der ärztlichen Angelegenheiten vorzufinden. Es läge keine „Aschenbrödellage" vor, sondern es gäbe im Gegenteil viele Vergünstigungen für die homöopathischen Ärzte, wie beispielsweise das Selbstdispensierrecht, was den Arzt gleichzeitig zum Apotheker machen würde. Es würde nur „der Kurpfuscherei Vorschub geleistet, indem [...die Politiker] das schwierige Studium der Medizin gering achten und tun, als ob eine Büchse Streukügelchen in der Westentasche grössere Wunder zu wirken vermöge als die ganze medizinische Wissenschaft. [...] Nun soll die bayrische Staatsregierung ihre Autorität und ihre Mittel dazu hergeben, das sinkende Schiff zu retten und der Homöopathie durch die Errichtung eines Lehrstuhles den Anschein, Bedeutung und Stellung einer wissenschaftlichen Richtung zu geben".⁴⁸⁹

Eine ausführliche Debatte im Abgeordnetenhaus über Landmanns Antrag folgte eine Woche später, am 27. Juni 1902.

Der Abgeordnete Sir wies auf die homöopathischen Lehrstühle an 25 amerikanischen Universitäten hin und meinte, die Amerikaner seien wohl in keiner Weise als rückständig zu bezeichnen. Außerdem erwähnte er den Lehrstuhl für Homöopathie in München, der von 1858 bis 1879 bestanden habe.

Der Abgeordnete Hauber wies auf die Uneinigkeit der Homöopathen in bezug auf die fehlende Anerkennung eines Lehrbuches über homöopathische Pharmakognosie im preußischen Landtag hin.⁴⁹⁰

Landmann, der Antragsteller, entgegnete Hauber, dieser scheine sich mit der Homöopathie sehr wenig praktisch auseinandergesetzt zu haben. Es sei „eine bekannte Praxis, die Homöopathie möglichst lächerlich zu machen". Dies sei ein „Kraftstück" der „Allopathen".⁴⁹¹ Zu Grasheys Gutachten bemerkte er, daß „nach Ansicht des Herrn Obermedizinalrates jedenfalls die Homöopathie einmal einen wissenschaftlichen Standpunkt eingenommen hat, sonst könnte er

---

485 Becker (1902a), S. 1320
486 Becker (1902a), S. 1319
487 Becker (1902a), S. 1320
488 Becker (1902a), S. 1320
489 Becker (1902a), S. 1320
490 Eine Diskussion diesbezüglich gab es während der Sitzung des Abgeordnetenhauses am 25. April 1902. Vgl. Kröner u. Gisevius (1904), S. 211
491 Kröner u. Gisevius (1904), S. 212

nicht davon reden, dass sie keine wissenschaftliche Existenzberechtigung mehr habe [...]".[492] Die Homöopathie habe außerdem einen anderen Wissenschaftsbegriff als die „Allopathie". Zugleich zitierte er den kaiserlichen Sanitätsrat Ullersberger aus Straßburg mit einer kritischen Äußerung zur Bakteriologie. Landmann versuchte anzudeuten, daß es auch unter den „Allopathen" ebenfalls große Streitpunkte gäbe, die bisher nicht in vollem Umfange geklärt waren. „Was wir wollen", so Landmann weiter, „ist, dass der Homöopathie [...] auch wenigstens ein bescheidenes Plätzchen auf den Universitäten eingeräumt werde [...]".[493] Jeder angehende Arzt sollte zumindest die Möglichkeit gehabt haben, während des Studiums etwas über Homöopathie gelernt zu haben. Schließlich sei die Homöopathie billig und solle von diesem „sozialpolitischen Standpunkt" aus mehr beachtet werden.[494]

Die Abgeordnetenkammer beschloß mit 51 gegen 41 Stimmen, die Staatsregierung zu ersuchen, im nächsten Etat eine Position für die Errichtung eines Lehrstuhls für Homöopathie an der Universität München oder an einer anderen bayrischen Universität vorzusehen.[495]

Die Kammer der Reichsräte stimmte diesem Antrag ebenfalls zu. Der Referent Auer beantragte die Zustimmung der Kammer mit den Argumenten, es gäbe einen Wechsel der Anschauungen, häufige Neuerungen in der medizinischen Wissenschaft und eine Erweiterung der Medizin durch sozialpolitische Gesetzgebung. Ein Problem sehe er nur im Finden einer geeigneten Persönlichkeit für den Lehrstuhl.[496]

Reichsrat Freiherr von Soden, der bereits 1900 zur Errichtung eines homöopathischen Lehrstuhls angeregt hatte[497], verwies auch die große Zahl der Anhänger und auf die Situation in den USA. Die restlichen Reichsräte meinten dagegen, den Universitäten, die ohnehin gegen einen Lehrstuhl seien, nichts aufzwingen zu dürfen.

Graf Törring war der Ansicht, die Errichtung einer Professur für Homöopathie würde zugleich eine „Professur für Aberglauben" rechtfertigen, weil „eine grössere Anzahl von Damen der höheren Altersklasse dem Aberglauben huldigen".[498]

Erst am 17. Mai 1904 erklärte Kultusminister Wehner den Antrag wegen des Gutachtens durch Grashey für abgelehnt. Somit blieb der Antrag sowohl durch die ablehnende Haltung der Universitäten als auch der Regierung erfolglos.

Als Reaktion auf die Verhandlungen im Landtag schrieben die homöopathischen Ärzte Eugen Kröner (1861-1924) und Friedrich Gisevius in der „Zeit-

---

[492] Kröner u. Gisevius (1904), S. 213
[493] Kröner u. Gisevius (1904), S. 216
[494] Kröner u. Gisevius (1904), S. 217
[495] Anon. (1902d), S.1127
[496] Becker (1902b), S. 1406
[497] Becker (1902a), S. 1320
[498] Becker (1902b), S. 1406

schrift des Berliner Vereins homöopathischer Ärzte"[499] und der Würzburger Pharmakologe Adam Joseph Kunkel (1848-1905) in der „Münchner Medizinischen Wochenschrift".[500]

Kröner und Gisevius sahen in dem Gutachten die „totale Verkennung der Fragestellung", da die Homöopathie nur als eine „Unterabteilung der Medizin" zu sehen sei, wie auch die („allopathische") Pharmakologie, die Hydrotherapie oder die Elektrotherapie. Für diese Verfahren bestünden schließlich auch Lehrstühle. Beide Autoren kamen zu dem Schluß, in der derzeitigen politischen Situation seien Krankenhäuser wesentlich geeigneter als Lehrstühle, um „unter den Augen der breitesten Öffentlichkeit zeigen zu können, was die Homöopathie leistet". Kunkel dagegen hielt die Homöopathie für eine reine Suggestivbehandlung. Die Statistiken, die von homöopathischer Seite angeführt würden, seien zu wenig aussagekräftig und schlecht. Er sehe hier eine „absolute wissenschaftliche Unfruchtbarkeit".[501]

4.5 Württemberg

In Württemberg erfreute sich die Homöopathie seit jeher besonderer Popularität. Die verhältnismäßig große Zahl homöopathischer Ärzte und die Mitgliederzahlen der homöopathischen Laienvereine zeigen dies deutlich. Auch aus den Diskussionen im Parlament ist ersichtlich, daß viele Abgeordnete der Homöopathie zugeneigt waren. Besonders die Argumentation in der Debatte von 1901 zeigt die große Meinungsvielfalt bezüglich der Homöopathie. Alle Debatten im württembergischen Landtag wurden durch Petitionen der Laienvereinigung „Hahnemannia" angeregt.[502] Lediglich 1907 wurde auf Initiative des damaligen Tübinger Oberbürgermeisters die Diskussion neu entfacht.

4.5.1 Die Diskussionen im württembergischen Landtag zwischen 1872 und 1901 nach Anträgen der „Hahnemannia"

Am 27. Februar 1872 reichte der Ausschuß des württembergischen Laienvereins „Hahnemannia" erstmals einen Antrag ein, in dem die Ständeversammlung in

---

[499] Kröner u. Gisevius (1904), S. 217ff
[500] Kunkel (1902), S. 484ff
[501] Kunkel bezog sich in seinem Aufsatz besonders auf die vom „Deutschen Zentralverein homöopathischer Ärzte" 1897 herausgegebene Broschüre „Die Homöopathie in Theorie und Praxis" (Kunkel [1902]).
[502] Für die vorliegende Arbeit wurden Protokollbücher und Schriftwechsel der „Hahnemannia" durchgesehen (Archiv des Instituts für Geschichte der Medizin der Robert Bosch Stiftung, Bestand „Varia", V7, V8, V9, V10, V19, V42). Eine Übersicht über erhaltene Archivalien gibt Dinges (1993), S. 226f. Zur Geschichte der „Hahnemannia" vgl. Wolff (1985), S. 65ff u. Kap. 6.2.

Stuttgart aufgefordert wurde, der Staatsregierung neben anderen Forderungen die Errichtung eines Lehrstuhls für Homöopathie und einer entsprechenden Klinik vorzuschlagen.[503] Die „Hahnemannia" argumentierte, besonders in Württemberg seien die Anhänger der Homöopathie schon immer stark verfolgt worden. Die sächsische Abgeordnetenkammer habe bereits die Bitte einer Errichtung eines Lehrstuhls ausgesprochen. Die Homöopathie steige in ihrer Beliebtheit auch in Württemberg, und noch nie sei ein homöopathischer Arzt wieder von diesem System zurückgetreten.

Am 29. Februar 1872 beauftragte die Abgeordnetenkammer ihre volkswirtschaftliche Kommission mit der Berichterstattung. Gustav von Rümelin (1815-1889), der als Berichterstatter in der Kommission fungierte, stellte während einer Kommissionssitzung im April den Antrag: „Die Kammer der Abgeordneten wolle über die Eingabe des Ausschusses des Landesvereins für Homöopathie zur Tagesordnung übergehen."[504] Die Begründung lautete, es könne nicht Aufgabe der Abgeordnetenkammer sein, über Richtigkeit und Wert der homöopathischen Methode zu entscheiden. Es sei am besten, die Homöopathie dem freien Wettbewerb zu überlassen. Von harten Verfolgungen, die von der „Hahnemannia" berichtet worden waren, sei nichts bekannt. Es sei zudem bedenklich, an deutschen Universitäten überhaupt Lehrstühle für „Theorien und Richtungen" zu erteilen, ebenso wenig wie Lehraufträge für „Orthodoxie oder Nationalismus, für Darwinismus, Sozialismus, Phrenologie" erteilt würden.[505] Erst nach einer wissenschaftlichen Anerkennung der Homöopathie sei es möglich, entsprechende Lehrstühle einzurichten.

Zur Bedingung der „Hahnemannia", einen Lehrstuhl sowohl mit einem Homöopathen als auch einem Nichthomöopathen, also doppelt zu besetzen, hieß es im Bericht der Kommission, dies sei den Studierenden kaum zumutbar. Es würde bedeuten, die Studierenden „zu einer Wahl und Entscheidung in einem Stadium ihres Bildungslaufs [zu] nöthigen, in welchem ihnen noch die Vorbedingungen für eine solche Wahl fehlten".[506] Außerdem werde das „harmonische Zusammenwirken" der Lehrenden gestört. Zuletzt wurde darauf verwiesen, daß niemand daran gehindert werden würde, die Homöopathie in Form akademischer Lehrvorträge zu vertreten.

Rümelins Antrag, zur Tagesordnung überzugehen, wurde abgelehnt, worauf derselbe erklärte, die Berichterstattung abzulehnen. Der darauf neugewählte Berichterstatter Kolb beantragte, die Eingabe der „Hahnemannia" der Staatsregierung zu übergeben.

---

[503] Lorenz, [?]: „Die Stellung der Homöopathie in Württemberg im zwanzigsten Jahrhundert (In: Archiv des Instituts für Geschichte der Medizin der Robert Bosch Stiftung, Bestand „Varia", V19, Nr. 22)
[504] Kolb (1873), S. 1
[505] Kolb (1873), S. 2
[506] Kolb (1873), S. 2

4 Diskussionen um Lehrstühle in deutschen Parlamenten um die Jahrhundertwende

Im Jahre 1873 beschäftigte sich schließlich der Senat und die medizinische Fakultät der Universität Tübingen mit der Frage des homöopathischen Lehrstuhls, sprach sich aber eindeutig gegen dessen Errichtung aus.[507]

In einer Sitzung am 11. Februar 1873 beschloß die Kammer der Abgeordneten mit 51 gegen 24 Stimmen, die Bitte der „Hahnemannia" der Regierung „zur Erwägung zu empfehlen".[508] Da offensichtlich in den folgenden Jahren aber nichts geschah, sah sich die „Hahnemannia" 1878 veranlaßt, eine Anfrage an den Staatsminister des Kirchen- und Schulwesens zu richten, welche Konsequenzen bisher aus dem Beschluß gezogen worden seien. Der Minister antwortete am 4. Juni 1878, daß bereits am 7. Mai 1875 in der Kammer erneut über einen Lehrstuhl beraten worden war.[509] Dort sei unter Berücksichtigung der Meinungen des Medizinalkollegiums, der medizinischen Fakultät und des Senats der Universität Tübingen festgestellt worden, daß kein Bedarf zur Einrichtung eines Lehrstuhls bestehe. Die Homöopathie sei nur eine besondere Richtung in der Medizin, und außerdem werde in verschiedenen Vorlesungen die Homöopathie bereits berücksichtigt.

Der damalige zweite Vorstand der „Hahnemannia", Freiherr Wilhelm König von Königshofen, hakte nochmals nach. Er sprach persönlich bei Kultusminister Otto von Sarwey vor, wurde aber angeblich „kurz und grob abgefertigt".[510]

In den folgenden Jahren kam es zu heftigen Auseinandersetzungen zwischen Gegnern und Befürwortern der Homöopathie. Den Anstoß zur Diskussion, die vor allem in homöopathischen Zeitschriften geführt wurde, gab die polemische Schrift „Die wissenschaftliche Heilkunde und ihre Widersacher", welche 1876 vom Tübinger Professor Theodor Jürgensen (1840-1907) veröffentlicht worden war.[511] In dieser verfahrenen Situation, in der die „Hahnemannia" mit ihrer Lehrstuhlforderung vorerst erfolglos geblieben war, entwickelten Mitglieder des Laienvereins die Idee, eine „Stiftung für Studierende der Medizin" einzurichten. Diese Stiftung sollte all jenen Studenten finanzielle Unterstützung gewähren, welche Interesse daran zeigten, sich nach dem Medizinstudium als homöopathische Ärzte niederzulassen. Letztlich blieb aber auch diese Aktivität erfolglos.[512] Parallel dazu versuchte der Laienverein Ende der 1880er Jahre erneut, die Regierung zur Einführung homöopathischen Unterrichts an der Universität Tübingen zu drängen.

---

[507] Mossa (1901), S. 119 u. S. 121; vgl. Anon. (1879), S. 3
[508] Lorenz, [?]: „Die Stellung der Homöopathie in Württemberg im zwanzigsten Jahrhundert (In: Archiv des Instituts für Geschichte der Medizin der Robert Bosch Stiftung, Bestand „Varia", V19, Nr. 22); vgl. Brief der „Hahnemannia" vom Mai 1878 an das Kultusministerium (Archiv des Instituts für Geschichte der Medizin der Robert Bosch Stiftung, Bestand „Varia", V10)
[509] Brief des Ministers an die „Hahnemannia" vom 4.6.1878 (Archiv des Instituts für Geschichte der Medizin der Robert Bosch Stiftung, Bestand „Varia", V10)
[510] Lorenz, [?]: „Die Stellung der Homöopathie in Württemberg im zwanzigsten Jahrhundert" (In: Archiv des Instituts für Geschichte der Medizin der Robert Bosch Stiftung, Bestand „Varia", V19, Nr. 22)
[511] Den genauen Ablauf der Auseinandersetzungen beschreibt Wölfing (1974), S. 66ff
[512] Laut einer Meldung in den „Homöopathischen Monatsblättern" beschloß der Ausschuß des Laienvereins „Hahnemannia" im November 1880, „eine Stiftung ins Leben zu rufen, aus wel-

In einer Verhandlung im württembergischen Landtag am 15. Februar 1888 wurde das neuerliche Gesuch der „Hahnemannia", an der Landesuniversität die Grundlagen der Homöopathie lehren zu lassen, diskutiert.[513] Von der Forderung, einen Lehrstuhl zu errichten, war inzwischen abgesehen worden. Jetzt sollte sichergestellt werden, daß soviel über Homöopathie gelehrt werde, daß „Aerzte, welche eine amtliche Stellung suchen, sich im Notwendigsten über Homöopathie unterrichten können und so im Stande seien, die Visitation von homöopathischen Apotheken vorzunehmen".[514] Ebenso sollten die Pharmazeuten über die Homöopathie unterrichtet werden. Dadurch sollte erreicht werden, die Qualität der homöopathischen Arzneimittel und deren Verteilung über die Apotheken zu sichern. Gleichzeitig wurden jetzt allerdings vier weitere Punkte gefordert, die die Vergabe homöopathischer Arzneimittel, Tierversuche und die Durchführung von Prüfungen in Homöopathie an der Universität betrafen.

Für die Kommission für innere Verwaltung, die mit der Berichterstattung beauftragt worden war, sprach der Abgeordnete Weber. Zuerst sprach er seine Freude darüber aus, daß die „Hahnemannia" von der früheren Forderung, einen Lehrstuhl zu errichten, abgegangen war. Zum Unterricht in den Grundlagen der Homöopathie meinte Weber, diesen würde bereits in der Vorlesung über Geschichte der Medizin und in klinischen Vorlesungen Rechnung getragen. Außerdem sei mit Professor Liebermeister besprochen worden, daß dieser die Homöopathie in seiner Vorlesung über allgemeine Therapie berücksichtige.

---

cher solche jungen Leute unterstützt werden sollen, welche eine gewisse Garantie dafür bieten, dass sie nach absolviertem Studium der Wahrheit die Ehre geben und bei Hahnemannias Fahne bleiben werden". Im §1 der Statuten der Stiftung war zu lesen: „Die aus freiwilligen Beiträgen errichtete 'Stiftung für Studierende der Medizin' hat den Zweck, solchen Studierenden der Medizin Unterstützung zu gewähren, welche nicht im Stande sind, ihre Studien aus eigenen Mitteln zu vollenden." Zwar wurde nicht ausdrücklich davon gesprochen, daß die Studenten homöopathische Ärzte werden sollten. Dennoch hoffte man, daß sich die Stiftung durch Spenden ehemals geförderter Ärzte eines Tages von selbst tragen würde. Eine der ersten Spenden kam von Königin Olga von Württemberg, die der Stiftung jährlich 300 Mark zukommen ließ. Bereits nach einem Jahr waren 5000 Mark zusammengekommen. Die Stiftung wurde von einem Verwaltungsrat verwaltet, der aus den Herren König von Königshofen, von Beck, Jauß, Reiniger, Steidle, Mayer und Zöppritz bestand. Während der folgenden 40 Jahre wurde immer wieder versucht, die Stiftung als juristische Person anerkennen zu lassen, was vor allem steuerliche Vorteile bringen sollte. Mitglieder des Verwaltungsrats versuchten nach zahlreichen, erfolglosen Eingaben bei der Regierung, durch persönliche Kontaktaufnahme mit dem württembergischen Innenminister und dem Kultusminister eine Anerkennung zu erreichen, blieben aber ohne Erfolg. Erst im Jahre 1920 konnte August Zöppritz berichten, daß die Regierung die Erteilung der juristischen Person am 21. Juni endlich genehmigt hatte. Allerdings war das Ergebnis nach fast vierzigjährigem Bestehen der Stiftung ernüchternd: von insgesamt 34 finanziell unterstützten Medizinern wurden 13 tatsächlich homöopathische Ärzte, und lediglich 3 von diesen 13 hatten die Unterstützung wieder an die Stiftung zurückgezahlt (alle Angaben nach einer internen Mitteilung Zöppritz' vom Juli 1920 [In: Archiv des Instituts für Geschichte der Medizin der Robert Bosch Stiftung, Bestand „Varia", V19, Nr. 7] und den „Statuten der Stiftung für Studierende der Medizin in Stuttgart", Göltz & Rühling, Stuttgart 1889 [In: Archiv des Instituts für Geschichte der Medizin der Robert Bosch Stiftung, Bestand „Varia", V17, im vorderen Deckel des Protokollbuches eingeklebt]).

[513] Anon. (1888a)
[514] Anon. (1888a), S. 1341

4 Diskussionen um Lehrstühle in deutschen Parlamenten um die Jahrhundertwende

Carl Joseph von Schmid (1832-1893), Staatsminister des Innern, meinte, die Homöopathie könne inzwischen nicht mehr als Aberglaube abgetan werden. Vielmehr sei die Homöopathie als eine Richtung in der Medizin zu sehen, die „als eine Phase in der geschichtlichen Entwicklung der Medizin eben ihre Position sich erworben hat, ja man kann noch weiter gehen und sagen, daß die homöopathischen Bestrebungen in dem Sinne günstig auf die Entwicklung der Medizin eingewirkt haben, als durch dieselben ein gewisser Schutt, der aufgelagert war, zur Beseitigung gelangt ist".[515]

Otto von Sarwey (1825-1900), Mitglied der Deutschen Reichspartei und Staatsminister des Kirchen- und Schulwesens, bekräftigte, daß die Homöopathie schon jetzt an der Universität berücksichtigt werde. Somit sei diese Forderung der „Hahnemannia" bereits erreicht.

Der Abgeordnete Eggmann sah es nicht im Sinne der „Hahnemannia", daß die Homöopathie von einem „Allopathen" wie Liebermeister gelehrt werde. Das hieße, den „Bock zum Gärtner" zu machen.

Weber hielt Eggmann vor, dieser wolle wohl gleich einen besonderen Lehrstuhl für Homöopathie errichten. Er könne sich allerdings nicht vorstellen, „wie dieser Mann das ganze Jahr hindurch mit Dozieren über Homöopathie beschäftigt werden sollte".[516]

Sarwey bemerkte, es sei überhaupt nicht möglich, einen derartigen Lehrstuhl für Homöopathie zu errichten und zu erhalten, was die Versuche an anderen Universitäten gezeigt hätten. Er ging aber nicht konkret auf diese Versuche ein.

Der Abgeordnete Freiherr von Gemmingen bekräftigte die Bemerkung Eggmanns und meinte, die Regierung müsse mit dem „Wunsch [...], es möchte ein tüchtiger homöopathischer Arzt – und einen solchen gibt es z.B. in Tübingen – mit einem Lehrauftrag in Betreff der Homöopathie betraut werden. Das wäre etwas ganz anderes als die Errichtung eines homöopathischen Lehrstuhls, was vielleicht etwas zu großartig lauten mag".[517]

Gustav von Rümelin (1815-1889), Kanzler der Universität Tübingen, äußerte sich in einer abschließenden Stellungnahme zur Diskussion: „Man darf die Studenten nicht konfus machen. Man kann ihnen nicht zwei ganz verschiedene Theorien darstellen und sagen, sie sollen sich aus dem ein Bild machen und selbst ein Urteil finden. Homöopathie ist keine Wissenschaft, und an der Universität giebt es nur Lehrstühle für Wissenschaften. Die Homöopathie ist eine Richtung innerhalb einer bestimmten Wissenschaft, und zwar der allgemeinen Therapie, aber formell ist sie nichts anderes als die Heilgymnastik, die Wasserkur oder die Massage [...]. Das ist gerade so, wie wenn man innerhalb der Jurisprudenz, der Theologie und der Philosophie Lehrstühle für bestimmte Richtungen stiften wollte [...]. Aber wenn der homöopathische Lehrer, der keine

---

[515] Anon. (1888a), S. 1347; vgl. Anon. (1888b). Das abweichende Datum im Titel des Artikels ist höchstwahrscheinlich ein Druckfehler.
[516] Anon. (1888a), S. 1352
[517] Anon. (1888a), S. 1353

Klinik und keine Praxis hat, doch den Studierenden die Homöopathie darstellen und empfehlen soll, so versetzt man eigentlich nur eine Art von Krieg an die Universität. Die Studenten sollen dann zwischen dem Hauptlehrer und dem Nebenlehrer, die fortwährend polemisch sich zueinander verhalten müßten, eine Wahl treffen. [...] einen Lehrauftrag für Homöopathie halte ich für unvereinbar mit den Ordnungen der Universität".[518]

Der Landtag beschloß, den Antrag „der königlichen Regierung zur Berücksichtigung zu empfehlen" und erklärte ihn damit für genehmigt. Allerdings blieb der Landtagsbeschluß erfolglos, die Regierung setzte die Forderungen nicht in die Tat um.

Am 20. April 1888 forderte ein Ministerialerlaß, die Grundsätze der Homöopathie bei der Physikatsprüfung miteinzubeziehen. Dieser Beschluß wurde im Rahmen der Ministerialverordnung umgesetzt.[519]

Die medizinische Fakultät der Universität Tübingen reagierte prompt: sie wolle in Zukunft keinem homöopathischen Arzt mehr einen akademischen Titel verleihen, „da die Ansichten der Homöopathie mit jenen der Wissenschaft unvereinbar" seien.[520]

Wenige Jahre später, im Jahre 1895, stellte die „Hahnemannia" neben drei weiteren Punkten erneut die Forderung nach einem Lehrstuhl an der Landesuniversität auf. Sie forderte, „[...] die Bitte um Errichtung eines Lehrstuhls auf der Landesuniversität je für Homöopathie und für Naturheilkunde der Königl. Regierung ‚zur Kenntnisnahme' zu übergeben [...]".[521]

In den „Homöopathischen Monatsblättern" wurde die Frage gestellt: „Warum soll ein Arzt gezwungen sein, nach Pest zu Professor v. Bakody oder nach Wien zu Professor Winternitz zu reisen, während hierzu auch bei uns mit leichter Mühe Gelegenheit geschafft werden könnte?"[522] In einer Folgenummer wurde bereits von einer Reaktion auf diese Forderung berichtet: „Am 20. Juli wurde bei einem Umzug der Mediziner in Tübingen der vielgewünschte homöopathische Lehrstuhl dadurch zu verhöhnen gesucht, daß die Herren ihr eigenes Wahrzeichen, einen Affen, auf den Sessel setzten, den sie mit einer Aufschrift ‚Homöopathischer Lehrstuhl' versehen durch die Stadt fuhren".[523]

Die württembergische Abgeordnetenkammer diskutierte 1895 in der 65. Sitzung über die Forderungen der „Hahnemannia".[524]

Der Abgeordnete Henning führte als Argument einen Versuch eines Arztes an, der in seiner Praxis drei Jahre hindurch Homöopathie und „Allopathie"

---

[518] Anon. (1888a), S. 1353f
[519] Anon. (1901a), S. 56
[520] Berliner klinische Wochenschrift 25 (1888), S. 475; zitiert nach Neumann (1966), S. 13; vgl. Ausschuß der Hahnemannia (Landesverein für Homöopathie e. V.) (o. J.)
[521] Anon. (1895a), S. 165
[522] Anon. (1895a), S. 167
[523] Anon. (1895b), S. 173
[524] Dokumentiert in Anon. (1896b)

miteinander verglichen habe und zum Ergebnis gekommen sei, daß die Homöopathie besser und vor allem wesentlich billiger sei. Außerdem meinte Henning, man müsse die „Freiheit der Wissenschaft" achten, gleichzeitig aber auch darauf, die „Forderungen der zahlreichen Homöopathen – und die Homöopathie verlangt ja auch nach Freiheit – endlich zu berücksichtigen".[525]

Friedrich von Geß (1828-1905), Abgeordneter und Vertreter der Deutschen Reichspartei[526], war der Meinung, man müsse beachten, was „Tausende meinen und glauben". Die Homöopathie sei ebenso eine Wissenschaft wie die „Allopathie". Er wünsche, „daß jedem dieser beiden Systeme Rechnung getragen wird, daß freie Konkurrenz, freie Wissenschaft und freie Kunst herrscht [...]".[527] Es läge außerdem im Interesse der Universität, verschiedene wissenschaftliche Richtungen zum Gegenstand der Forschung und des Unterrichts zu machen.

Der Abgeordnete Schrempf machte auf einen Vertrauensverlust im Volk aufmerksam: „[...] man mag von allopathischer Seite aus bedauern, daß unser Volk so wenig Glauben an die ‚Wissenschaft' hat, daß es so wenig auf ‚Autoritäten' giebt. Aber meine Herrn, wer ist denn daran Schuld? Sind es nicht gerade die Vertreter der medizinischen Wissenschaft [...]?".[528] Der Wunsch nach einem Lehrstuhl sei daher nur billig und gerecht.

Die gleiche Frage wurde am 17. Dezember 1895 in der Kammer der Standesherren diskutiert. Graf von Bentinck und Waldeck-Limpurg wies auf die Heftigkeit hin, mit der 602 „allopathische" Ärzte gegen die Errichtung eines Lehrstuhls für Homöopathie petitioniert hätten. Die Homöopathie sei aber schon so bewährt und habe so vielen Kranken geholfen, daß die Errichtung eines Lehrstuhls an der Zeit sei. „Möchte Württemberg unter den deutschen Bundesstaaten mit gutem Beispiel vorangehen, daß der homöopathischen Wissenschaft, denn das sei sie endlich Gerechtigkeit werde!"[529]

Trotz der erneuten Diskussionen in beiden Kammern wurden die Forderungen der „Hahnemannia" nicht von der Regierung berücksichtigt. Den nächsten Versuch startete der Laienverein erst nach der Jahrhundertwende.

Die vom Verein Anfang Februar 1901 eingereichte Petition gab den Anstoß zu einer weiteren Diskussion im württembergischen Landtag. In der Petition wurde allerdings nicht die Errichtung eines Lehrstuhles, sondern lediglich die Einrichtung von Vorlesungen, die von einem homöopathischen Arzt gehalten werden sollten, gefordert[530]: „Die hohe Ständeversammlung möge darauf hinwirken, daß ein in Deutschland approbierter Arzt, der Homöopath ist, beauftragt

---

525 Anon. (1896b), S. 19
526 Schwarz (1965), S. 322
527 Anon. (1896b), S. 20
528 Anon. (1896b), S. 34f
529 Anon. (1896b), S.36f
530 Ausschuß der Hahnemannia (Landesverein für Homöopathie e. V.) (o. J.). Zum Wortlaut der Petition vgl. Anon. (1901a).

werde, in Tübingen Vorlesungen über die Homöopathie zu halten".[531] Begründet wurde dies unter anderem mit der großen Zahl von homöopathieinteressierten Patienten und mit der Befangenheit der die Universität absolvierenden Ärzte gegenüber der Homöopathie. Es läge „im Interesse des Publikums, des Arztes und des Apothekers, daß an der Landesuniversität die Grundsätze der Homöopathie richtig gelehrt werden".[532] Bezüglich des Inhaltes der Vorlesungen wünschte sich die „Hahnemannia" Unterricht in Geschichte der Homöopathie, Grundlagen, Gabenlehre und homöopathischer Arzneimittellehre.

Die Finanzkommission der Regierung nahm sich am 14. März 1901 der Frage der Erteilung eines Lehrauftrages an der Universität Tübingen an und erklärte: „Gegenüber der Königl. Staatsregierung [ist] die Erteilung eines Lehrauftrags für Homöopathie an der Universität Tübingen zu befürworten und die Bereitwilligkeit zur Bewilligung der erforderlichen Mittel auszusprechen, und die Bitte der Hahnemannia [...] hiedurch für erledigt zu erklären".[533]

In der 20. Sitzung des Württembergischen Landtags am 28. März 1901 kam die Petition zur Sprache.[534] Mehrere Abgeordnete, darunter der Kanzler der Universität Tübingen, der Kultusminister von Württemberg und Vertreter der politischen Parteien, diskutierten über Homöopathie an der Universität.

Zu Beginn erklärte der Berichterstatter Hartranst, Abgeordneter aus Böblingen, daß die Frage der Vertretung der Homöopathie an der Universität zwar in erster Linie eine wissenschaftliche Frage sei, aber dennoch die Meinung des Volkes zu berücksichtigen sei.

Julius Oscar Galler (1844-1905), Buchhändler aus Stuttgart und Vertreter der Deutschen Volkspartei[535], hatte den Antrag der „Hahnemannia" in die Finanzkommission eingebracht. Auch er verwies auf die große Verbreitung der Homöopathie im Volk und meinte, die Politik müsse daher unbedingt auf die Petition eingehen. Die homöopathische Klinik in Leipzig und der Versuch in Preußen, ein homöopathisches Reichsarzneibuch auszuarbeiten, seien weitere Gründe. Da es bisher an keiner deutschen Universität einen Lehrauftrag für Homöopathie gebe, müsse nun Württemberg mit gutem Beispiel vorangehen. Außerdem sei es im Sinne der Studenten, beide Heilmethoden, d.h. Schulmedizin und Homöopathie, bereits während des Studiums an der Universität kennenzulernen.

Schönberg, Kanzler der Universität Tübingen, trat der Lehrstuhlfrage mit einer gewissen Skepsis entgegen. Studenten könnten die grundlegenden Dinge über Homöopathie im Rahmen der Geschichte der Medizin und in anderen Vorlesungen erfahren. Er verstehe zwar die Forderungen der „Hahnemannia",

---

[531] Anon. (1901a), S. 56
[532] Anon. (1901a), S. 57
[533] Anon. (1901b), S. 70
[534] Die Sitzung wurde in den „Homöopathischen Monatsblättern" (Anon. [1901b]) und auszugsweise von Samuel Mossa in der „Allgemeinen Homöopathischen Zeitung" dokumentiert (Mossa [1901], S. 118). Die Wiedergabe der Diskussion bezieht sich, sofern nicht anders angegeben, auf diese beiden Artikel.
[535] Schwarz (1965), S. 318

sei jedoch um das Ansehen seiner Universität gegenüber den anderen deutschen Hochschulen sehr besorgt. Ein Lehrauftrag würde „Tübingen nicht zum Ruhm gereichen [...]".

An seine Rede schloß er einen Bericht des Universitätsprofessors Hermann Vierordt an.[536] Vierordt meinte darin, die Medizin sei zwar grundsätzlich offen für alle neuen Strömungen und würde auch alles Brauchbare aufnehmen, es gäbe allerdings keinen Grund für eine Aufnahme der Homöopathie an der Universität. Die bisherigen Erfolge der Homöopathie seien dazu keineswegs ausreichend. Die Vertreter dieser „gelinde gesagt mystische[n] Arzneiform" hätten außerdem besonders in Württemberg als Impfgegner „eine gewisse traurige Berühmtheit" erlangt. Da die Homöopathie sich bewußt in Gegensatz zur universitären Medizin stelle, würde ein homöopathischer Lehrstuhl vielleicht sogar dazu beitragen, „jene besonders ehrenwerthe Sorte von Aerzten oder vielmehr Zwitterärzten zu erziehen, die auf Verlangen allopathisch oder homöopathisch curiren können, dem Victualienhändler gleich, der in getrennten Räumen seines Ladens Butter oder Margarine verkaufen soll". Ein homöopathischer Lehrstuhl sei somit kein Vorteil für die Hochschule und auch kein Bedürfnis, auch nicht für die Homöopathie selbst. Der Ruf einer durch einen Lehrstuhl für Homöopathie „stigmatisirten medicinischen Facultät" würde in Gefahr sein, der „Niedergang [wäre] die sichere Consequenz". Die anderen deutschen Universitäten würden Tübingen überholen.

Nach diesem umfangreichen Gutachten fuhr Schönberg fort, die Universität müsse sich gegen die Berufung eines einseitig orientierten, also lediglich der Homöopathie zugewandten, Lehrers wehren, „der die Universität zum Tummelplatz von Parteikämpfen machen würde [...]".

Geß forderte in erster Linie „Gerechtigkeit" und war wie bereits 1895 der Auffassung, auch die Homöopathie solle an der Universität vertreten sein. Es sei zu beachten, daß die „Universität als universitas die Aufgabe hat, alle Wissensgebiete und alle wissenschaftlichen Richtungen in den Kreis ihrer Lehrgegenstände aufzunehmen". Dennoch sah er die beiden Heilmethoden Homöopathie und „Allopathie" im „feindlichen Gegensatz" zueinander stehen.

Blumhardt, ein sozialdemokratischer Abgeordneter, hielt dies für zu scharf umschrieben. Vielmehr handele es sich um den Gegensatz zwischen Spiritualismus und Materialismus. Da heute der Materialismus vorherrsche, sei es nicht verwunderlich, daß Methoden wie der Chirurgie ein wichtiger Platz in der Medizin eingeräumt werde. Trotzdem müsse man aber „in freundlichem Sinn" auf den Universitäten über Homöopathie reden. Er forderte, wie zuvor schon Schönberg in ähnlicher Weise, daß ein homöopathischer Professor auch über die Schulmedizin Bescheid wissen sollte. Eine strenge Trennung zwischen beiden Richtungen schien ihm dennoch unerläßlich: „Der Homöopathie geht es wie

---

[536] Das Gutachten Vierordts wurde später veröffentlicht im „Württembergischen Medicinischen Correspondenz-Blatt (Sonder-Abdruck 1901)". In: Universitätsarchiv Tübingen, Med. Fak. 125/195. Vgl. Mossa (1901), S. 119

den Socialdemokraten. Eine Marx'sche Sozialdemokratie würde man auch nicht zulassen". Die Universität solle laut Blumhardt allen Geistesrichtungen offenstehen. „Wenn es sich herausstellen sollte, dass es keine Wissenschaft sei, dann schade es nichts, es sei schon Manches auf den Universitäten falsch gelehrt worden. [...] Es lebe die freie Untersuchung auf den Universitäten!", endete Blumhardt.

Kultusminister Carl von Weizsäcker (1853-1926) versuchte, die Argumentation Blumhardts zu relativieren. Er hielt es für ein gefährliches Experiment für eine Behörde, sich in inneruniversitäre Angelegenheiten einzumischen. Entscheidungen über den Lehrinhalt wolle er lieber der Universität selbst überlassen.

Rembold, Mitglied der Zentrumspartei, teilte die Ansicht des Kultusministers: „Wer aber Recht sprechen wollte, der müsse auch sachverständig sein, das sei aber ein Parlament in dieser Frage nicht".

Weizsäcker argumentierte weiter, jedem Professor stehe es frei, seine Vorlesungen in homöopathischer oder allopathischer Richtung zu halten. Abgesehen davon sei es nicht sinnvoll, den Studenten auf eine bestimmte Richtung in der Medizin zu verpflichten. Unter der Freiheit der Wissenschaft verstehe er außerdem, „dass die Universität selbst bestimmt, was Wissenschaft ist".

Tauscher, ein Sozialdemokrat, plädierte für den freien Wettbewerb in der Medizin, zu der auch die Homöopathie zugelassen sein sollte. Die derzeit stattfindenden Vorlesungen, in denen die Homöopathie Erwähnung finde, kämen ihm vor, „als wenn eine Katze ihren Jungen über Vogelschutz predige".

Prälat von Sandberger hielt es für die beste Lösung, wenn ein Kliniker sich der Homöopathie annehmen und deren wissenschaftliche Grundlagen erforschen würde. Gegen einen Lehrauftrag spreche für ihn außerdem, daß die Wahl der Heilmethode auch jetzt schon dem Arzt überlassen werden könne. Sandberger verglich schließlich die Unvereinbarkeit der Homöopathie und der „Allopathie" mit den Schwierigkeiten, gleichzeitig Brahmanismus und Christentum in derselben Fakultät zu lehren.

Galler sah in der ablehnenden Haltung des Kultusministers eine „exzeptionelle Verweigerung eines Rechts". Die Finanzierung eines Lehrstuhles würde auf jeden Fall erst einsetzen, wenn fachkundiges Personal gefunden wäre. Vicrordt dagegen sei „derjenige Dozent der jedenfalls die Homöopathie auf der Universität in gleicher Weise vorträgt, resp. verekelt [...], daß die Homöopathen den berechtigten Wunsch haben, daß eine andere Persönlichkeit den Lehrstuhl besteige und für ihre Ideen eintrete".

Tauscher machte darauf aufmerksam, daß die Regierung mit einer ablehnenden Haltung gegenüber der Homöopathie große Unzufriedenheit in der Bevölkerung errege. Weizsäcker entgegnete, man müsse allerdings anerkennen, „dass die Regierung denen, die sich homöopathisch behandeln lassen wollen, keine Hindernisse in den Weg lege". Als Kompromiß bot er an, einen wissenschaftlich gebildeten Mann zu suchen, der als Privatdozent an der Universität Tübingen Homöopathie lehren sollte.

Kultusminister von Weizsäcker schloß die Debatte ab, in dem er sogar eine mit einem Lehrauftrag verbundene Klinik in Aussicht stellte. Die finanzielle Frage stelle sich für ihn kaum. Vielmehr handele es sich um die „Frage der staatlichen Anerkennung der Lehre der Homöopathie". Es solle einem „wissenschaftlich gebildete[n...] Mann, der das Bedürfnis hat, an der Universität Homöopathie als Privatdozent zu lehren, [...] auch der Weg offen stehen, diese spezielle Methode seinerseits als Privatdozent vorzutragen".

Anschließend kam es zu einer Abstimmung, bei dem die Berücksichtigung der Petition mit 43 zu 31 Stimmen befürwortet wurde.[537] Die Abgeordneten sprachen ihre „Bereitwilligkeit zur Bewilligung der erforderlichen Mittel" zur Errichtung eines Lehrstuhls aus.[538]

Nach der Erklärung der Abgeordneten im Landtag beschloß die Kammer der Standesherren, die dem Beschluß der zweiten Kammer selbst nicht beitrat[539], den Antrag des Laienvereins „Hahnemannia" der „Regierung zur Erwägung zu übergeben".[540]

Die Regierung reichte den Antrag an das Ministerium des Kirchen- und Schulwesens weiter. Das Ministerium wiederum bat vor einer offiziellen Äußerung den akademischen Senat der Universität Tübingen und Rat.

Der Senat, der sich seit 1873 nicht mehr zur Frage der Vertretung der Homöopathie an der Universität geäußert hatte, hielt Rücksprache mit der medizinischen Fakultät, um anschließend ein Gutachten abzugeben.[541] Vermutlich war dieses Gutachten, das vermutlich nicht erhalten geblieben ist, ablehnend bezüglich der Errichtung eines Lehrstuhls, denn letztendlich wies die württembergische Regierung den Antrag zurück.

Als Reaktion auf die Vorgänge im Landtag erschien ein Artikel in der „Deutschen Medizinischen Wochenschrift".[542] Der Verfasser, vermutlich der Pharmakologe Adam Joseph Kunkel (1848-1905), sah im Antrag der „Hahnemannia" den Versuch, „der medizinischen Fakultät die Pflege wissenschaftlichen Geistes zu entreissen". Er befürwortete den Standpunkt Gesslers, der als Präsident des Medizinalkollegiums und Berichterstatter der Kommission der Kammer der Standesherren fungierte. Dieser habe gesagt, „dass es nicht Aufgabe der parlamentarischen Körperschaft sei, sich mit die Frage der wissenschaftlichen Berechtigung der Homöopathie zu befassen, vielmehr müsse es der Homöopathie selbst überlassen werden, wenn sie zu einer wissenschaftlichen Bethätigung an der Universität gelangen will, sich durch ihre eigenen wissenschaftlichen Kräfte gegenüber der jetzt gültigen Richtung in der Wissenschaft durchzuringen. Mit

---

[537] Vgl. Anon. (1901c), S. 616
[538] Brief des Ministeriums des Kirchen- und Schulwesens an den akademischen Senat in Tübingen (Universitätsarchiv Tübingen, Med. Fak. 125/61, 14)
[539] Anon. (1901d), S. 622f
[540] Brief des Ministeriums des Kirchen- und Schulwesens an den akademischen Senat in Tübingen (Universitätsarchiv Tübingen, Med. Fak. 125/61, 14).
[541] Brief des Ministeriums des Kirchen- und Schulwesens an den akademischen Senat in Tübingen (Universitätsarchiv Tübingen, Med. Fak. 125/61, 14).
[542] Anon. (1901d)

dem gleichen Rechte z. B. könnte die Sozialdemokratie beanspruchen, dass in Tübingen ein Lehrstuhl errichtet werde, um Volkswirtschaftslehre ausschliesslich nach sozialdemokratischer Anschauung vorzutragen".

Die Kommission habe außerdem auf eine Lücke in der medizinischen Fakultät hingewiesen, womit sie das Fehlen eines hygienischen Institutes oder eines Lehrstuhls für Hygiene in Tübingen gemeint habe.[543] In diesem Sinne habe auch der Kultusminister gemeint, man solle die „Bedürfnisse der Reihe nach befriedigen". Unter Heranziehung eines Artikels aus den „Hochschul-Nachrichten" wird in der „Deutschen Medizinischen Wochenschrift" die Wichtigkeit einer Ausbildung in Hygiene betont und ferner die Sorge ausgesprochen, „welche umso nothwendiger erscheint in einem Lande, in welchem jegliche medizinische und hygienische Sectirerei eine willkommene Heimath findet und sogar intellektuell hervorragende Kreise – die Volksvertretung – sich im Banne homöopathischer Propaganda befangen zeigen". In Württemberg stehe zu befürchten, daß „der Mangel an modernen hygienischen Anschauungen noch ganz andere Wünsche zeitigen wird, als den in energischen Ansturm vorgebrachten Antrag auf Errichtung eines Lehrstuhls für Homöopathie: ein solcher für Naturheilmethode oder für die Therapie des Grafen Mattei oder für Kneipp-Kuren wäre doch auch ganz hübsch! [...] Das Heiligthum der Medizin muss den berufenen Fachmännern allein verbleiben, aber der Arzt ist der hygienische Erzieher des Volkes, und die Sorge um die Gesundheit ist Volkssache. [...] Der Antrag auf Errichtung eines homöopathischen Lehrstuhles ist für jeden Württemberger ein tief beklagenswerthes Ereigniss gewesen!".

Am 10. Mai 1901 wurde während einer Debatte in der Kammer der Standesherren über die Errichtung eines Lehrstuhls für Hygiene diskutiert. Obwohl in anderen deutschen Universitätsstädten schon seit längerer Zeit derartige Lehrstühle bestanden – der erste Lehrstuhl für Hygiene entstand bereits 1865 in München -, stieß die Frage, die Hygiene als eigenständiges Lehrfach zu etablieren, auf ähnlichen Widerstand wie die Frage der Homöopathie. Als Grund für die neuen Forderungen nach einem homöopathischen Lehrstuhl wurden die vernachlässigte Förderung der Hygiene angesehen: „... [Es] steht in Württemberg zu fürchten, dass der Mangel an modernen hygienischen Anschauungen noch ganz andere Wünsche zeitigen wird, als den in energischem Ansturm vorgebrachten Antrag auf Errichtung eines Lehrstuhls für Homöopathie [...]. Nur durch ein hygienisches Institut, durch Theilnahme an hygienischer Forschungsarbeit können Aerzte herangebildet werden, welche dem Volk das geben können, was es sonst bei Homöopathen oder anderen Sectierern sucht [...]".[544]

---

[543] Tübingen war zu dieser Zeit die einzige Universität im deutschsprachigen Raum, an der noch kein hygienisches Institut bestand.
[544] Ries, K.: „Homöopathie oder Hygiene an der Universität Tübingen?". In: Medicinisches Correspondenz-Blatt des Württembergischen ärztlichen Landesvereins, Bd. 61 Nr. 30 vom 27. Juli 1901 (Universitätsarchiv Tübingen, Med. Fak. 125/61, 14).

Im April 1903 wurde in der Finanzkommission der württembergischen Abgeordnetenkammer erneut die Einführung eines Lehrauftrages für Homöopathie diskutiert. Sämtliche Redner äußerten sich wohlwollend, kamen allerdings zu keinem Beschluß.[545]

4.5.2 Die Diskussion im württembergischen Landtag im Jahre 1907

In der 43. Sitzung der Württembergischen Abgeordnetenkammer am 18. Juni 1907 kam der Tübinger Oberbürgermeister Gauß erneut auf die Errichtung von Lehrstühlen für Homöopathie zu sprechen.[546] Gauß sprach von einem Wunsch, der unter anderem in der Finanzkommission besprochen worden war. Zur Erfüllung der Lehrfreiheit meinte er, diese sei der „Lebensnerv der deutschen Universitäten". Die Errichtung eines Lehrstuhls halte er selbst aber für wenig sinnvoll, da es zwar Lehrstühle für bestimmte Gebiete wissenschaftlicher Arbeit, nicht aber für „gewisse Lehrmeinungen, gewisse Theorien oder Methoden" gäbe. Er verglich das Verhältnis der Schulmedizin zur Homöopathie mit dem der Nationalökonomie zum Protektionismus und Freihandel. Für die beiden letzteren würden auch keine eigenen Professuren eingeführt werden. Es sei „unlogisch, neben einer Professur für innere Medizin eine solche für die Lehrmeinung des Herrn Hahnemann" einzurichten, zumal ein Professor nicht verpflichtet sei, „für irgend ein Meinen oder Glauben einzutreten [...]".

Die „Hahnemannia" argumentierte in ihrem Bericht „Die Homöopathie in der württembergischen Kammer der Abgeordneten", die Homöopathie sei eine Erfahrungswissenschaft: „Aehnlich wie einst Newton durch den herabfallenden Apfel das Gesetz der Gravitation kennen lernte, so gelangte Hahnemann durch das Experiment zur Entdeckung der Homöopathie." In Amerika sei der Homöopathie von den Hochschulen „der Weg zum freien Wettbewerb mit der sogenannten Schulmedizin nicht gewaltsam verlegt und versperrt" worden, außerdem hätten einige Universitäten aus eigenem Antrieb Lehrstühle für Homöopathie errichtet. Auch für Deutschland forderte die „Hahnemannia" freien Wettbewerb. Bedauert wurde in dem Bericht außerdem, daß man sich in Deutschland trotz der Maxime „Freiheit der Wissenschaft" noch niemals „ernstlich und praktisch" mit der Homöopathie beschäftigt habe. Die Homöopathie würde von den Universitäten immer wieder bekämpft, „ohne einen einzigen Versuch am Krankenbette gemacht zu haben, mit theoretischen Auseinandersetzungen über die ein volles Jahrhundert zurückliegenden Erklärungsversuche und Theorien Hahnemanns." Im Sinne einer praktischen Überprüfung wurde Hahnemann zi-

---

[545] Anon. (1903a), S. 97
[546] Die Vorgänge in der Kammer der Abgeordneten sind festgehalten in einem 4 Seiten umfassenden Kurzbericht der „Hahnemannia". Ausschuß der Hahnemannia (Landesverein für Homöopathie e. V.) (o. J.); vgl. Anon. (1907)

tiert: „Widerlegt diese Wahrheiten, wenn ihr könnt, durch ein wirksameres, sicherer und angenehmer heilendes Verfahren als das meinige ist, und streitet nicht durch bloße Worte, deren wir schon zu viele haben."[547]

4.6 Reaktionen in Fachzeitschriften

Im Zuge der Diskussionen in verschiedenen Parlamenten um die Errichtung von Lehrstühlen wurde 1896 in erster Linie von Schwartz und Wapler der Versuch einer sachlichen Auseinandersetzung über die Homöopathie unternommen.

Oscar Schwartz (1823-1916), Geheimer Medizinalrat und Regierungsrat aus Köln, veröffentlichte am 26. März 1896 seinen Artikel „Die Errichtung besonderer Lehrstühle für Naturheilkunde, Hydrotherapie und Homöopathie" in der „Deutschen Medizinischen Wochenschrift".[548] Darin hieß es: „Die neuen Bestrebungen zahlreicher Anhänger der sogenannten Naturheilkunde und Homöopathie zur Errichtung besonderer Unterrichtsanstalten für die genannten Heilmethoden liefern einen neuen Beweis, dass die seit Freigabe der Heilkunde in Deutschland überhandnehmende Krankenbehandlung durch technisch ungebildete und sittlich unzuverlässige Personen auch in weit verbreiteten nicht ärztlichen Kreisen als ein Uebelstand anerkannt wird, welcher in einem geordneten Staatswesen nicht geduldet werden sollte". Schwartz schien zuerst einmal zu begrüßen, daß die Vertreter der Homöopathie versuchen, ihre Methode von der Kurpfuscherei abzugrenzen. Er erläuterte anschließend die Grundsätze Hahnemanns und bemerkte, daß jedoch viele Überlegungen „von den heutigen sich als Homöopathen bezeichnenden Aerzten [...] als maassgebende nicht mehr angenommen" werden würden.[549] Die heutigen homöopathischen Ärzte seien Eklektiker. Schwartz meinte weiter, man solle die Kosten für derartige Lehrstühle lieber einsparen und statt dessen die Homöopathie und andere Methoden im Fach „Geschichte der gesammten Heilkunde" und auch in der Pharmakologie als historische Verfahren berücksichtigen. Die Studenten sollten an den Universitäten über die Homöopathie unterrichtet werden, um gegenüber ihren späteren Patienten besser argumentieren zu können.[550]

Carl Binz (1832-1913), seit 1873 ordentlicher Professor für Pharmakologie in Bonn, ergänzte in der „Deutschen Medizinischen Wochenschrift" Schwartz' Artikel mit dem Hinweis, daß die Studenten bereits in den Pharmakologievorlesungen einiges über Homöopathie erführen.[551] Dabei werde Originalliteratur vorgestellt. Binz betonte, es gäbe nur eine wissenschaftliche Heilkunde, die Trennung in Homöopathie und „Allopathie" sei obsolet.

---

[547] Vgl. Hahnemann im „Auszug eines Briefs an einen Arzt von hohem Range, über die höchst nöthige Wiedergeburt der Heikunde". In: Hahnemann (1989), Bd. 1, S. 88
[548] Schwartz (1896)
[549] Schwartz (1896), S. 204
[550] Schwartz (1896), S. 205
[551] Binz (1896), S. 285

4 Diskussionen um Lehrstühle in deutschen Parlamenten um die Jahrhundertwende

Auch Simon Samuel (1833-1899), Professor für Pathologie an der Universität Königsberg, erwähnte in einer Zuschrift an die „Deutsche Medizinische Wochenschrift", daß er in seinen Vorlesungen über „Allgemeine Therapie" bereits sei 1874 alle „medicinischen Sekten" behandle, darunter auch die Homöopathie.[552]

Als erste Antwort auf Schwartz' Veröffentlichung folgte Waplers Artikel „Was versteht man heute unter der als ‚Homöopathie' bezeichneten Heilmethode?", der ebenfalls in der „Deutschen Medizinischen Wochenschrift" erschien.[553] Vom Standpunkt des homöopathischen Arztes versuchte Wapler eine Definition der Homöopathie zu geben. Wichtig war ihm hierbei, zwischen der „dogmatischen" und der „naturwissenschaftlich-kritischen Richtung" zu unterscheiden.[554] Er meinte, Teile von Hahnemanns Lehren seien „irrtümlich" und verwies auf die Thesen von Paul Wolf aus dem Jahre 1837, die „4 Prinzipien" von Theodor von Bakody und die Untersuchungen von Arndt und Schulz, die er für richtungsweisend für die „naturwissenschaftlich-kritische Richtung" der Homöopathie hielt.

Ungefähr gleichzeitig mit Waplers Artikel erschien ein Aufsatz in der „Allgemeinen Homöopathischen Zeitung", verfaßt vom homöopathischen Arzt Arthur Müller-Kypke. Dieser bedauerte, daß Schwartz in „rein tendenziösem Sinne" ein Thema abgehandelt habe, von dem er nur wenig verstünde.[555] Auf Schwartz' Aussage, daß „die für das praktische Leben wichtigsten Theile der Heilkunde, die Chirurgie, die Geburtshilfe, Psychiatrie und sämmtliche übrigen Specialfächer, Augen-, Ohren-, Kehlkopfs- und Frauenheilkunde u.s.w., von der Homöopathie ganz unberührt geblieben" seien, antwortete Müller-Kypke in einer längeren Abhandlung.[556] Im wesentlichen strich er dabei das ganzheitliche Konzept der Homöopathie heraus, welches in allen genannten Fächern von Bedeutung sei. Den besonderen Wert der Homöopathie versuchte er folgendermaßen darzustellen: „Wohl aber kommen unzählige solche Kranke zu uns, die von den sogenannten Specialisten lange erfolglos behandelt oder besser gequält waren und die, wenn sie nicht schon durch derartige Behandlungsmethoden vollständig verpfuscht waren, bei uns homöopathischen Aerzten endlich die langersehnte Heilung fanden!"[557] Die Erwähnung der Homöopathie in medizingeschichtlichen oder pharmakologischen Vorlesungen empfand Müller-Kypke als Hohn. Dann sei es doch besser, daß „die jungen Mediziner oder Aerzte, [...] sich entweder aus homöopathischen Krankenhäusern bezw. Polikliniken oder sich durch direkte Unterweisung bei älteren erfahrenen Collegen ihr theoretisches Wissen und praktisches Können holen".[558] Es sei im Interesse der „medi-

---

[552] Anon. (1896a), S. 388
[553] Wapler (1896a)
[554] Wapler (1896a), S. 286
[555] Müller-Kypke (1896), S. 168f
[556] Müller-Kypke (1896), S. 169
[557] Müller-Kypke (1896), S. 170
[558] Müller-Kypke (1896), S. 181

cinischen Wissenschaft" und der „leidenden Menschheit" förderlicher, wenn öffentlich Lehrstühle für Homöopathie an den Universitäten errichtet würden.[559] Müller-Kypkes Ansicht nach müsse der Unterricht in Homöopathie an der Universität großteils getrennt vom „allopathischen" Unterricht ablaufen. Dafür müßten eigene Abteilungen eingerichtet werden, die mit den „allopathischen" Abteilungen auf gleicher Stufe stünden und ausschließlich von homöopathischen Lehrern geleitet würden. Die Vergabe eines derartigen Lehrstuhls an einen „allopathischen Kliniker, der nicht über eigne gründliche homöopathische Erfahrung verfügt", sei im „Interesse der Wissenschaft und des Gewissens" unmöglich.[560] Müller-Kypke bedauerte das Fehlen genauer wissenschaftlicher Statistiker, die die Überlegenheit der Homöopathie im Krankenhaus zeigen könnten. Er schloß, daß „auf Dauer das Bedürfniss nach homöopathischen öffentlichen Kliniken und Lehrstühlen nicht künstlich" zurückgedrängt werden könne.[561]

Schwartz schien lediglich von Waplers Artikel Notiz genommen zu haben. In seiner folgenden Antwort in der „Deutschen Medizinischen Wochenschrift" äußerte er gewisse Übereinstimmung zu Wapler, wenn dieser sage, Hahnemanns Schriften seien nicht Ausdruck des heutigen Standpunkts der Homöopathie.[562] Allerdings kritisierte er die Versuche Bakodys und die Ansätze von Arndt und Schulz, die keine wissenschaftliche Stütze für die Homöopathie böten. Abschließend wies er auf Eduard Rudolf Koberts „Lehrbuch der Pharmacotherapie" hin, in welchem die „homöopathische Behandlungsmethode als eine suggestive, thatenlos zusehende und abwartende, welche aber auch bekanntlich in der gesammten übrigen Heilkunde nicht selten und mit gutem Erfolge zur Anwendung gebracht zu werden pflegt", beschrieben werde.[563]

Noch einmal reagierte Wapler mit einem Artikel, der allerdings von der „Deutschen Medizinischen Wochenschrift" abgelehnt worden war, und den er daraufhin in der „Allgemeinen Homöopathischen Zeitung" veröffentlichen mußte. Darin ging er nochmals auf die Kritik Schwartz' an Bakodys Thesen ein, an denen Schwartz kritisiert hatte, daß die experimentelle Prüfung von Arzneimitteln nur mit einem einzigen Arzneimittel durchgeführt worden sei und mit der von Hahnemann beschriebenen Methode nicht mehr viel gemeinsam habe. Wapler entgegnete, Bakody beziehe sich aber immer wieder auf Hahnemann und sehe sich selbst als einen dessen Nachfolger. Wapler schloß einige Beschreibungen von homöopathischen Arzneimitteln an. Die Ideen Schulz' und Arndts habe Wapler nicht, wie Schwartz behauptet hatte, „Stützen der Homöopathie" genannt, sondern lediglich eine gewisse Ähnlichkeit zu den Anschauungen der homöopathischen Ärzte Wolf, Griesselich und Bakody festgestellt.[564] Ferdinand Hueppe (1852-1938), Professor für Hygiene, habe außer-

---

[559] Müller-Kypke (1896), S. 181
[560] Müller-Kypke (1896), S. 181
[561] Müller-Kypke (1896), S. 181
[562] Schwartz (1896), S. 339
[563] Schwartz (1896), S. 340
[564] Wapler (1896b), S. 38

4 Diskussionen um Lehrstühle in deutschen Parlamenten um die Jahrhundertwende

dem in seinem Buch „Naturheilkunde und Schulmedicin" geschrieben: „Entkleidet man die Homöopathie der Mystik der Potenzen, die kaum noch etwas anderes als Nihilismus im Gewande des Receptes sind, so ist der Grundgedanke, dass auch kleine Mengen Wirkungen haben können, richtig."[565] Zu Kobert bemerkte Wapler, dieser könne nicht als kompetenter Beobachter der Homöopathie gelten, da er den Homöopathen „unlautere Beweggründe" vorwerfe.[566] Eine Errichtung eines Lehrstuhls für Homöopathie wäre sehr wünschenswert, da die Homöopathie auf diese Weise allen Ärzten zugänglich gemacht werden würde und mehr Klarheit unter der Ärzteschaft geschaffen würde. Wapler hielt experimentelle Untersuchungen an einer universitären Einrichtung für sehr wichtig, zumal die homöopathischen Ärzte bisher keine Gelegenheit dazu erhalten hätten.

Letztlich blieb die Auseinandersetzung offen, weitere Stellungnahmen der genannten Autoren waren nicht zu finden. Es wurde aber doch deutlich, in welchen inneren Schwierigkeiten die Homöopathie steckte. Homöopathische Ärzte wie beispielsweise Wapler mußten sich von den Gegnern im eigenen Lager abgrenzen und gleichzeitig den Brückenschlag zur universitären Medizin versuchen. Andererseits ist festzustellen, daß die die naturwissenschaftliche Medizin repräsentierenden Ärzte wenig Bereitschaft zeigten, sich genauer mit der Homöopathie auseinanderzusetzen.

---

[565] Wapler (1896b), S. 38
[566] Wapler (1896b), S. 39

5 Die Homöopathie in der Diskussion um das Kurpfuschertum

5.1 Die Erwähnung der Homöopathie in Zusammenhang mit der Kurpfuscherei

Die Auseinandersetzungen um die Ausübung eines Heilberufes durch Nichtärzte schlugen sich besonders gegen Ende des 19. Jahrhunderts in den Diskussionen um ein Kurpfuschereigesetz nieder. Im Jahre 1869 wurde das bis dahin bestehende Kurpfuschereiverbot aus dem Preußischen Strafgesetzbuch gestrichen. In der Gewerbeordnung von 1869, die das Deutsche Kaiserreich 1871 vom Norddeutschen Reichstag übernommen hatte, existierte ein Paragraph, der das Prinzip der „Kurierfreiheit" anerkannte.[567] Nach 1890 kam es durch Diskussionen um eine Novellierung der Krankenkassengesetzgebung immer wieder zu Forderungen der Ärzte, Laienheiler von der Krankenbehandlung auszuschließen. Gegensätze zwischen Ärzten und Laienheilern wurden jetzt besonders deutlich, da sich die universitäre Medizin in den letzten Jahrzehnten stark weiterentwickelt hatte und sich mit ihren gewachsenen Ansprüchen an Wissenschaftlichkeit, und damit auch an die Beweisbarkeit einer Heilmethode, deutlich gegenüber anderen Systemen abgrenzen konnte. Es gab viele Nichtärzte, die „alternative" Verfahren anwendeten, darunter teilweise auch solche, die unseriöse Geschäftemacherei betrieben und Patienten in ihrer Not ausnützten. Die Enttäuschung vieler Patienten über die begrenzten therapeutischen Möglichkeiten der naturwissenschaftlichen Medizin war ein Hauptgrund, weshalb sich viele Laienheiler etablieren konnten.[568]

Auch die homöopathischen Ärzte waren von den Auseinandersetzungen betroffen, zumal die Anwendung der Homöopathie durch Laien bereits eine längere Tradition hatte. So waren viele bekannte und für die Entwicklung der Homöopathie bedeutende Personen Laien, wie beispielsweise der Jurist Clemens Maria Franz von Bönninghausen (1785-1864), Freund und Schüler Samuel Hahnemanns, Heinrich August von Gersdorff (1793-1870), oder Georg Heinrich Gottlieb Jahr (1800-1875), der ursprünglich Lehrer war.[569] Auch die zahlreichen homöopathischen Laienvereine bezeugen diese Tradition.

Die deutsche Ärzteschaft stand um die Jahrhundertwende vor allem drei großen Problemen gegenüber: dem „Kurpfuschertum", dem Krankenkassenstreit um die „freie Arztwahl" und außerdem dem starken ärztlichen Nachwuchs, der durch

---

[567] Bauer (1995), S. 3; vgl. dazu auch Regin (1995)
[568] Bauer weist in diesem Zusammenhang auf einen „eher psychologisch begründbaren Trugschluß" hin: Wo „die Kunst der Ärzte begrenzt sei, müßten die Fähigkeiten der nichtapprobierten Heilkundigen unbegrenzt sein" (Bauer [1995], S. 4).
[569] Zu Bönninghausen vgl. Stahl (1997) und Kottwitz (1983), zu Gersdorff vgl. Stahl (1997), S. 172f. Interessanterweise schrieb Bönninghausen, der ja nie Medizin studiert hatte, bereits 1861, ein Lehrstuhl für Homöopathie sei dringend vonnöten, um die Entwicklung der homöo-

Erschwerung des Medizinstudiums reduziert werden sollte.[570] Diese Konflikte hatten alle auch mit den finanziellen Interessen der Ärzte zu tun, die durch die Konkurrenz sehr zahlreicher Laienheiler, die restriktive Haltung der Krankenkassen und den starken Nachwuchs in den eigenen Reihen zustande kamen.[571]

In der Folge sahen sich verschiedene Ärzte veranlaßt, öffentlich zum Thema Kurpfuscherei Stellung zu beziehen. So äußerte sich beispielsweise Walther Clemm im Mai 1903 in der „Münchner Medizinischen Wochenschrift" kritisch zur Argumentation von sechs homöopathischen Ärzten in Hessen, die ein Flugblatt verfaßt und dieses verschiedenen Tageszeitungen beigelegt hatten.[572] In diesem Flugblatt wurde offensichtlich für die Homöopathie geworben und laut Clemm „die approbierten Aerzte wie die geprüften Apotheker gleich grob verunglimpft". Auf die Argumentation, daß in den USA über 12.000 homöopathische Ärzte tätig sein sollten, antwortete er, daß „der mystische Schüttel- und Verdünnungshumbug, welcher in dieser Lehre spukt, so recht sehr in den amerikanischen Volkscharakter hineinpasst: Im Lande der Sekten erwuchsen neben Quäckern [sic!] und Mormonen die fanatisierten Temperenzler, die Gesundbeter u.a.m., dort mögen auch die ‚Schüttler' die Myriade übersteigen [...]". Die Homöopathie sei somit mit Kurpfuscherei gleichzusetzen.

Zahlreiche weitere Aufsätze in den bedeutenden medizinischen Zeitschriften dieser Zeit setzten sich mit der Kurpfuscherproblematik auseinander. Im folgenden soll eine dieser Diskussionen näher beleuchtet werden, da diese in unmittelbaren Zusammenhang mit der Lehrstuhlfrage an der Universität Leiden stand.

5.2 Die Diskussion in Deutschland um die Errichtung eines Lehrstuhls an der Universität Leiden

Im Juni 1903 wurde während einer Sitzung des „Berliner Vereins homöopathischer Ärzte" ein Interesse des holländischen Innenministers Abraham Kuyper, der selbst Homöopath gewesen sein soll, angesprochen. Unter der Bedingung,

---

pathischen Arzneimittellehre zu fördern: „Aber ebenso wenig ist zu verkennen, dass, wenn es sich um einen Lehrstuhl für die Homöopathie auf Universitäten handelt, eben die reine Arzneimittellehre, und ihre, dem Bedürfnisse der Homöopathie entsprechende wissenschaftliche Bearbeitung der erste und Hauptgegenstand sein müsse [...]. Ein solcher Lehrstuhl über die Materia medica, der oft auf den Universitäten doppelt und dreifach besetzt ist, dürfte daher das erste, bescheidene und vorläufig genügende Desiderat der Homöopathie sein." (Gypser [1984], S. 701f)

[570] Bauer (1989), S. 1677

[571] Bauer (1989), S. 1677. Zur Vernachlässigung des ökonomischen Aspektes in der bisherigen Medizingeschichte bemerkt Coulter folgendes: „[...] we reject the idea that therapeutic theory develops, as it were, in a straight line from some ‚primitive' or 'mystical' beginnings steadily upward to a plateau at which the practice becomes a ‚science'. This is the assumption underlying most medical history to date [...]. It is wrong because it fails to take into account the economic dimension" (Coulter [1973], Vorwort S. xi).

[572] Clemm (1903), S.830ff

Die Diskussion um die Errichtung eines Lehrstuhls an der Universität Leiden 5.2

bereits wissenschaftliche Arbeiten publiziert zu haben, sollte ein deutscher homöopathischer Arzt für eine Professur für Homöopathie in Leiden bestellt werden.[573]

Als Argumente gegen eine solche Professur wurden seitens der anwesenden Ärzte der fehlende Rückhalt in Leiden, also das Fehlen der Möglichkeit zum fachlichen Austausch unter Kollegen, angeführt. Außerdem würde die Situation nach dem Tod des Ministers schlecht sein, da dann kein Fürsprecher für die Homöopathie mehr vorhanden wäre. Zwar schlugen die versammelten homöopathischen Ärzte den Kollegen Friedrich Gisevius für diese Stelle vor, wiesen aber letztlich doch jede Verantwortung für diese Aufgabe von sich und hofften auf das Interesse französischer oder englischer Ärzte.[574]

Inzwischen war aber der Züricher Homöopath Ernst Mende im Gespräch für den Leidener Lehrstuhl.[575] In der „Münchner Medizinischen Wochenschrift", deren damaliger Herausgeber Hugo Spatz (1888-1969) war, wurde darüber berichtet und Mende als „Kurpfuscher und Homöopath" bezeichnet.[576] Spatz betonte, daß „alle homöopathischen Ärzte im Sinne der Wissenschaft Kurpfuscher" seien. Er gab außerdem zu, „Stimmung" gegen eine Professur für Homöopathie machen zu wollen, da im Zuge der Verhandlungen im bayrischen Landtag die Errichtung eines Lehrstuhls für Homöopathie in München diskutiert werde.[577]

Am 31. Mai 1904 kam es zu einer Gerichtsverhandlung vor dem Münchner Schöffengericht, in der Mende Spatz wegen Beleidigung klagte.[578] Vor Gericht waren als Sachverständige Geheimrat von Wickel und Krecke, außerdem die drei homöopathischen Ärzte Böck, Stauffer und Gisevius geladen. Wickel bezeichnete die Homöopathie als „absoluten Unsinn". Johannes Müller, den Lehrer Virchows, zitierte er mit den Worten, die Homöopathie käme ihm vor, „wie wenn man für einen Mann, der von einem Karren überfahren wurde, verordnen wollte, ihn noch dreimal mit einem Kärrchen zu überfahren".[579] Wickel fuhr fort, die Homöopathie werde nur zur „Täuschung des Publikums und zur Kurpfuscherei" benutzt, seit 1805 sei außerdem „mit allen Mitteln der Agitation darauf hingearbeitet worden", einen Lehrstuhl für Homöopathie einzurichten.[580] Derartige Bestrebungen hätten allerdings selten Erfolg gezeigt. Schließlich, so Wickel, könne „ein wissenschaftlicher Arzt unmöglich mit einem Homöopathen über einen ernsten Krankheitsfall sich unterhalten]...]". Die Homöopathie existiere für die wissenschaftliche Medizin nicht, „sie kann nur nichts leisten, son-

---

[573] Anon. (1903b), S. 366
[574] Anon. (1903b), S. 367
[575] Tischner (1939a), S. 680
[576] Anon. (1903c), S. 1903f
[577] Tischner (1939a), S. 680
[578] Anon. (1904b), S. 1038
[579] Anon. (1904b), S. 1038
[580] Anon. (1904b), S. 1038

dern auch sehr schaden. [...] Wenn überhaupt ein Arzt als Kurpfuscher straflos bezeichnet werden darf [...], dann ist es der Homöopath".[581]

Der Sachverständige Krecke stimmte Wickel im wesentlichen bei und fügte hinzu, daß „alle Fakultäten in Bayern, sämtliche Standesvereine und Aerztekammern [...] einstimmig gegen die Errichtung einer homöopathischen Professur bei der Münchner Universität gewesen" seien.[582]

Spatz mußte aber zugeben, daß die von ihm verfaßte Notiz in der „Münchner Medizinischen Wochenschrift" unter der Annahme entstand, daß Mende nicht approbiert gewesen sei. Allerdings rückte er nicht von seiner ursprünglichen Position ab, daß „wenigstens in den Augen der wissenschaftlichen Aerzte die Homöopathie der Kurpfuscherei völlig gleich bewertet werde".[583] Spatz wurde schließlich zu einer Geldstrafe verurteilt.

In der „Münchner Medizinischen Wochenschrift" war am 7. Juni 1904 als Kommentar zu lesen, es sei „von vorneherein nicht zu erwarten [gewesen], dass das Gericht nun auch die Konsequenz ziehen und es für zulässig erachten würde, dass der homöopathische Arzt als Kurpfuscher bezeichnet wird. Der Staat verleiht der Homöopathie einen gewissen Schutz".[584] Die Verurteilung Spatz' sei so gesehen zwar unvermeidlich gewesen, allerdings sei endlich wieder einmal gesagt worden, „dass die Wissenschaft und die Fachpresse jeder afterwissenschaftlichen Bestrebung unversöhnlich gegenüber steht. Es wurde wieder einmal vor der breitesten Öffentlichkeit Zeugnis dafür abgelegt, was die wissenschaftliche Medizin von der Homöopathie hält und welches Mass von Achtung sie deren Anhängern entgegenbringt".[585]

In der „Zeitschrift des Berliner Vereins homöopathischer Ärzte" schrieb Friedrich Gisevius, der als Gutachter von homöopathischer Seite während der Gerichtsverhandlung anwesend war: „Um aber gegen die bayrische Professur vorgehen zu können, musste diese Verhandlung provoziert werden, wenn auch die Verurteilung sicher war, die gehorsame Presse sorgte schon dafür, dass die Berichte für die Oeffentlichkeit die richtige Färbung bekamen."[586] Insbesondere den „Münchner Neuesten Nachrichten" warf er Parteilichkeit vor. Inwieweit die Gerichtsverhandlung tatsächlich die Diskussion im bayrischen Landtag beeinflußte, läßt sich schwer einschätzen, da aus den Quellen der Landtagsdiskussion keine Hinweise diesbezüglich zu finden waren. Zumindest kann es als wahrscheinlich gelten, daß die Abgeordneten durch die Medien von den Vorgängen unterrichtet waren und sich daraus auch teilweise ihre Meinungen bildeten.

---

[581] Anon. (1904b), S. 1039
[582] Anon. (1904b), S. 1039
[583] Anon. (1904b), S. 1038
[584] Anon. (1904b), S. 1039
[585] Anon. (1904b), S. 1039
[586] Kröner u. Gisevius (1904), S. 251

6 Diskussionen um Lehrstühle im ersten Drittel des 20. Jahrhunderts

6.1 Die Kritik an der naturwissenschaftlichen Medizin

Nach einem Aufschwung der naturwissenschaftlichen Medizin, der durch den Einfluß der Naturwissenschaften, die neuen Erkenntnisse der Pathologie und der Einführung der Bakteriologie in die Medizin stattgefunden hatte, kam es in der folgenden Zeit zu Gegenreaktionen. Die Reduktion der Medizin auf eine rein naturwissenschaftlich orientierte Sichtweise hatte für das Arztbild weitreichende Konsequenzen und wurde von verschiedenen Seiten stark kritisiert.

So definierte der Arzt und Gesundheitspolitiker Robert Volz (1806-1882) den Kranken als Gegenstand, den Arzt als einen den Kranken ausforschenden, objektiven Untersucher.[587] Auch die Ansichten des aus der neuen Wiener Schule hervorgegangenen Arztes Joseph Dietl (1804-1878), der die Aufgabe des Arztes fast ausschließlich in der Forschung und in der Anreicherung von Wissen statt im therapeutischen Tätigwerden sah, stießen auf Kritik. Rückblickend bemerkte Rudolf Tischner unter anderem über Joseph Skoda (1805-1881), den Lehrer Dietls und Vertreter der neuen Wiener Schule, und über Dietl selbst: „In der Tat waren sie wohl große Forscher und Gelehrte, aber nicht große Ärzte. Es gab damals wohl eine sich glanzvoll entwickelnde Medizin, aber keine große Heilkunde."[588] Der Unterschied zwischen „Arzt" und „Mediziner" trat nun deutlicher hervor als bisher.

Außerdem trugen der Wandel im Arzt-Patient-Verhältnis, die Zunahme an spezialisierten Ärzten und die damit verbundene Abnahme der allgemeinärztlichen Praxis dazu bei, daß in zunehmenden Maße Kritik an der Ärzteschaft geübt wurde. Die Medizin war durch die starke Vermehrung des Wissens und den Zerfall in einzelne Fachdisziplinen für den einzelnen immer schwerer zu überblicken. Virchows Konzept der Zellularpathologie wurde von vielen nicht mehr verstanden, obwohl Virchow darin Querverbindungen zur Gesellschaftsstruktur gezogen hatte und in gewissem Sinne „ganzheitliche" Ansätze darlegte. Durch die Erforschung immer kleinerer Strukturen des menschlichen Körpers sollte die Aufdeckung alles bisher noch Unbekannten gelingen. Allerdings wurde durch den Blick auf das Detail zunehmend der Gesamtzusammenhang vernachlässigt.

Mit der Forderung der Reproduzierbarkeit wissenschaftlicher Ergebnisse, die schließlich nur noch für Experten nachvollziehbar wurden, wurde die Medizin

---

[587] Schipperges (1990), S. 290.
[588] Tischner (1939a), S. 399.

für Laien gleichzeitig immer unverständlicher. Es kam zu einer „Entdemokratisierung" der Medizin, also zur Aufteilung des Wissens auf Spezialisten und zu einer hierarchischen Ordnung in den Krankenhäusern. Viele Ärzte äußerten sich kritisch gegenüber dieser Entwicklung. Ernst Schweninger (1850-1924), Leibarzt Bismarcks, veröffentlichte 1906 sein Buch „Der Arzt", in dem er heftige Kritik an der Medizin der Zeit übte.[589] Schweninger wollte zurück zu einer stark individualisierenden Medizin und stellte hohe Ansprüche an den Arztberuf. Bernhard Naunyn (1839-1925), der als Professor für medizinische Klinik an den Universitäten Dorpat, Bern, Königsberg und Straßburg lehrte, veröffentlichte 1905 den Aufsatz „Ärzte und Laien". Erwin Liek (1878-1935), Chirurg aus Danzig, brachte 1934 sein Buch „Der Arzt und seine Sendung" heraus, in dem unter anderem das Arzt-Patient-Verhältnis und die Idee der freien Arztwahl zur Sprache kamen.

Mit der Zeit entstanden „kompensierende Heilkonzepte"[590] mit ganzheitlichen Ansätzen als Gegenbewegungen zur vorherrschenden Medizin. Dazu gehörten die öffentliche Gesundheitspflege mit sozialhygienischen Aspekten, die Naturheilkunde, die Lebensreformbewegung, die Psychoanalyse und Tiefenpsychologie und die anthropologische Medizin.[591] Besonders durch die Einführung der Traumanalyse und der Erkennung des Unbewußten als wichtigen Faktor in der Krankheitsgenese durch Sigmund Freud, aber auch durch die Einführung einer „Medizin der Person" durch die Heidelberger Schule um Ludolf von Krehl (1861-1937), Richard Siebeck (1883-1965) und Viktor von Weizsäcker (1886-1957) wurden die Mängel der naturwissenschaftlichen Medizin deutlich.

Die Naturheilbewegung, die ihre Wurzeln in der ersten Hälfte des 19. Jahrhunderts hat, kann als weitere Gegenströmung angesehen werden. Die frühen Vertreter der in der Naturheilbewegung zu Beginn vorherrschenden Hydrotherapie waren Vinzenz Prießnitz (1799-1851), der katholische Pfarrer Sebastian Kneipp (1821-1897), der die Wasseranwendung volkstümlich machte, und Theodor Hahn (1824-1883), der über die Wasseranwendungen hinausging, indem er vor allem diätetische Maßnahmen einführte. Hahn gilt als Bindeglied zur Lebensreformbewegung im ausgehenden 19. Jahrhundert, in welche neben der Naturheilkunde zahlreiche „naturgemäße" Ideen wie Vegetarismus, Bodenreform, Gymnastik, oder Nacktkultur einflossen.[592] Daneben hoben die Ansätze Arnold Riklis (1823-1906) und Adolf Justs (1859-1936) die Heilkräfte von Licht, Luft und Erde hervor, und der Schweizer Arzt Max Bircher-Benner (1867-1939) betonte zusätzlich die Bedeutung der Rohkost für die Ernährung.[593] Alle Vertreter der Naturheilkunde standen in Opposition zur sogenannten Schulmedizin, der sie „Pillenjesuitismus", „Quacksalberei", „medikastische Orthodoxie"

---

[589] Rothschuh wies allerdings nach, daß Schweningers Assistent Emil Klein der eigentliche Autor des Buches war (vgl. Rothschuh [1983b]).
[590] Schipperges (1990), S. 292
[591] Schipperges (1990), S. 292
[592] Rothschuh (1983a), S. 78
[593] Rothschuh (1983a), S. 90ff

oder „Giftheilkunde" vorwarfen.⁵⁹⁴ Bemerkenswerterweise wurde auch die Homöopathie von fast allen abgelehnt, da Arzneimittel grundsätzlich als schlecht galten.

Den homöopathischen Ärzten und Laien, die ebenso wie die Vertreter der Naturheilkunde mit ihren Ansichten traditionell in Opposition zur Hochschulmedizin standen, wurde um die Jahrhundertwende wieder stärkere Aufmerksamkeit zuteil, was sich in zahlreichen Diskussionen in politischen Gremien und Fachzeitschriften niederschlug. Damit in Zusammenhang steht auch der Aufschwung der Laienvereine naturheilkundlicher und homöopathischer Ausrichtung.

Die Bestrebungen Hugo Schulz' in Greifswald und August Biers in Berlin zeigen das zunehmende Interesse einiger Universitätsmediziner an der Homöopathie, wenngleich deren öffentliches Engagement für die Homöopathie auch nur ein Einzelfall im 20. Jahrhundert blieb.

6.2 Die Rolle der Laienvereine in der Diskussion um Lehrstühle für Homöopathie

Im Jahre 1888 schlossen sich insgesamt 142 naturheilkundliche Vereine zum „Deutschen Bund der Vereine für Gesundheitspflege und arzneilose Heilweise" zusammen, welcher etwa 19.000 Mitglieder zählte. Im Jahre 1899 betrug die Zahl der Mitglieder schon knapp 89.000, bis 1913 wuchs sie auf fast 150.000 an.⁵⁹⁵ Für die Ärzte galt dieser Bund als „Organisation der Kurpfuscher".⁵⁹⁶ Der 1908 gegründete Dachverband der homöopathischen Laienvereine „Bund homöopathischer Vereine Deutschlands" hatte kurz vor dem Ersten Weltkrieg etwa 29.000 Mitglieder.⁵⁹⁷

Die homöopathischen Laienvereine sind teilweise aus ähnlichen Gründen wie die naturheilkundlichen entstanden, hatten aber – wie Eberhard Wolff für die Württembergischen Laienvereine zeigen konnte – andere Schwerpunkte.⁵⁹⁸ So unterstützte beispielsweise die „Hahnemannia", eine 1868 in Stuttgart gegründete „Zentralstelle" der lokalen homöopathischen Laienvereine, kleinere Vereine bei Rechtsstreitigkeiten, initiierte eine „Stiftung für Studierende der Medizin" und einen Fonds für den Bau eines homöopathischen Krankenhauses und gab die Vereinszeitschrift „Homöopathische Monatsblätter" heraus.⁵⁹⁹ Auch die Forderungen nach Lehrstühlen für Homöopathie wurden durch die „Hahnemannia" geäußert, wie 1872 in Form eines Antrags an die württember-

---

⁵⁹⁴ Rothschuh (1983a), S. 101
⁵⁹⁵ Bauer (1989), S. 1678; Nipperdey (1990), S. 162
⁵⁹⁶ Bauer (1989), S. 1678
⁵⁹⁷ Jütte (1996a), S. 219
⁵⁹⁸ Wolff (1985). Zur Geschichte und Entwicklung homöopathischer Laienvereine vgl. jetzt auch Staudt (1996); Grubitzsch (1996)
⁵⁹⁹ Wolff (1985), S. 66f

gische Ständeversammlung oder 1912 durch den Antrag Zöppritz' an das Ministerium des Kirchen- und Schulwesens in Stuttgart. Aber auch in den anderen Ländern gab es aktive Laienvereine. So forderten die „Vereine für Homöopathie im Großherzogtum Baden" im Jahre 1900 die Errichtung von Lehrstühlen an den Landesuniversitäten Heidelberg und Freiburg, der „Landesverein für Homöopathie im Königreich Sachsen" 1914 Vorlesungen über Homöopathie an der Universität Leipzig, die „Deutsche homöopathische Liga" und die „Deutschen Vereine für Lebenserneuerung" im Jahre 1919 die Einführung der Homöopathie an preußischen Universitäten.

Die Hauptgründe für die Bildung homöopathischer Laienvereine waren vor allem konkrete und pragmatische.[600] Die Mitglieder hatten methodische und ökonomische Vorteile gegenüber der herkömmlichen medizinischen Praxis, konnten sich über den Verein weiterbilden und die Unterversorgung durch Ärzte durch Ausbildung von Laienheilern teilweise ausgleichen. Dem Bedürfnis nach besserem Einblick in medizinische Tätigkeiten wurde ebenso Rechnung getragen wie der Ablehnung der Methoden der etablierten Medizin, die auf konkrete negative Erfahrungen zurückzuführen waren. Die Aktivitäten der homöopathischen Laienvereine seien allerdings nicht als „Protest gegen eine den Menschen in seine Organe zerlegende naturwissenschaftliche Medizin" zu werten.[601] Vielmehr zeigten gerade die Bemühungen um Lehrstühle an Universitäten eine „eher positive Einstellung [...] zur Wissenschaft und deren Institutionen".[602]

6.3 Petition der „Vereine für Homöopathie im Großherzogtum Baden" zur Einführung homöopathischen Unterrichts an den Universitäten Freiburg i. Br. und Heidelberg

Im Jahre 1900 forderten die „Vereine für Homöopathie im Großherzogtum Baden" die Einführung homöopathischen Unterrichts an den damaligen badischen Landesuniversitäten Freiburg und Heidelberg. Hierzu wurde eine Petition verfaßt, die sich auf die Verhandlungen in der badischen Kammer der Landstände von 1833 berief.[603] Es wurde argumentiert, daß die Homöopathie inzwischen eine „Volksheilmethode" geworden sei, der nun endlich Rechnung getragen werden müsse.[604] Die Ausbreitung der Homöopathie über die ganze Welt, die in der Petition detailliert beschrieben wurde, sei ein weiteres Indiz dafür. Wenn man nun erreichen wolle, „daß sich an unseren Hochschulen Dozenten für Homöopathie niederlassen, so ist die erste Bedingung die, daß dieser Heil-

---

[600] Wolff (1985), S. 87f
[601] Wolff (1985), S. 73
[602] Wolff (1985), S. 73
[603] Teilweise Wiedergabe der Petition in Anon. (1900c)
[604] Anon. (1900c), S. 52

methode seitens der Regierung die gleiche Unterstützung und Förderung garantiert werde, die der Allopathie in so reichem Maße gewährt wird".[605] Der Homöopathie lediglich freien Lauf zu lassen, genüge nicht. So wurde abschließend neben der Schaffung von entsprechenden Prüfungen, der Einführung des Selbstdispensierrechts und der Einrichtung von homöopathischen Krankenhäusern gefordert, daß „die hohe Kammer [...] der Regierung den Wunsch zu erkennen geben [möge], daß für theoretischen und praktischen Unterricht in dem homöopathischen Heilverfahren auf den badischen Hochschulen gesorgt werde".[606]

Die Petition wurde schließlich bei der zweiten Kammer des badischen Landtags eingereicht. Am 30. Juni 1900 war sie Gegenstand einer Debatte. Der Abgeordnete Blümmel, Vertreter der Zentrumspartei, lieferte im Namen der Petitionskommission einen Bericht ab. Richard Haehl berichtete von der Aussage Blümmels in der Kammer: „Was den theoretischen und praktischen Unterricht in dem homöopathischen Heilverfahren auf den badischen Hochschulen anlange, so könne sich die Regierung zur Zeit darüber nicht äußern, sie habe noch keine Veranlassung gehabt, Stellung dazu zu nehmen; dies könne überhaupt erst geschehen, wenn man die Universitäten darüber gehört, bezw. Erhebungen über die Stellungnahme der Fakultäten gemacht habe. Die Regierung sei aber gerne bereit, Erhebungen anzustellen [...]."[607] Die Petitionskommission sei zu folgendem Antrag gekommen: „Die Kammer wolle die Petition der Vereine für Homöopathie im Großherzogtum Baden, betreffend die Errichtung homöopathischer Lehrstühle an den beiden Landesuniversitäten und die Einführung des Dispensierungsrechts für die in Baden praktizierenden homöopathischen Aerzte, sowie die Zulassung der letzteren als Kassenärzte bei den staatlichen Betrieben, der Regierung zur Kenntnisnahme überweisen."[608]

Die zweite Kammer reichte die Petition mitsamt des Berichts der Petitionskommission noch am 30. Juni an das badische „Ministerium der Justiz, des Kultus und Unterrichts" weiter. Das Ministerium wiederum bat den Senat der Universität Freiburg um Stellungnahme.[609] Auch die medizinische Fakultät der Universität Heidelberg wurde um ein Gutachten gebeten.[610]

Die medizinische Fakultät der Universität Freiburg ließ hierauf ein Gutachten erstellen, das sich mit den verschiedenen Inhalten der homöopathischen Lehre auseinandersetzte.[611] Kritikpunkte waren insbesondere das Prinzip „Similia similibus curantur", das die Autoren für eine „rein willkürliche Annahme" hielten, und die homöopathische Dosenlehre, die „unerhörte Verdünnungen" ver-

---

[605] Anon. (1900c), S. 73
[606] Anon. (1900c), S. 76
[607] Hähl (1900a), S. 135
[608] Hähl (1900a), S. 135
[609] Universitätsarchiv Freiburg, B1/1241
[610] Anon. (1902e), S. 36; vgl. Anon. (1901e), S. 2150
[611] S. Anhang

wende.⁶¹² Außerdem würde der „objektive Krankheitszustand [von der Homöopathie] unterschätzt im Gegensatz zum subjektiven Empfinden des Kranken", die Anschauungen der Homöopathie bezögen sich lediglich auf die „alleroberflächlichsten und äusserlichsten Erscheinungen".⁶¹³ Die an der Universität gelehrte, wissenschaftliche Heilkunde allein würde die Ursachen, den Ablauf und das Wesen der Krankheiten erforschen. Eine Wirkung der homöopathischen Arznei existiere nicht, positive Effekte kämen ausschließlich durch körpereigene Kräfte, den großen Einfluß rein physischer Kräfte und das Vertrauen an ein besonderes Heilverfahren zustande. Zuletzt wurde darauf hingewiesen, daß an der Universität Vorlesungen über Arzneimittellehre, über Behandlungsmethoden und über Geschichte der Medizin die homöopathische Lehre soweit berücksichtigen, daß sich die Studierenden ein ausreichendes historisches Wissen aneignen könnten. Auf welche Literatur sich die Verfasser des Gutachtens, Bäumler und Thomas, stützten, geht nicht aus dem Text hervor.

Die medizinischen Fakultäten und die Senate beider Universitäten sprachen sich gegen eine Errichtung von Lehrstühlen aus und sandten die entsprechenden Gutachten an die Regierung zurück.⁶¹⁴ Daraufhin meldete die badische Regierung an den Landesausschuß der „Vereine für Homöopathie im Großherzogtum Baden", daß die Petition nicht weiter beachtet werden könne. Auch der Antrag auf „Zulassung der homöopathischen Heilmethode in den dem Unterricht dienenden Krankenhäusern" habe keinen Erfolg gehabt.⁶¹⁵

Jäger⁶¹⁶ reagierte mit einem Artikel im „Monatsblatt" auf die Vorgänge.⁶¹⁷ Er äußerte sich darin kritisch zu den Forderungen der Petition. Die Homöopathie müsse eine „freie Kunst" bleiben und dürfe sich nicht durch staatliche Regelungen einschränken lassen. Insofern sei die Errichtung eines Lehrstuhls nicht der richtige Weg: der Lehrstuhlinhaber stünde „als Einzelner einer geschlossenen Mehrheit gegenüber"; die Studenten bekämen Schwierigkeiten im Medizinstudium und würden den Vorlesungen schließlich fernbleiben; der Lehrstuhlinhaber müßte der „Schulmedizin" Zugeständnisse machen und die „Potenzierung" verleugnen.⁶¹⁸ „Mit der Errichtung homöopathischer Lehrstühle auf den Hochschulen stellt sich die Homöopathie unter die Fittige [sic!] der hohen Obrigkeit, und mit ihrer Freiheit ist es vorbei [...]", meinte Jäger.⁶¹⁹

Richard Haehl (1873-1952)⁶²⁰, der hinter der Petition stand, hielt Jäger in den „Homöopathischen Monatsblättern" entgegen: „Der Erfolg eines homöopathi-

---

612 Universitätsarchiv Freiburg, B1/1241
613 Universitätsarchiv Freiburg, B1/1241
614 Anon. (1902e), S. 36; vgl. Anon. (1901e), S. 2150
615 Anon. (1902e), S. 36
616 Wahrscheinlich handelt es sich hier um Gustav Jaeger (s. Anhang).
617 Wiedergegeben bei Hähl (1900b)
618 Hähl (1900b), S. 138
619 Hähl (1900b), S. 138
620 Richard Haehl wurde später bekannt durch seine Biographie über Samuel Hahnemann (Haehl [1922]). Die Schreibweise seines Namens mit „ae" statt mit Umlaut „ä", wie er noch im Artikel von 1900 geschrieben wird, wird hier vorgezogen.

schen Lehrstuhles in Deutschland würde in jeder Hinsicht lediglich von der Person und den Fähigkeiten des ihn innehabenden Professors abhängen. Derselbe müßte ein gut geschulter Mann sein, der seinen allopathischen Kollegen schon durch sein übriges Wissen und Können imponieren würde, ein Mann, frei von Vorurteilen, in der Praxis durch und durch erfahren, und der Homöopathie mit Leib und Seele zugethan. Mit einem solchen Vertreter der Lehre Hahnemanns dürfte es um die Zukunft eines Lehrstuhles für Homöopathie in Deutschland wahrlich nicht bange sein!"[621]

6.4 Der Antrag von August Zöppritz zur Errichtung eines Lehrstuhls für Homöopathie an der Universität Tübingen

August Zöppritz (?-1926), Sekretär des homöopathischen Landesvereins „Hahnemannia" in Württemberg, stellte im November 1912 einen Antrag an das Ministerium des Kirchen- und Schulwesens in Stuttgart.[622] Zum einen forderte er darin, daß nicht nur den Medizinstudenten, sondern den Studenten aller Fakultäten Gelegenheit gegeben werden sollte, sich mit der „volkstümlichen Lehre Hahnemanns" auseinandersetzen zu können. Zum anderen versuchte Zöppritz in einem zweiten Teil des Antrags, auf angebliche Versuche an Kranken an der Tübinger Universität aufmerksam zu machen. Er verlangte vom Ministerium, „beim Bundesrat dahin zu wirken, dass Versuche an Kranken, wie sie in der angeschlossenen Petition an den Deutschen Reichstag geschildert sind, unter Strafandrohung verboten werden".[623] Es ist anzunehmen, das Zöppritz mit seinem Angriff auf die Universität die vermeintlichen Gegner der Homöopathie schwächen wollte. Wenn er ausschließlich „moralisch-ethische Probleme" gesehen hätte, wäre die enge Verknüpfung beider Forderungen in einem einzigen Antrag nicht notwendig gewesen.

Das Ministerium befragte in einem Schreiben vom 27. März 1913 die medizinische Fakultät der Universität Tübingen zu diesem Thema.[624] Der damalige Dekan und Leiter der chirurgischen Universitätsklinik Georg Perthes (1869-1929) bemerkte in einem Brief an das Ministerium, daß die Homöopathie sowohl im Fach Geschichte der Medizin als auch in der Vorlesung über „Allgemeine Therapie innerer Krankheiten" berücksichtigt würde. Außerdem seien diese Veranstaltungen allen Studenten zugänglich. Er habe bereits mit Professor Vierordt Rücksprache gehalten. Mit einem weiteren Schreiben sandte der Dekan Vierordts Gutachten „Zur Frage der Errichtung eines Lehrstuhls für Homöopathie an der Landesuniversität" aus dem Jahre 1901 an das Ministeri-

---

[621] Hähl (1900b), S. 139
[622] Universitätsarchiv Tübingen, Med. Fak. 125/195
[623] Universitätsarchiv Tübingen, Med. Fak. 125/195
[624] Universitätsarchiv Tübingen, Med. Fak. 125/195

um.⁶²⁵ Dieses Gutachten war bereits 1901 in einer Sitzung der Abgeordnetenkammer vorgetragen worden.

Bezüglich des zweiten Teils des Antrags wies der Dekan jegliche Kritik von sich. Es habe nie unerlaubte wissenschaftliche Versuche an Menschen gegeben. Er erwähnte einen Erlaß des preußischen Medizinalministers, der bereits seit dem Jahre 1900 die Frage der nicht-diagnostischen beziehungsweise nicht-kurativen Eingriffe an Patienten gesetzlich regelte.

Zwischenzeitlich wurde das Königliche württembergische Medizinalkollegium um Rat gefragt. In einer kurzen Stellungnahme sah das Kollegium keine Veranlassung, die Homöopathie an die Universität zu holen.⁶²⁶ So war unter anderem im Antwortschreiben zu lesen: „Auch halten wir besonders Vorträge für Homöopathie für sehr überflüssig". Die Studenten seien ohnehin mit dem Lehrstoff schwer belastet, so daß eine zusätzliche Belastung des Stundenplans nicht in Frage komme. „Wir möchten empfehlen, die immer wiederkehrenden mehr oder weniger verworrenen Eingaben des alten Herren [Zöppritz] zu den Akten zu legen".⁶²⁷ Lediglich ein außerordentliches Mitglied des Kollegiums, Sanitätsrat Lorenz, rückte die Frage in den Vordergrund, ob die Homöopathie denn „dem künftigen Arzt in der Ausübung seines Berufs von Nutzen sei oder nicht". Mit Hinweis auf die Lage in Amerika sprach er von der „Pflicht des Staats dafür zu sorgen, dass die Studierenden auch diese Kenntnisse sich aneignen können".⁶²⁸

Eine längere Debatte über die Einführung von Vorlesungen über Homöopathie an der Universität Tübingen folgte am 12. April 1913 in der zweiten Kammer des württembergischen Landtages.⁶²⁹ Berichterstatter Gauß führte aus, daß es im Antrag von Zöppritz im Gegensatz zu früheren Eingaben nur noch darum gehe, „in selbstverständlich möglichst objektiver Weise [...] Belehrung über den Inhalt und die Bedeutung der homöopathischen Lehre" zu geben.⁶³⁰

Habermaas, Staatsminister des Kirchen- und Schulwesens, meinte dazu, die Homöopathie fände in den Vorlesungen über „Geschichte der Medizin" und über „allgemeine Therapie innerer Krankheiten [...] gebührende Berechtigung".⁶³¹

Der Abgeordnete Tauscher, der sich bereits in früheren Diskussionen geäußert hatte, meinte zum Minister, die gegenwärtigen Vorlesungen seien nicht geeignet, da sie von „Allopathen" gehalten würden. Eher hielten sie die Medizinstudenten vom Studium der Homöopathie ab.

Auf einen Einwurf des Abgeordneten Hildenbrand, der Tauscher beistimmte und als einzige Lösung die Einstellung eines Homöopathen sah, antwortete

---

625 Württembergisches Medizinisches Correspondenz-Blatt, Sonder-Abdruck 1901 (Universitätsarchiv Tübingen, Med. Fak. 125/195).
626 Universitätsarchiv Tübingen, Med. Fak. 125/195
627 Universitätsarchiv Tübingen, Med. Fak. 125/195
628 Universitätsarchiv Tübingen, Med. Fak. 125/195
629 Nach dem stenographischen Bericht, wiedergegeben in Anon. (1913)
630 Anon. (1913), S. 109
631 Anon. (1913), S. 109

Habermaas, ein Unterricht in diesem Sinne könne nicht durch einen Lehrstuhl erreicht werden. „Mit meinem Herrn Amtsvorgänger bin ich der Ansicht, daß es mit dem Grundsatz der Lehrfreiheit nicht vereinbar ist, einem Professor von vornherein eine bestimmte Richtung vorzuschreiben, in der seine wissenschaftliche Anschauung sich zu bewegen hätte. Wenn wir aber einen Homöopathen an der Universität aufstellen, so wäre er auf die homöopathische Richtung verpflichtet, und das ist mit dem Grundsatz der Lehrfreiheit unvereinbar."[632]

Hildenbrand konterte: „Wenn der Herr Staatsminister einen Theologen in Tübingen anzustellen hat, so stellt er doch auch nicht einen Tierarzt an [...]. Dieser Standpunkt ist absolut nicht haltbar. [...] Der Herr Staatsminister sollte uns doch nicht für so dumm halten, daß wir das nicht begreifen, daß, wenn er einen Allopathen anstellt, der nicht die Homöopathie lehren kann [...]".[633]

Berichterstatter Gauß meinte dazu, es könne „keinen Lehrstuhl geben, wenn die Universität nicht sich selber aufgibt, für die oder jene Lehrmeinung innerhalb des Wissensgebiets, für das der Lehrer angestellt ist".[634]

Der Abgeordnete Heymann warf ein, wenn die Regierung wirklich ernsthaft gewillt sei, als Dozenten einen geeigneten Mann zu finden, dann würde es ihr auch gelingen.

Habermaas verteidigte sich damit, daß die Erteilung von Lehraufträgen zunächst eine Sache des Senats sei. Einen Eingriff in die Autonomie der Universität wies er aber entschieden ab.

Nachdem der Abgeordnete Karges auf die große Bedeutung der Homöopathie auf dem Lande hingewiesen hatte, sprach noch einmal Heymann. Er ging davon aus, „daß wir, wenn wir wissenschaftlich ausgebildete Homöopathen haben, die die Bedürfnisse der Bevölkerung, die auf diesem Standpunkt steht, befriedigen, damit einen guten Schutz gegen die Ausbreitung des Kurpfuschertums schaffen. [...] Was nützt es uns denn, wenn wir uns aus persönlicher wissenschaftlicher Ueberzeugung heraus gegen die homöopathische Lehre wenden, und die Sympathie dafür wurzelt doch so tief im Volk?".[635]

Schließlich wurde der Antrag der Regierung „zur Berücksichtigung" überwiesen.[636]

Im Juni 1914 informierte das Ministerium des Kirchen- und Schulwesens das akademische Rektorat der Universität schriftlich über die Vorgänge in den Kammern.[637] Gleichzeitig wurde Carl Jacobj (1857-1944), Professor für Pharmakologie an der Tübinger Universität, in einem Brief vom Rektoramt gebeten, sich als Sachverständiger ergänzend zur bisherigen Stellungnahme zur „Homöopathiefrage" zu äußern. Die Fakultät müsse eindeutig klarstellen, daß „die Homöopathie, welche sich ja nur mit Behandlung von Symptomen, nicht

---

[632] Anon. (1913), S. 111
[633] Anon. (1913), S. 112
[634] Anon. (1913), S. 122
[635] Anon. (1913), S. 127
[636] Anon. (1913), S. 128
[637] Universitätsarchiv Tübingen, Med. Fak. 125/195

aber mit der Erkenntnis des Wesens der Krankheiten befasst, nicht Gegenstand wissenschaftlicher Forschung sein kann".[638]

Jacobj hielt es für notwendig, eine ausführlichere Darlegung des Problems des Unterrichts in Homöopathie an das Ministerium zu senden. Nach neuerlichem Drängen durch das Kultusministerium und Dekan Perthes veröffentlichte Jacobj nach vorheriger Durchsicht einiger Literatur seinen Bericht.

Im Vorfeld hatte der Dekan außerdem mit der medizinischen Fakultät der Universität Leipzig Kontakt aufgenommen, da dort eine ähnliche Forderung in Diskussion war. Am 21. Juli 1914 bat er einen Leipziger Kollegen: „[...] ob Sie unserer Fakultät irgend welches Material zur Verfügung stellen könnten, was geeignet wäre, unseren ablehnenden Bericht noch etwas eindrucksvoller zu gestalten [...]."[639] Perthes erhielt ein Gutachten der medizinischen Fakultät der Universität Leipzig und ein Schreiben Geheimrat Marchands zugesendet. Ein Schreiben von Dekan Perthes wurde schließlich zusammen mit den beiden Leipziger Schriften und dem Gutachten Jacobjs am 30. Juli 1914 dem Ministerium vorgelegt.[640]

Der Dekan betonte die große Verantwortung der Universität, sich gegenüber dem Kurpfuschertum zur Wehr zu setzen, auch wenn die Homöopathie „volkstümlich sei [... und] weite Kreise des Volkes ihr anhängen [...]".[641] Er sehe eine Berücksichtigung der Homöopathie im Lehrplan lediglich berechtigt „im Sinne einer Warnung".[642] Außerdem sei in Tübingen in „einer nicht geringen Zahl von Fällen die Erfahrung gemacht [worden], dass ein lebensrettender Eingriff infolge solcher homöopathischer Behandlung unmöglich wurde".[643] Jacobj verstand im Vorwort seines Gutachtens seinen Beitrag vor allem als Argumentationshilfe für die nächsten Kammerverhandlungen, um gute Argumente gegen die Homöopathie bereit zu haben. In der folgenden Abhandlung bezeichnete Jacobj die Grundsätze der Homöopathie als reine Theorie, welche im Lichte naturwissenschaftlicher Erkenntnisse unhaltbar seien. Er sprach Hahnemann zwar eine gewisse Bedeutung bei der Entwicklung einer „rationellen Heilkunst" zu und nahm an, daß dieser „als gewissenhafter, nach Wahrheit und dem Rechten strebender Arzt dem modernen Stande der Wissenschaft in seiner Lehre ebenfalls Rechnung getragen haben würde".[644] So sah er Hahnemanns Forderungen bezüglich einer Neuordnung der Arzneitherapie in der modernen Pharmakologie für erfüllt an. Lediglich die von Hahnemann eingeführte Prüfung der Arzneimittel am gesunden Menschen hielt er für gefährlich, da es hierbei zu lebensgefährlichen Vergiftungen kommen könne. Dagegen befürwortete Jacobj Tierversuche. Aus grundsätzlichen Erwägungen heraus lehnte er die Homöopathie,

---

[638] Universitätsarchiv Tübingen, Med. Fak. 125/195
[639] Brief Perthes' vom 21.7.1914 (Universitätsarchiv Leipzig, Med. Fak. B I, Nr. 17)
[640] S. Anhang
[641] Universitätsarchiv Tübingen, Med. Fak. 125/195
[642] Universitätsarchiv Tübingen, Med. Fak. 125/195
[643] Universitätsarchiv Tübingen, Med. Fak. 125/195
[644] Universitätsarchiv Tübingen, Med. Fak. 125/195

deren Grundlagen reine Theorie seien, ab und rückte sie in die Nähe des Kurpfuschertums.

In einem Antwortschreiben gab das Ministerium des Kirchen- und Schulwesens die Kenntnisnahme des Gutachtens bekannt. Außerdem wurde darin berichtet, daß auf einer Tagung der „Hahnemannia" die „Errichtung eines Lehrstuhls in Tübingen im Gegensatz zur Zöppritzschen Eingabe an die Landstände nicht als wünschenswert bezeichnet" wurde.[645] Auf der Tagung wurde zudem der Vorwurf laut, daß Tübinger Studenten die Teilnahme an Privatvorlesungen des homöopathischen Arztes Emil Schlegel (1852-1934) verboten worden sein soll. Daraufhin bestätigte die medizinische Fakultät mittels einer Unterschriftenliste, niemals ein derartiges Verbot erlassen zu haben.

Nach diesen intensiven Auseinandersetzungen in den Kammern, der Universität und dem Kultusministerium blieb der Antrag von Zöppritz erfolglos.

6.5 Petition des „Landesvereins für Homöopathie im Königreich Sachsen" zur Einführung homöopathischer Vorlesungen an der Universität Leipzig

Der „Landesverein für Homöopathie im Königreich Sachsen" ging 1873 aus einem Zusammenschluß von über hundert kleineren, lokalen Laienvereinen in Sachsen hervor und hatte etwa 10.000 Mitglieder. Er gab die Zeitschrift „Homoion" heraus, die in Döbeln erschien.[646] Bereits im Dezember 1873 verfaßten Mitglieder des Vereins eine Petition zur „Errichtung eines Lehrstuhls für Homöopathie in Leipzig oder eventuelle Genehmigung zur Gründung einer homöopathischen Academie mit Klinik in Döbeln".[647]

Diese frühe Petition stieß allerdings auf keine Resonanz. Erst nach der Jahrhundertwende, zu Anfang des Jahres 1914, übergab der Landesverein eine andere Petition an die zweite Ständekammer in Dresden, um die „Einführung von Vorlesungen über die homöopathische Heilweise durch homöopathische Ärzte an der Landesuniversität zu Leipzig" zu erwirken.[648] Darin wurde auf den Antrag des Abgeordneten Schubert von 1870 verwiesen, der ebenfalls in der zweiten Kammer gestellt worden war. Es wurde argumentiert, daß der Homöopathie noch immer jegliche Anerkennung versagt werde. An der Universität werde „in der Regel ein häßliches Zerrbild" von der Homöopathie entworfen.[649] Nach einer Aufzählung der Vorzüge der Homöopathie wurde behauptet: „Zu hunderttausenden zählen bereits die Kranken, die hier alljährlich der Homöopathie Leben

---

[645] Universitätsarchiv Tübingen, Med. Fak. 125/195
[646] Zur Geschichte des Vereins vgl. Grubitzsch (1996), S. 57ff
[647] Homoion, Nr. 11, Dezember 1873; zitiert nach Grubitzsch (1996), S. 57
[648] Handschriftliche Abschrift der Petition im Universitätsarchiv Leipzig, Med. Fak. B I, Nr. 17; vgl. auch Wapler (1921), S. 21
[649] Universitätsarchiv Leipzig, Med. Fak. B I, Nr. 17

und Gesundheit verdanken."[650] Neben der Einführung von Vorlesungen wurde abschließend die Errichtung einer homöopathischen Abteilung an der Universitätsklinik Leipzig gefordert. Unterzeichnet wurde die Petition vom 1. Vorsitzenden des Vereins, Otto Kluge.

Die medizinische Fakultät der Universität Leipzig wurde zugleich beauftragt, zur Petition Stellung zu beziehen. In einem Schreiben vom 27. Januar 1914 forderte Hubert Sattler, Dekan der medizinischen Fakultät, die Professoren Rudolf Boehm, Friedrich Albin Hoffmann und Adolf von Strümpell zu einem Bericht über die Petition auf.[651] Schließlich äußerte sich die medizinische Fakultät am 3. März 1914 zur Petition in Form eines Gutachtens über die Homöopathie.[652] Darin wies die Fakultät die Einführung homöopathischer Vorlesungen „aufs schärfste" zurück, da die homöopathischen Lehren keine wissenschaftliche Berechtigung hätten. Begründet wurde dies mit einer längeren Abhandlung über die Grundlagen der Homöopathie. Die Homöopathie sei eine symptomatische Therapie und beseitige keine Krankheitsursachen, die „ungemein starken Verdünnungen" hätten keine wissenschaftliche Grundlage, sinnvolle ärztliche Eingriffe würden durch homöopathische Behandlungen verzögert.

Am 14. Mai 1914 wurde in der zweiten Kammer über die Petition des „Landesvereins für Homöopathie" debattiert. Dabei wurde auf das Gutachten der Fakultät Bezug genommen und von allen Parteien „ganz entschiedener Widerspruch" erhoben.[653] Es kam der Einwand, es handele sich dabei um „keine sachliche Argumentierung".[654] Der Geheime Rat Hähnel wurde als Berichterstatter beauftragt, das Gutachten in einer Verlautbarung zu veröffentlichen. Darin wurde auf die Verhandlungen in derselben Angelegenheit im Jahre 1870 eingegangen und in bezug auf das neue Gutachten resümiert, die medizinische Fakultät sei auf ihrem „früheren ablehnenden Standpunkt stehengeblieben".[655]

Hans Wapler (1866-1951), zu jener Zeit Sekretär des „Deutschen Zentralvereins homöopathischer Ärzte", nahm im Namen der homöopathischen Ärzte am 10. Juni 1914 in einem Schreiben an die medizinische Fakultät Stellung zum Gutachten.[656] Darin hieß es, die homöopathischen Ärzte würden sich als Sach-

---

[650] Universitätsarchiv Leipzig, Med. Fak. B I, Nr. 17
[651] Brief des Dekans Hubert Sattler vom 27.1.1914 (Universitätsarchiv Leipzig, Med. Fak. B I, Nr. 17); Namen vervollständigt nach dem Vorlesungsverzeichnis der Universität Leipzig, Wintersemester 1913/14 (Universitätsarchiv Leipzig)
[652] Zum Wortlaut des Gutachtens s. Anhang
[653] „Mitteilungen über die Verhandlungen des Landtages der Zweiten Kammer, Nr. 89, Dresden, am 14. Mai 1914"; zitiert nach Wapler (1914), S. 25. Zur gleichen Zeit verhandelte die Kammer über einen Lehrstuhl für Naturheilkunde an der Universität Leipzig (vgl. Lienert [1996], S.22).
[654] „Mitteilungen über die Verhandlungen des Landtages der Zweiten Kammer, Nr. 89, Dresden, am 14. Mai 1914"; zitiert nach Wapler (1914), S. 25
[655] Anlage C des Berichtes der Finanzdeputation A der Zweiten Kammer Nr. 488; zitiert nach Wapler (1921), S. 23f
[656] „An die medizinische Fakultät der Universität Leipzig. Anschreiben des Sekretärs des Homöopathischen Central-Vereins Deutschlands. Dr. med. H. Wapler. Leipzig, den 10. Juni 1914."

verständige einer Kritik des Gutachtens enthalten, aber einige Fragen an die medizinische Fakultät zur Beantwortung vorlegen. Dabei wurde konkret auf den Wortlaut des Gutachtens eingegangen und gefragt, wo „Hahnemann in seinen Schriften den ersten Grundsatz seiner Lehre: ‚Similia similibus' so definiert und wo [...] die ‚jetzige' Formulierung dieses Grundsatzes so angegeben" sei, wie es im Gutachten dargestellt worden war.[657] Weiters wurde gefragt, warum sich die Fakultät ausschließlich auf die Theorien Hahnemanns stütze, wo doch inzwischen zahlreiche offizielle „Aufklärungsschriften", unter anderem von Paul Wolf, Theodor von Bakody, Sanitätsrat Weiß, Karl Kiefer oder Hans Wapler selbst, veröffentlicht worden seien.[658] Außerdem wurde die Fakultät gefragt, „in welchen Instituten und unter welchen Forschern [...] sich die ‚wissenschaftliche Heilkunde' (offizielle Schulmedizin), eingehend mit medizinischer Erprobung der homöopathischen Vorschriften beschäftigt' und [...] über die Prüfung der Arzneien am Gesunden (homöopathische Forschungsmethode) und über die Verwendung dieser Ergebnisse am Krankenbett (homöopathische Heilmethode) praktische Versuche angestellt" habe.[659] Wapler erinnerte in seinem Schreiben ferner daran, daß die Fakultät durch die Formulierung eines „Grundsatz[es] der ‚wissenschaftlichen Heilkunde' [...] die dem ehemaligen Dozenten der Leipziger Hochschule Hahnemann durch sinnwidrige Interpretation [...] imputierte Heilung von Krankheits-Symptomen weit in den Schatten" stelle.[660] Die Homöopathie wolle lediglich „Kranke heilen" und nicht die „Ursache der Krankheiten", wie es die wissenschaftliche Heilkunde anstrebe. Wapler legte dem Schreiben schließlich mehrere Anlagen bei.[661]

Der Dekan der medizinischen Fakultät antwortete am 20. Juni auf den Brief Waplers. Darin berichtete er, daß er von der Fakultät in der Sitzung vom Vortag aufgefordert worden war mitzuteilen, „dass sie es ablehnen muss, auf die von Ihnen gestellten Fragen einzugehen. Sie hat aber in dieser Angelegenheit einen Bericht an das königliche Unterrichtsministerium abgehen lassen".[662]

Eine ähnliche Anfrage wie bereits an die medizinische Fakultät richtete Wapler nun am 25. Juli an das Kultus- und Unterrichtsministerium. Zusätzlich erwähnte er den angeblichen Bericht der Fakultät.[663] Kurz darauf antwortete das Ministerium, „innerhalb der letzten zwei Monate keinen Bericht der Medizini-

---

(Universitätsarchiv Leipzig, Med. Fak. B I, Nr. 17; dort finden sich mehrere Exemplare); das Schreiben wurde später vollständig wiedergegeben in Wapler (1921), S. 22-28, wonach im folgenden zitiert wird.

[657] Wapler (1921), S. 25
[658] Wapler (1921), S. 25f
[659] Wapler (1921), S. 26
[660] Wapler (1921), S. 27
[661] Darunter Wapler, Hans: „Erinnerungen an Theodor von Bakody" (1913); Weiß, [?]: „Leitsätze der Homöopathie" (1902/1906); Kiefer, Karl: „Homöopathie, ein Wort zur Aufklärung und Abwehr" (1905); Wapler, Hans: „Die Homöopathenfrage und der Weg zu ihrer Lösung" (1913); Bakody, Theodor von: „Hahnemann redivivus" (1883).
[662] Brief des Dekans vom 20. Juni 1914; zitiert nach Wapler (1921), S. 29
[663] Brief Waplers an das „Königliche Ministerium des Kultus und öffentlichen Unterrichts zu Dresden" vom 25. Juli 1914; zitiert nach Wapler (1921), S. 29f

schen Fakultät in Bezug auf die homöopathische Heilweise erhalten" zu haben.[664] Wapler reklamierte diese Tatsache in einem weiteren Brief an Dekan Sattler und forderte diesen auf, „binnen drei Tagen Aufklärung in dieser Angelegenheit" zu geben.[665] Sattler stellte darauf hin klar, daß der Bericht tatsächlich am 30. Juni an das Ministerium abgeschickt worden war. Um die Fakultät „vom versteckten Vorwurf zu befreien", als hätte diese Wapler belogen, legte er seinem Schreiben auf eigene Verantwortung eine Abschrift des Berichtes bei und fügte hinzu, daß er wegen der „aggressiven Stimmung" weitere Zuschriften unbeantwortet lassen werde.[666]

Im Bericht der Fakultät, der in der Hauptsache eine Antwort auf die von Wapler geäußerten Bedenken bezüglich des Gutachtens vom 3. März 1914 darstellte, war zu lesen, daß die „zur ausführlichen Besprechung und Widerlegung aller von der Homöopathie aufgestellten unbewiesenen und irrtümlichen Behauptungen aufzuwendende Mühe" vergeblich wäre.[667] Es wurde außerdem bekräftigt, daß die Darstellungen im Gutachten durch den Brief Waplers nicht entkräftet würden. Die Fakultät stünde auch weiterhin der Homöopathie gegenüber auf einem ablehnenden Standpunkt.[668]

Wapler bedankte sich beim Dekan für die Zusendung des Berichts. Gleichzeitig wies er aber darauf hin, daß der Bericht das unüberlegte Zugeständnis enthalte, „dass die wissenschaftliche Heilkunde sich nicht mit der empirischen Erprobung der homöopathischen Vorschriften beschäftigt hat, während das Ministerium – nicht aber ich – aus dem Fakultäts-Gutachten herausgelesen hat, dass systematische Nachprüfungen angestellt worden seien".[669] Damit sei für ihn geklärt, warum die Fakultät keine der vorgelegten Fragen beantworten könne.

Mit diesem Schreiben Waplers brach der Briefwechsel ab. Es scheint damit in Leipzig keine weiteren Versuche gegeben zu haben, mit der medizinischen Fakultät ins Gespräch zu kommen. Ein Lehrauftrag wurde nie vergeben.

Die Ereignisse im Jahre 1914 hatten aber ein Nachspiel. Wapler veröffentlichte in der „Allgemeinen Homöopathischen Zeitung" die entsprechenden Dokumente, also Gutachten und Briefe. Im Nachwort seines Artikels erklärte er, daß die homöopathischen Ärzte kein Interesse an Lehrstühlen hätten, die gegen den Willen der Fakultät von der Regierung eingerichtet würden. Die Einführung der Homöopathie müsse vielmehr an bereits bestehenden Instituten erfolgen. Dieser Ansicht sei Karl Kiefer bereits 1905 gewesen.[670] Während der

---

[664] Brief Kretzschmars an Wapler vom 28. Juli 1914; zitiert nach Wapler (1921), S. 31
[665] Brief Waplers vom 30. Juli 1914; zitiert nach Wapler (1921), S. 32
[666] Brief des Dekans vom 1. August 1914; zitiert nach Wapler (1921), S. 33
[667] Bericht der medizinischen Fakultät vom 19. Juni 1914; zitiert nach Wapler (1921); zum Wortlaut des Berichts s. Anhang
[668] Bericht der medizinischen Fakultät vom 19. Juni 1914; zitiert nach Wapler (1921)
[669] Brief Waplers vom 5. August 1914 (Universitätsarchiv Leipzig, Med. Fak. B I, Nr. 17); vgl. Wapler (1921), S. 35f
[670] Wapler (1921), S. 37; vgl. Kiefer (1905)

82. Hauptversammlung des Zentralvereins am 8. und 9. August 1921 ließ Wapler verlauten, daß die medizinische Fakultät der Universität Leipzig das für die Homöopathie ungünstige Gutachten vor dem sächsischen Landtag widerrufen solle, da sich dieses auf ein falsches Zitat gestützt habe.[671]

6.6 Forderungen des „Arbeitsausschusses deutscher Vereine für Lebenserneuerung" zu Beginn der Weimarer Republik

Zu Beginn der Weimarer Republik gab es Bestrebungen, an den medizinischen Fakultäten Strömungen wie Naturheilkunde und Homöopathie zu integrieren. Es bestand bereits ein Extraordinariat für „Allgemeine Therapie" an der medizinischen Fakultät der Universität Berlin, mit dem der Trend zu einer patientennäheren Medizin eingeleitet wurde.[672]

Der preußische Kultusminister Konrad Haenisch (1876-1925) war Laienheilmethoden gegenüber aufgeschlossen und unterstützte derartige Bestrebungen. So besetzte er den 1919 frei gewordenen Lehrstuhl für „Allgemeine Therapie" mit einem naturheilkundlich orientierten Mediziner.[673]

Ein Parlamentsbeschluß zur Etablierung der „Allgemeinen Therapie" und Haenischs Antrag zur Errichtung eines Lehrstuhls für Naturheilkunde stießen bei den Universitäten allerdings auf heftige Kritik. Die Ordinarien verstanden das Vorschlagen von angeblich fachlich inkompetenten Ärzten für akademische Positionen sogar als „persönliche Beleidigung und Herabsetzung des akademischen Standes".[674]

Genau in diese Zeit fielen erneute Versuche einer Institutionalisierung der Homöopathie. Am 11. März 1919 wandte sich Etter, Arzt aus Schwenningen und Abgeordneter der württembergischen Landesversammlung, schriftlich an den Vorstand der medizinischen Fakultät der Universität Tübingen. Er machte darauf aufmerksam, daß der „Arbeitsausschuß deutscher Vereine für Lebenserneuerung", der sich im Namen von etwa 200.000 Mitgliedern äußerte, in einem Schreiben an die württembergische Landesversammlung unter anderem die „Errichtung von Lehrstühlen an den Universitäten für Heilverfahren auf biologischer Grundlage (besonders Homöopathie und Naturheilkunde)", außerdem ein entsprechendes Krankenhaus gefordert habe.[675] Etter bat die medizinische Fakultät um ihr Urteil, da er vor der Landesversammlung zu diesem Thema Stellung beziehen müsse.

---

[671] Anon. (1921), S. 86
[672] Werner (1993), S. 203
[673] Vgl. Werner (1993), S. 203ff
[674] Werner (1993), S. 207
[675] Universitätsarchiv Tübingen, Med. Fak. 125/195

Der Dekan der medizinischen Fakultät verwies Etter auf das Gutachten von Jacobj aus dem Jahre 1914, das die Stellung der Universität widerspiegele. Bezüglich der Homöopathie erwähnte er, daß die „Grundlehre der Homoeopathie und eine gewisse Auswahl ihrer Mittel in der medizinischen Klinik regelmäßig besprochen werden".[676]

Parallel dazu entwarf D. Prinzing im Auftrag des ärztlichen Landesausschusses ein neues Gutachten zur Eingabe der „deutschen Vereine für Lebenserneuerung".[677] Im wesentlichen wurde in diesem Gutachten mit Ärztezahlen argumentiert. So zeige die geringe Zahl homöopathischer Ärzte im deutschen Reich und das mangelnde Interesse der Medizinstudenten deutlich, daß kein Bedarf für einen Lehrstuhl für Homöopathie bestehe. Außerdem wurde eine Parallele zur Theologie gezogen: „So wenig wie z. B. in der Theologie eigene Lehrstühle für die einzelnen Sekten errichtet werden, ebenso wenig kann man es den Hochschulen zumuten, für die vielerlei Heilmethoden besondere Lehrstühle zu errichten. Mit gleichem Rechte wie die Homöopathen könnten das dann auch die Angehörigen anderer Heilmethoden, z. B. die Gesundbeter[,] verlangen".[678]

Diese beiden ablehnenden Stellungnahmen haben die württembergische Landesversammlung vermutlich dazu bewogen, den Antrag abzulehnen. Ob die Persönlichkeit Etters dabei eine wesentliche Rolle spielte, konnte anhand der vorliegenden Quellen nicht nachvollzogen werden.

6.7 Petition der „Deutschen homöopathischen Liga" zur Errichtung von Lehrstühlen an preußischen Universitäten

Einen weiteren Versuch einer Etablierung der Homöopathie machte die „Deutsche homöopathische Liga" im Juli 1919. Die Liga richtete eine Petition an die Weimarer Nationalversammlung, die Verfassunggebende Preußische Landesversammlung und die zuständigen preußischen Ministerien. Bereits am 22. Mai war die Frage der Errichtung eines Lehrstuhls für Naturheilkunde in der Verfassunggebenden Preußischen Landesversammlung diskutiert worden.[679] Der Abgeordnete Emil Abderhalden (1877-1950) hatte mit der Bemerkung Aufsehen erregt, daß auch ein „Laie, der besondere Intelligenz und besondere Begabung habe, auch ohne Fachausbildung etwas Hervorragendes entdecken könne".[680]

---

[676] Universitätsarchiv Tübingen, Med. Fak. 125/195
[677] Universitätsarchiv Tübingen, Med. Fak. 125/195; zum Wortlaut des Gutachtens s. Anhang
[678] Universitätsarchiv Tübingen, Med. Fak. 125/195
[679] Werner (1993), S. 203f
[680] Rede Abderhaldens als Vorsitzender des Ausschusses für Bevölkerungspolitik vor der Verfassunggebenden Preußischen Landesversammlung, 23. Sitzung vom 23. Mai 1919, Bd. 633, S. 1722; zitiert nach Werner (1993), S. 204

Die Liga, die zu diesem Zeitpunkt etwa 18.000 Mitglieder hatte, forderte in diesem Schreiben bestimmte Rechte für die Homöopathie.[681] Gemäß den Grundsätzen „Gleiches Recht für alle" und „Die Wissenschaft ist frei" wurde die Notwendigkeit gesehen, die Homöopathie zum freien Wettbewerb zuzulassen, damit sie so ihre Möglichkeiten und Fähigkeiten unter Beweis stellen könne.[682] Bisher galt die medizinische Ausbildung als staatliches Monopol, das von der Lehrmeinung abweichende Systeme nicht zuließ. Als Vergleich wurde die Situation in Amerika herangezogen, wo dank freien Wettbewerbs die Homöopathie sich inzwischen stark verbreitet habe: 12.000 homöopathische Ärzte, knapp 200 Krankenhäuser und 20 Colleges existierten dort laut Berichten des internationalen homöopathischen Kongresses. Um bereits den Studenten Gelegenheit zum Studium der Homöopathie zu bieten, wurde in der Petition außerdem gefordert, ein Lehrauftrag an einen homöopathischen Arzt zu erteilen, der in weiterer Folge mit einer Abteilung in der inneren Klinik verbunden werden solle. Neben dem Selbstdispensierrecht wurde außerdem gefordert, jedem homöopathischen Arzt den Beitritt zur Kassenpraxis zu ermöglichen. Als letzter Punkt wurde vorgeschlagen, in jedem größeren Krankenhaus wenigstens eine homöopathische Abteilung einzurichten, damit bei einem eventuellen Krankenhausaufenthalt jedem Patienten die Wahl zwischen „schulmedizinischer" und homöopathischer Behandlung offenstehe.

Auf eine Anfrage des Abgeordneten Hermann Weyl, eines Mitglieds der preußischen Landesversammlung, beschäftigte sich der „Berliner Verein homöopathischer Ärzte" mit der Problematik und veröffentlichte eine „Denkschrift".[683] Darin wurde die Idee, gleichzeitig mit der Errichtung eines Lehrstuhls den homöopathischen Ärzten eine Klinik zu überlassen, für verfrüht gehalten. Zuerst solle sichergestellt werden, daß den die homöopathische Vorlesung besuchenden Studenten kein Nachteil daraus erwachse, wie es in Ungarn der Fall gewesen sei. Dort seien Studenten von Professor Bakody, der dort Vorlesungen über Homöopathie hielt, wegen des Besuchs eben dieser Vorlesungen beim Staatsexamen durchgefallen. Die theoretische Vorlesung für Studenten müsse aber unbedingt mit einer guten Möglichkeit zur postpromotionellen Weiterbildung kombiniert werden. Im Rahmen des ärztlichen Fortbildungswesens sollten Ärzte die Homöopathie auf diese Weise genauer kennenlernen, zumal die Studenten mit dem großen Umfang des für das Staatsexamen geforderten Lehrstoffs ohnehin ausgelastet seien.

Auf Initiative der Abgeordneten Emil Abderhalden und Hermann Weyl wurde der Antrag der „Deutschen homöopathischen Liga" im Plenum der Verfassunggebenden Preußischen Landesversammlung zwar angenommen, dies hatte aber keine weiteren Konsequenzen.[684]

---

[681] Kröner (1919), S. 194
[682] Kröner (1919), S. 196
[683] Kröner (1919), S. 196f; die „Denkschrift" ist ebenda vollständig wiedergegeben.
[684] Kröner (1919), S. 197

6 Diskussionen um Lehrstühle im ersten Drittel des 20. Jahrhunderts

Eugen Kröner diskutierte die Problematik in der „Allgemeinen Homöopathischen Zeitung".[685] Er war grundsätzlich der Meinung, daß die Zukunft der Homöopathieausbildung im ärztlichen Fortbildungswesen zu suchen sei. Diesen Standpunkt vertrat er auch auf einer späteren Sitzung des Zentralvereins.[686] Dort wurde allerdings berichtet, daß der „Verein für das ärztliche Fortbildungswesen" auf einen entsprechenden Antrag geantwortet hätte, „dass hier nur Gegenstände behandelt werden dürften, die auf der Universität gelehrt werden".

Hans Wapler nahm ebenfalls in einem Artikel in der „Allgemeinen Homöopathischen Zeitung" Stellung zur „Denkschrift".[687] Er hielt die Weiterbildung in Homöopathie im Rahmen des ärztlichen Fortbildungswesens für sehr wichtig, warnte aber zugleich davor, diese als fundierte Ausbildung anzusehen. Sie sei beschränkt darauf, „gewisse Grundbegriffe der homöopathischen Krankenbehandlung (Mittelwahl, Bewertung der Symptome, der Konstitutionen usw.) zu geben und [...] Richtungslinien vorzuzeichnen für das weitere Selbststudium." Ärzte, die die Homöopathie wirklich beherrschen sollen, könnten nur in Krankenhäusern und Kliniken ausgebildet werden. Bezugnehmend auf verschiedene Erfahrungen an den Universitäten Halle, Berlin, Leipzig und Rostock forderte Wapler von der Regierung, wirkliche Sachverständige, also homöopathische Ärzte, unbedingt in die Auseinandersetzung miteinzubeziehen und an die Universitäten zu lassen. Es würde zuviel an falschen Vorstellungen und Interpretationen über die homöopathische Lehre an den Universitäten verbreitet.

Ebenfalls als Kommentar zur Veröffentlichung der „Denkschrift" machte Gustav Jaeger (1832-1917) aus Schwäbisch-Hall den Vorschlag, einen Facharzt für Homöopathie einzuführen.[688] So würde der Schwerpunkt der Ausbildung in die postpromotionelle Ausbildung fallen. Er sah in der Homöopathie eine Fachwissenschaft und glaubte, das Problem der Ausbildung auf diese Weise lösen zu können.

---

[685] Kröner (1919), S. 200ff
[686] Anon. (1921), S. 86
[687] Wapler (1919), S. 218ff
[688] Wapler (1919), S. 227f

7 Der Lehrauftrag für Homöopathie an der Universität Berlin[689]

7.1 Die Berliner Universität

Berlin war schon im 18. Jahrhundert ein wichtiges Zentrum der Medizin. Mit dem Neubau der Charité zwischen 1897 und 1916 wurde die Bedeutung der Universität Berlin als medizinische Forschungsstätte unterstrichen. Ärzte wie die Internisten Friedrich Kraus (1858-1936) und Wilhelm His d. J. (1863-1934), der umstrittene Anatom Otto Lubarsch (1860-1933), der Gynäkologe Ernst Bumm (1858-1925), der Chirurg August Bier (1861-1949), der Sozialmediziner Alfred Grotjahn (1869-1931) und andere prägten die Medizin in Berlin in den ersten Jahrzehnten des 20. Jahrhunderts.[690] Im Mai 1920 kam es zur Gründung des ersten deutschen Lehrstuhls für Naturheilkunde, der mit Franz Schönenberger (1865-1933) besetzt wurde.[691]

Das Ende des Ersten Weltkrieges brachte für die Berliner Universität wie für die meisten deutschen Universitäten einige Rückschläge, da bis 1924 deutsche Wissenschaftler und Gesellschaften aus allen internationalen Verbänden ausgeschlossen waren und deutsche Zeitschriften boykottiert wurden.[692] Durch die Inflation konnte die Universität nur schlecht ausgestattet, die Professoren nur gering entlohnt werden.

7.2 August Bier als Wegbereiter für die Homöopathie

Daß der Homöopathie ausgerechnet in Berlin die Tore der Universität geöffnet werden sollten, lag vor allem an der Initiative August Biers, der seit 1907 die chirurgische Universitätsklinik in Berlin leitete und recht schnell zum „Repräsentant Deutscher Chirurgie" geworden war.[693] Bier beschäftigte sich schon seit seinem Aufenthalt in Greifswald 1899 mit der Homöopathie, die er dort durch den Pharmakologen Hugo Schulz (1853-1932) kennengelernt hatte. Schulz prägte zusammen mit dem Psychiater Rudolf Arndt (1835-1900) die sogenannte „Arndt-Schulzsche Regel" oder „biologische Reizregel".[694]

---

[689] Nach Fertigstellung dieses Kapitels wurde von Uwe Mai ein Artikel zum gleichen Thema veröffentlicht (vgl. Mai [1996]). Darin vorhandene, neue Hinweise wurden hier nachträglich ergänzt.
[690] Winau (1987), S. 280ff u. 313
[691] Jütte (1996a), S. 116
[692] Prahl u. Schmidt-Harzbach (1981), S. 147
[693] Winau (1987), S. 290
[694] Tischner (1939a), S. 695 u. 759. Wie sehr Rudolf Tischner (1879-1961), der Bier seine großangelegte „Geschichte der Homöopathie" widmete, ein Verehrer Biers war, geht aus vielen

7 Der Lehrauftrag für Homöopathie an der Universität Berlin

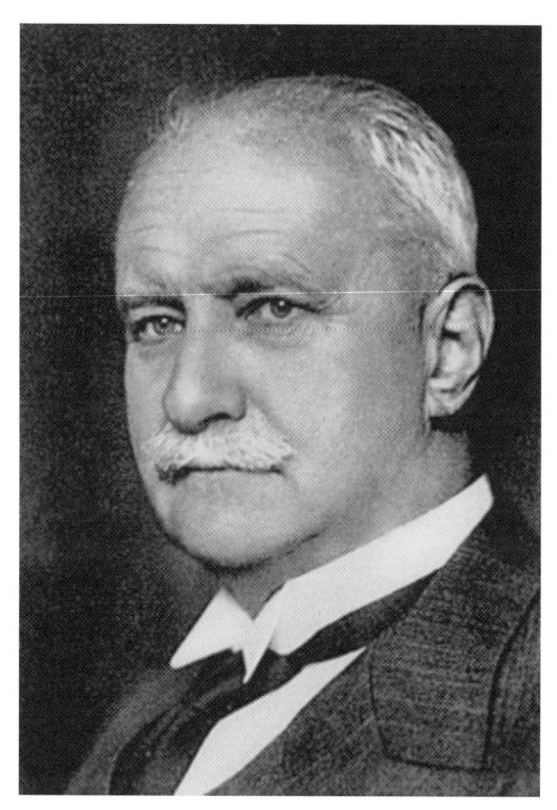

Abb. 8: August Bier

Nicht wenig Aufsehen erregte Bier, als er in Berlin mit seinen Gedanken zur Homöopathie an die Öffentlichkeit ging. In seinem zweiteiligen Artikel „Wie sollen wir uns zur Homöopathie stellen?", der 1925 in der „Münchner Medizinischen Wochenschrift" erschien, legte er erstmals die Verbindungen zwischen der von ihm sogenannten „Reizkörpertherapie" und den Überlegungen Hahnemanns dar.[695] Er hatte eigene Versuche mit homöopathischen Mitteln, insbesondere mit homöopathisch verarbeitetem Schwefel angestellt und damit nach eigenen Worten guten Erfolg gehabt. Bier forderte alle Ärzte dazu auf, die Wirksamkeit der von ihm verwendeten Mittel nachzuprüfen, denn er war der Ansicht, in der Homöopathie stecke ein „guter Kern", der eine gegenseitige Verständigung möglich machen müsse: „Wenn wir aber zugestehen müssen, daß an der Homöopathie etwas ist, und zahlreiche homöopathische Ärzte auch der

---

Textstellen hervor, wie z. B. aus einer Aussage auf S. 762: „Plötzlich trat nun ein berühmter Chirurg auf, der unglücklicherweise [sic!] nicht nur Hand, sondern Kopf war, ja wohl der fruchtbarste und schöpferischste der gesamten Heilkunde der letzten Jahrzehnte [...]". Insofern sind seine Aussagen bezüglich Bier in der „Geschichte der Homöopathie" kritisch zu bewerten. Vgl. dazu auch Tischner (1950), S. 198ff

[695] Bier (1926). Der ursprünglich zweiteilige Aufsatz wurde vollständig wiedergegeben in Planer (1926), S. 1-37.

Allopathie ihr Recht lassen, warum zanken wir uns dann eigentlich?"[696] Gleichzeitig distanzierte er sich scharf vom „großen Heer der wirklichen Pfuscher, der Schwindler und Wirrköpfe aus dem Ärzte- und Laienstande, die sich der Homöopathie an die Rockschöße hängen" würden.[697] Bier meinte weiter: „Es ist also doch etwas an der Homöopathie; entscheiden zu wollen, wieviel daran ist, wäre vermessen von mir, dazu müßte ich eine größere Erfahrung darüber besitzen. Ich glaube aber behaupten zu können, daß viel an ihr ist, daß wir sehr viel aus ihr lernen können, und daß es nicht weiter angeht, daß die ‚Schulmedizin' sie totschweigt oder verächtlich auf sie herabsieht."[698]

Als Reaktion auf Biers Artikel folgten zahlreiche kritische Stellungnahmen. Ärzte wie Gisevius, Klemperer, Bastanier, Heubner, Harnack, Rietschel, Schwalbe, His, Friedländer, Eduard Müller, Leeser, Wapler und andere beteiligten sich an einer regen Diskussion, die hauptsächlich in Form schriftlicher Abhandlungen in der „Deutschen Medizinischen Wochenschrift" und in der „Münchner Medizinischen Wochenschrift" geführt wurde.[699]

Georg Klemperer (1865-1946), Professor für Innere Medizin in Berlin, äußerte sich in vernichtenden Worten zu Biers Ansätzen: „Nach allem behaupte ich, daß nichts an der Homöopathie ist, und daß wir nichts von ihr lernen können. Wir brauchen sie nicht totzuschweigen, denn sie lebt nicht mehr, sie ist auch durch Biers Belebungsversuche nicht aufgeweckt worden; wir sehen nicht verächtlich auf sie herab, denn wir betrachten ihre Irrlehren als historische Merkwürdigkeiten."[700]

Der homöopathische Arzt Hans Wapler schrieb in einem Leserbrief, daß die „Naturwissenschaftler im homöopathischen Lager seit nahezu 90 Jahren sich vollkommen klar darüber seien, dass ihrer Heilmethode bestimmte Grenzen gesteckt sind, und dass sie mit Freuden ihre Sonderstellung in der ärztlichen Welt aufgäben, wenn ihre Mission erfüllt sei".[701] Vermutlich meinte Wapler, der sich schon häufig öffentlich für die Errichtung von homöopathischen Lehrstühlen ausgesprochen hatte, mit „Mission" die Integration der Homöopathie innerhalb der Universität.

In Berlin wurde am 29. Juni 1925 eine große Ärzteversammlung einberufen, in der ein „‚Ketzergericht' über Bier und seine Ansichten abgehalten wurde".[702] Julius Schwalbe (1863-1930), damals Schriftleiter der „Deutschen Me-

---

[696] Bier (1926), S. 32f
[697] Bier (1926), S. 34
[698] Bier (1926), S. 26
[699] Einige Artikel wurden später gebündelt herausgegeben in den Büchern „Zur Kritik der Homöopathie" (Thieme, Leipzig) und „Der Kampf um die Homöopathie" von Planer (1926). Planer faßte den Aufsatz Biers mit den Stellungnahmen zu diesem Artikel in einem Buch zusammen, weil „die Flut von Meinungsäußerungen [...] in Tageszeitungen zerstreut und nicht jedermann bekannt und zugänglich" gewesen sei (Planer [1926], im Vorwort).
[700] Klemperer (1926), S. 77
[701] Der Leserbrief wurde auszugsweise wiedergegeben in der „Münchner Medizinischen Wochenschrift" (Anon. [1925a], S. 1277f).
[702] Tischner (1939a), S. 762

7 Der Lehrauftrag für Homöopathie an der Universität Berlin

dizinischen Wochenschrift", und Otto Leeser dokumentierten diese Verhandlung des „Berliner Vereins für Innere Medizin und Kinderheilkunde", bei der unter anderem neben Wilhelm His, Eduard Müller und Wolfgang Heubner auch Bier anwesend war.[703] Während der sehr heftig und emotionell geführten Diskussionen um die Homöopathie bemerkte Müller, „die Homöopathie wachse auf dem Nährboden naiver Frömmigkeit und Mystik".[704] Heubner bezeichnete die Anhänger Hahnemanns, also auch Hugo Schulz und August Bier, als „Opfer einer autistischen Denkweise".[705] Kretzschmar schlug die Erteilung eines homöopathischen Lehrauftrages vor, „um den Homöopathen Gelegenheit zu geben, den Wert der homöopathischen Heilmethode wissenschaftlich zu beweisen".[706] Goldschneider bemerkte zu Biers Versuchen mit homöopathischen Arzneimitteln, daß „selbst durch eine Bestätigung der Angaben für die homöopathische Lehre nichts gewonnen werden würde [...]". Wenn man sich in der Medizin nur auf „Intuition (und sonstige Irrationalia) ohne jede Sachkenntnis oder nur auf die naive Empirie" stützen wolle, so würde die Medizin „den Anspruch, zu einem großen Teil eine angewandte Naturwissenschaft zu bilden, verzichten müssen. Auf ‚Intuition' und ‚Erfahrung' pflegt sich auch jeder ehrliche Kurpfuscher (es gibt solche) zu berufen".[707] Die Diskussionen schienen sich hier nur teilweise auf sachlicher Ebene zu bewegen, die Thesen Biers von seinen Gegnern nicht genau – und nur theoretisch – untersucht worden zu sein.[708]

Wiederum kam es zu zahlreichen Stellungnahmen in medizinischen Fachzeitschriften. Eduard Müller, Professor in Göttingen, schrieb wenig später in der „Deutschen Medizinischen Wochenschrift" über die Gründe, daß „Hahnemann und seine Glaubenslehren rasch ins Schlepptau der Kurpfuscherei" gerieten. „Mit Vorliebe findet die Homöopathie auch jetzt den günstigsten Nährboden dort, wo naive Frömmigkeit und mystische Einstellung mit naturwissenschaftlicher Unbildung zusammentreffen und damit das bestgeeignete Sprungbrett bilden für alle Formen der Kurpfuscherei mit mystischem Einschlag."[709] Müller betonte zwar, daß er eine Annäherung mit der „kritisch-wissenschaftlichen Richtung" der Homöopathie für möglich halte, sah aber auch die Pflicht der akademischen Lehrer, „jedes eigenbrödlerische medizinische Sektenwesen nachhaltig zu bekämpfen".[710]

Der homöopathische Arzt Otto Leeser (1888-1964) reagierte in der gleichen Zeitschrift mit der Aussage: „Gewiß werden Professoren, denen der ganze moderne wissenschaftliche Apparat und ein Stab von Assistenten zur Verfügung steht, leicht an den Arbeiten praktischer Ärzte in bezug auf Exaktheit etwas

---

[703] Anon. (1925b), S. 1168. Auch Leeser schrieb einen Bericht (Leeser [1926]).
[704] Planer (1926), S. 125
[705] Planer (1926), S. 129
[706] Planer (1926), S. 131
[707] Anon. (1925b), S. 1168
[708] Tischner bemerkte dazu, daß „keiner der gegnerischen Redner", also Heubner und Müller, eigene Erfahrungen mit der Homöopathie gesammelt hätten (Tischner [1939a], S. 762).
[709] Müller (1925a), S. 1207
[710] Müller (1925b), S. 1246

auszusetzen finden. Folgerichtig sollten sie also empfehlen, daß die homöopathischen Ärzte an öffentlichen Krankenhäusern und Forschungsstätten Gelegenheit bekommen, ihre Beobachtungen und Untersuchungen exakter anzustellen."[711]

Leeser erhielt Unterstützung durch Hanns Rabe (1890-1959), Funktionär des Zentralvereins, der zu Müllers Vorwurf des „mystischen Einschlags" in der Homöopathie meinte: „Warum ist die ‚Sekte der Homöopathen' trotz des so oft gegen sie geführten Todesstreiches so überaus lebensfähig geblieben? – Sicher nicht nur aus der Neigung des Publikums zum Mystischen, sondern weil sie reichliche Erfolge hatte in Krankheitsfällen, in denen ‚andere' Ärzte versagten. Ich habe nie den Eindruck gehabt, daß die Klientel der homöopathischen Ärzte nur aus zu okkulten Dingen neigenden oder geistig schwachen Leuten bestand, sondern meistens aus Patienten, die durch Erfolge [...] von der Wirksamkeit der homöopathischen Medikation belehrt waren."[712]

Georg Honigmann (1863-1930), außerordentlicher Professor an der Universität Gießen, fand Gefallen an Biers Gedanken und bemerkte zur aktuellen Diskussion: „Als Sekte muß die Homöopathie untergehen! Dafür soll die Homöotherapie als neuer oder erneuter Bestandteil unserer ärztlichen Betätigung auferstehen und durch ihre Einführung in unsere Heilbestrebungen die Gesamtmedizin bereichern. [...] So verfehlt und selbstmörderisch es von der Homöopathie wäre, sich in esoterischer Beschränktheit dieser notwendigen Entwicklung zu widersetzen, so unverantwortlich wäre es auch von der offiziellen Hochschulmedizin, wenn sie sich durch das dogmatische Festhalten ihres wissenschaftlichen Standpunktes dem Einigungswerk engherzig verweigerte."[713]

August Bier selbst war zwar nicht persönlich in die Debatte um die Errichtung eines Lehrstuhls für Homöopathie involviert, die vorausgegangenen, von Bier entzündeten Diskussionen bahnten aber unverkennbar den Weg dafür.

7.3 Ernst Bastanier als Lehrbeauftragter für Homöopathie an der Berliner Universität

Mitte der zwanziger Jahre bemühte sich der „Deutsche Zentralverein homöopathischer Ärzte" darum, an allen preußischen Universitäten Vorlesungen über Homöopathie einzuführen.[714] Bereits mehr als zwanzig Jahre zuvor, am 10. August 1902, hatte der Verein unter der Federführung des homöopathischen Arztes Karl Weiß (1848-1919) die sogenannten „Kölner Leitsätze" aufgestellt, in denen programmatisch formuliert worden war: „Die ganze neuere Richtung der inneren Heilkunde nähert sich, wenn auch unbewußt, immer mehr homöo-

---

[711] Leeser (1925), S. 1737
[712] Rabe (1926), S. 150
[713] Honigmann (1926), S. 344f
[714] Werner (1993), S. 210f

pathischen Grundanschauungen; ihre Aufnahme in die officielle Medicin ist unseres Erachtens deshalb nur noch eine Frage der Zeit. Wir verlangen im Namen der freien Wissenschaft nicht die Errichtung isolierter homöopathischer Lehrstühle gegen den Willen der medicinischen Fakultäten, sondern, was bei einer naturwissenschaftlichen Disciplin selbstverständlich sein sollte, die Eröffnung von Kliniken, Krankenhäusern und Laboratorien für unsere Forscher und Ärzte und Aufhebung der von der officiellen Wissenschaft über unsere Heilmethode verhängten Ächtung."[715]

Nun endlich schien – unter neuen politischen Vorzeichen – das Engagement des „Deutschen Zentralvereins homöopathischer Ärzte" Erfolg zu versprechen. So erreichte er zuerst einmal, daß die Universitäten zu einer Stellungnahme zu diesem Vorhaben bewegt wurden. Allerdings lehnten alle preußischen Universitäten die Einrichtung eines Lehrauftrags einstimmig ab, woraufhin der Zentralverein einen entsprechenden Antrag in den preußischen Landtag einbrachte, der am 13. November 1925 angenommen wurde.[716] Der Abgeordnete und Lebensreformer Martin Faßbender (1856-1943) hatte sich besonders um die Erteilung des Lehrauftrags bemüht.[717]

In der Folge des Landtagsbeschlusses gab es heftige Gegenstimmen seitens der ordentlichen Professoren der Universität Berlin. Der damalige Dekan der Universität Alfred Grotjahn (1869-1931) sah in der Vergabe eines Lehrauftrages für Homöopathie einen „ersten und deshalb bedenklichen Schritt zum Eindringen pseudomedizinischen Sektenwesens in den Lehrkörper".[718]

Wolfgang Heubner (1877-1957) wandte sich schriftlich an das Ministerium und verfaßte außerdem als Reaktion auf Biers Aufsatz „Wie sollen wir uns zur Homöopathie stellen?" einen wissenschaftlichen Artikel gegen die Homöopathie, der in der „Münchner Medizinischen Wochenschrift" veröffentlicht wurde.[719] Heubner beschrieb darin die Homöopathie als primitives System, das „die Kompliziertheit des biologischen Geschehens durch einfache Gedankengänge zu durchdringen und zu beherrschen" wünsche, aber „leider typisch unwissenschaftlich" sei. Im Volk und auch unter Apothekern und Ärzten bestünde die Neigung, die Lehren der „offiziellen" medizinischen Wissenschaft gering zu achten gegenüber „abwegigen Heilbestrebungen", „homöopathischen Heilslehren und Glaubenssätzen". Außerdem werde die ärztliche Tätigkeit generell nicht genug geschätzt. „Wie viele Anfängerarbeiten", so Heubner weiter, „zeichnen sich durch die gleiche Denkweise aus, ja im ganz extremen Sinne darf man wohl sogar für gewisse Geistesstörungen als charakteristisch ansehen, dass an sich

---

[715] Haehl (1929), S. 156
[716] Werner (1993), S. 211
[717] Tischner (1939a), S. 764. Vgl. dazu Faßbender (1930), S. 4; Faßbender (1926); Bastanier (1944)
[718] Vgl. GStA Preußischer Kulturbesitz, Rep. 76 Va Sekt. 1, Tit. VII, No. 24, Die Naturheilkunde/ Das Studium der homöopathischen Heilmethode auf den diesseitigen Universitäten, November 1841-Dezember 1934, nicht foliiert, Grotjahn in seiner Eigenschaft als Dekan im Namen der Fakultät an Becker v. 17.11.1927; zitiert nach Werner (1993), S. 210f
[719] Heubner (1925), S. 932f

richtige Ausgangsvorstellungen zu einseitig bewertet und zu gedanklichen Ableitungen verwertet werden". Das Fehlen zuverlässiger Methoden zur Nachprüfung bedaure er, da er schließlich glaube, daß „in der Homöopathie ein beachtlicher Kern steckt". Das große Problem der Homöopathie sah er in ihrem Dogmatismus, das Festhalten an der Allgemeingültigkeit der Ähnlichkeitsregel sei unzutreffend.

Die medizinischen Fakultäten teilten Heubners Argumentation und warfen der Homöopathie „Empirismus und [...] Unwissenschaftlichkeit" vor.[720] Die medizinischen Fakultäten Königsberg und Marburg sprachen von „unbeweisbaren Dogmen", die der Homöopathie als Grundlage dienten.[721] Im „Interesse der Volksgesundheit" und des „Ansehens der deutschen Wissenschaft" sprachen sich die Fakultäten gegen die Errichtung eines Lehrauftrages aus.[722]

Adolf A. Friedländer (1870-1949), Professor in Freiburg, sprach von einer Gelegenheit für homöopathische Kollegen, „sich aus der Enge zu befreien".[723] In der Errichtung eines Lehrstuhls sah er einen Weg, der „zeigen kann, ob die deutsche ‚Schulmedizin' oder die ‚homöopathische Schule' eingeengt ist". Man müsse endlich den „Kampf um die homöopathischen Lehrmeinungen aus den Niederungen der mit Affekt geladenen Tummelplätze" herausheben. Zur Anregung der pharmakologischen Forschung sei die Errichtung eines Lehrstuhls mitsamt einer homöopathischen Abteilung in einem Krankenhaus erforderlich. Möglicherweise bringe diese Entwicklung nun das Ende der Scheidung von „Allopathie" und Homöopathie.

Einer der wenigen homöopathischen Ärzte, die konkrete Ideen zum Inhalt des homöopathischen Unterrichts an der Universität entwickelten, war Fritz Donner (1896-1979). In einem längeren Artikel in der „Allgemeinen Homöopathischen Zeitung" von 1927 machte er sich Gedanken, in welcher Form Unterricht in Homöopathie denn überhaupt sinnvoll sei. Mit Blick auf die Situation in Amerika, wo zahlreiche homöopathische Colleges neben einzelnen homöopathischen, an Universitäten verankerten Fakultäten existierten, kam er zum Schluß, daß die theoretischen Grundlagen der Homöopathie zwar gelehrt werden müßten, aber nur „kurz und bündig".[724] Der Hauptzweck eines Lehrstuhles könne nicht darin liegen, homöopathische Ärzte auszubilden, das sei in der Kürze der Zeit überhaupt nicht möglich. Vielmehr solle bei den Studenten das Interesse für die Homöopathie geweckt und gezeigt werden, daß die Homöopathie eine „durchaus ernstzunehmende Wissenschaft" sei.[725] Donner war prinzipiell für eine Verbindung von Hochschulmedizin und Homöopathie. Zur Verdeutli-

---

[720] Werner (1993), S. 212
[721] Werner (1993), S. 212
[722] Werner (1993), S. 212
[723] Vortrag auf dem 9. internationalen Homöopathiekongreß in London vom 18. bis 23. Juli 1927 in London (Friedländer [1927], S. 1597ff).
[724] Donner untersuchte die Lehre an homöopathischen Schulen in den USA genauer in einem späteren Artikel (Donner [1928]).
[725] Donner (1927), S. 170

7 Der Lehrauftrag für Homöopathie an der Universität Berlin

chung seiner Ansichten zitierte er drei Fälle des amerikanischen Arztes Linn J. Boyd aus dem homöopathischen Universitätskrankenhaus der Universität Michigan, die seiner Meinung nach eine geglückte Verbindung von schulmedizinischer Diagnostik und homöopathischer Therapie darstellten.[726] Donner schloß mit den Worten: „Einige Optimisten scheinen der Ansicht zu sein, daß nur eine homöopathische Vollfakultät – ähnlich wie an einigen Universitäten zwei theologische Fakultäten eingerichtet sind – zu erstreben sei. Es gibt nichts, was ich für verkehrter hielte."[727] Inwieweit diese Gedanken später in Berlin eine Rolle spielen sollten, muß vorerst dahingestellt bleiben.

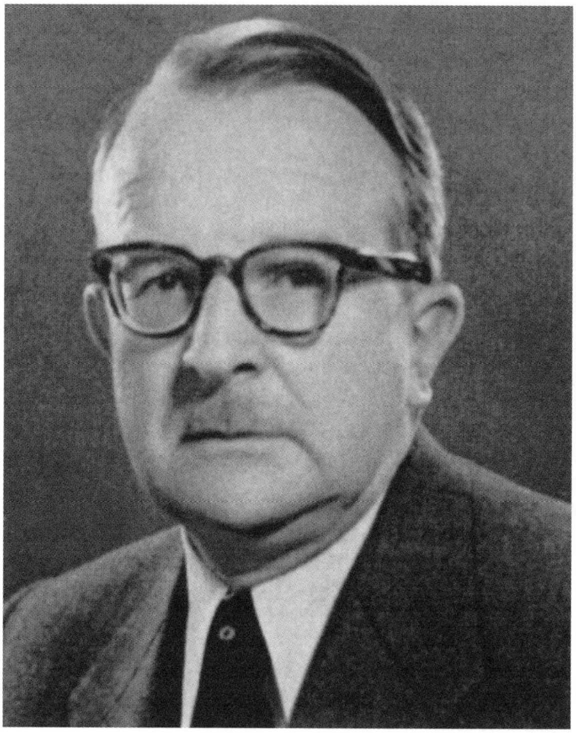

Abb. 9: Fritz Donner

Der Antrag des Zentralvereins wurde erst drei Jahre später, am 23. März 1928, wirksam, als der preußische Minister für Wissenschaft, Kunst und Volksbildung Carl Heinrich Becker offiziell einen Lehrauftrag für Homöopathie an der Berliner Friedrich-Wilhelm-Universität vergab. Der zuerst dafür vorgeschlagene Alfons Stiegele (1871-1956) aus Stuttgart lehnte ab, so daß der Lehrauftrag an den homöopathischen Arzt Ernst Bastanier (1870-1953) erteilt wurde.[728]

---

[726] Donner (1927), S. 174-177
[727] Donner (1927), S. 179
[728] Haehl (1929), S. 114

Am 6. November 1928 hielt Bastanier seine Antrittsvorlesung im Hörsaal 47 der Berliner Universität.[729] Bastanier dankte in der Rede der Initiative des anwesenden Landtagsabgeordneten Faßbender und des Kultusministers Becker, der „dieser Anregung trotz mancherlei Bedenken und Widerständen gefolgt ist". Dies sei im Sinne Virchows, der gesagt habe: „Die Medizin bedarf keiner feindlichen Schulen und Parteien, sondern nur des Wettstreits nach denselben Zielen, wenn auch mit anderen Mitteln. [...] Es ist jetzt an uns homöopathischen Aerzten, diese Gunst des Augenblicks so zu nützen, daß wir möglichst alle Wissenschaftler, die guten Willens und nicht in Vorurteilen befangen sind, davon überzeugen, daß der Homöopathie wertvolle, wissenschaftlich vertretbare Gedanken und nicht mehr anzuzweifelnde Erfahrungstatsachen zugrundeliegen, deren nähere Erforschung und praktische Verwertung auch der modernen Heilkunde eine Bereicherung bringen kann. Die Aussichten für ein Gelingen sind heute dazu günstiger als früher, denn wir stehen alle auf einer höheren Warte wissenschaftlicher Kritik: die homöopathischen Aerzte glauben nicht mehr wie Hahnemann, daß die Homöopathie die ganze übrige Medizin ersetzen kann, und unsere Gegner wissen mehr als frühere Generationen, daß sie nicht unfehlbar sind. [...] Worin sie der heutigen Medizin überlegen ist, d. h. was sie ihr geben kann, womit sie sie bereichern kann, das zu zeigen, wird die Aufgabe meiner weiteren Vorlesungen sein."[730]

Die Reaktionen der Presse waren großteils positiv. Friedländer schrieb im „8 Uhr-Abendblatt", die Errichtung des „Lehrstuhls" sei für die Homöopathie und für die wissenschaftliche Schulmedizin von ausschlaggebender Bedeutung.[731] Dies sei der erste Sieg nach einem langen Kampf. Die Ernennung Bastaniers bezeichnete er als glücklichen Griff, da dieser für die wissenschaftliche Zusammenarbeit zwischen Homöopathie und Schulmedizin aufgeschlossen sei. Den größten Wert des Lehrstuhls sah Friedländer in der „gegenseitigen Fühlungnahme".[732]

Robert Fließ bemerkte in der „Vossischen Zeitung": „Was an dieser verbindlich vorsichtigen und der Schulmedizin gegenüber fast kollegial-diplomatischen Rede den großen Eindruck macht, ist das Medizin-Geschichtliche."[733]

Bergmann schrieb in der Zeitschrift „Germania" zur Errichtung des „Lehrstuhls", dies sei „ein Vorgang, in welchem sich die akademische Anerkennung der bisher als ‚medizinische Sekte' mißachteten Homöopathie ausspricht und

---

[729] Haehl (1929), S. 114; vgl. Neumann (1966), S. 19; Anon. (1929), S. 1520. Die Rede Bastaniers erschien später als Artikel in der „Deutschen Medizinischen Wochenschrift" (Bastanier [1929], S. 141ff); vgl. auch das Titelblatt zum Nachdruck der Antrittsvorlesung Ernst Bastaniers als Sonderbeilage zur „Leipziger Populären Zeitschrift für Homöopathie", Bd. 59 (1928); wiedergegeben bei Mai (1996), S. 74
[730] Bastanier (1929), S. 141ff
[731] Zitiert nach Faßbender (1930), S. 9
[732] Zitiert nach Faßbender (1930), S. 9
[733] Zitiert nach Faßbender (1930), S. 9

durch welchen sie anderen Zweigen der wissenschaftlichen Heilkunde gleichgestellt wird".[734]

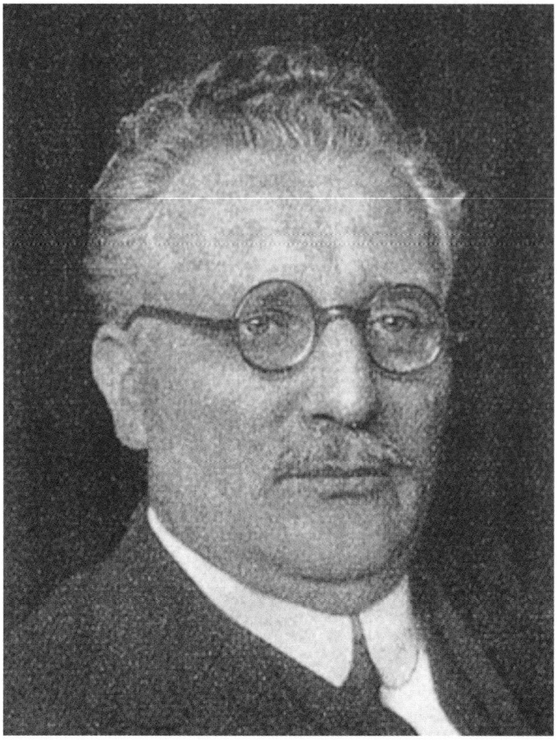

Abb. 10: Ernst Bastanier

Schopohl, Ministerialdirektor und Leiter der Medizinalabteilung im Wohlfahrtsministerium, äußerte anläßlich eines Besuchs amerikanischer homöopathischer Ärzte im Juli 1929, die preußische Medizinalverwaltung habe „ausdrückliches Interesse", den Wünschen der Bevölkerung auf „ärztliche Behandlung nach homöopathischen Grundsätzen" nachzukommen.[735] Gleichzeitig sagte Hofmann, Direktor des Hauptgesundheitsamtes in Berlin: „Möge die Homöopathie immer mehr praktische Heilerfolge erringen, möge der Kreis Ihrer Anhänger immer größer werden, möge auch das wissenschaftliche Fundament der Homöopathie immer fester und sicherer werden, dann wird es nicht ausbleiben, daß auch in Deutschland mehr homöopathische Krankenhäuser und homöopathische Spezialstationen entstehen können zum Heil ihrer Anhänger und im Interesse der Fortentwicklung der praktischen und wissenschaftlichen Homöopathie."[736] Offensichtlich schienen nicht nur die Journalisten, sondern auch manche Politiker die Förderung der Homöopathie sehr zu begrüßen.

---

[734] Zitiert nach Faßbender (1930), S. 9
[735] Faßbender (1930), S. 9
[736] Zitiert nach Faßbender (1930), S. 9f

Ernst Bastanier als Lehrbeauftragter für Homöopathie an der Berliner Universität 7.3

Dennoch sah sich Bastanier bereits wenige Monate nach seiner Antrittsvorlesung veranlaßt, die Unstimmigkeiten zwischen ihm und dem Zentralverein dem Preußischen Ministerium für Wissenschaft, Kunst und Volksbildung mitzuteilen: „Die Lehrstuhlkommission des Central-Vereins homöopathischer Ärzte machte mir nachträglich Vorwürfe, weil ich den Lehrauftrag unter den ihren Beschlüssen nicht entsprechenden Bedingungen angenommen habe. Herr Stiegele als ihr Vorsitzender hatte mir seinerzeit das Placet gegeben, weil er glaubte, daß durch die Mitarbeit von Kötschau [...] an der His'schen Klinik die Möglichkeit klinischer Demonstrationen gegeben wäre. Nachdem diese Kombination nicht zustande gekommen ist, sind er und die Kommission nicht zufrieden mit der Lösung der Angelegenheit und haben beschlossen, diese ihre Auffassung dem Herrn Minister zum Ausdruck zu bringen. Mit meiner stets vertretenen Ansicht, dass wir durchaus zufrieden sein können, wenn uns zunächst einmal Gelegenheit geboten wird, vom Katheder der Fakultät aus unsere Ansichten zu vertreten, stehe ich ziemlich allein."[737] Der homöopathische Arzt Heinrich Meng, der gemeinsam mit seinen Kollegen Bastanier, Leeser, Sauer und Stiegele der Lehrstuhlkommission des Zentralvereins angehörte, äußerte sich ebenfalls in einem Brief an das Preußische Kultusministerium, in welchem er den Forderungen des Zentralvereins noch einmal Nachdruck verlieh und die Beschlüsse der Kommission beschrieb: „[...] Unter der Voraussetzung der vollkommenen Unabhängigkeit und Bewegungsfreiheit des mit dem Lehrauftrag beauftragten homöopathischen Arztes wäre der Deutsche Zentralverein homöopathischer Ärzte in der Lage, seinen Mitgliedern die Annahme eines solchen Lehrauftrages zu gestatten. Sind diese Vorbedingungen nicht erfüllbar, so zieht es der Verein vor, wie bisher durch Einrichtung privater Krankenhäuser, Abhaltung von Fortbildungskursen die deutsche Ärzteschaft für die Lehre Hahnemanns zu gewinnen. Eine Angliederung der Einrichtung an die Universität ist notwendig. Die Kommission stellt ferner fest, dass im Jahr 1927 als Forderung aufgestellt wurde (sic): Der Lehrauftrag ist verbunden mit Übernahme einer Klinik oder klinischen Abteilung. Der Beauftragte erhält den Titel Professor entsprechend den Lehrbeauftragten für die physikalisch-diätische Therapie (Naturheillehre) in Berlin und Jena."[738]

Trotz der Einwände des Zentralvereins begann Bastanier ab dem Wintersemester 1928/29 mit dem Abhalten seiner Vorlesungen, die im Universitätsgebäude stattfanden. Zunächst waren die Vorlesungen inhaltlich auf die Geschichte der Homöopathie beschränkt, da es keine Möglichkeit für klinische Falldemonstrationen gab.[739] Die Vorlesungen waren schlecht besucht, zu Anfang kamen

---

[737] Geheimes Staatsarchiv Dahlem, Rep. 76 Va, Sekt. 2, Tit. IV; Nr. 46, Bd. 26, Bl. 87; zitiert nach Mai (1996), S. 74
[738] Geheimes Staatsarchiv Dahlem, Rep. 76 Va, Sekt. 2, Tit. IV; Nr. 46, Bd. 26, Bl. 89-91; zitiert nach Mai (1996), S. 75
[739] Donner (1955), S. 78

etwa dreißig Hörer, die außerdem verschiedenen Fakultäten angehörten.[740] Nicht nur die ungünstige Lage zu den medizinischen Instituten, sondern auch Bastaniers Art des Vortrags könnten Gründe dafür gewesen sein, daß die Hörerzahl während des Semesters sogar noch abnahm.[741]

Als nunmehr offizieller Vertreter der Homöopathie mußte sich Bastanier mit den kontroversen Meinungen seiner Kollegen auseinandersetzen. Im Jahre 1929 hatte er eine längere Auseinandersetzung mit Hermann Freund, Direktor des Pharmakologischen Instituts der Universität Münster. Beide äußerten sich mehrmals in sehr sachlich gehaltenen Artikeln in der „Deutschen Medizinischen Wochenschrift".

Schließlich konnte den Forderungen des Zentralvereins, den Lehrauftrag Bastaniers mit der Leitung einer klinischen Abteilung zu verknüpfen, Rechnung getragen werden. Wiederum hatte Geheimrat Martin Faßbender sich für die Homöopathie stark gemacht. So konnte im Jahre 1929 Bastanier zusätzlich Leiter einer homöopathischen Universitätspoliklinik in Berlin werden.[742] Dazu gehörte ein großer Idealismus, denn um die Räumlichkeiten für die Klinik mußte sich Bastanier selbst kümmern, außerdem arbeitete er ehrenamtlich in der Klinik.[743] Zusätzlich zu den Vorlesungen im Universitätsgebäude hielt Bastanier ab dem Wintersemester 1929/30 nun auch in der Poliklinik zweimal wöchentlich Vorlesungen ab, in denen Patientenvorstellungen stattfinden konnten.[744] Der homöopathische Arzt Fritz Donner, der zahlreiche außeruniversitäre Vorlesungen hielt, vertrat Bastanier gelegentlich in seinen Vorlesungen an der Universitätspoliklinik, da Bastanier wegen seines schlechten Gesundheitszustandes häufig verhindert war.[745]

Laut Mendelsohns Bericht in der „Deutschen Ärztezeitung" sei die Poliklinik allerdings gegen den Willen der meisten Professoren der Berliner medizinischen Fakultät eingerichtet worden.[746] Einige wenige waren anderer Meinung, wie beispielsweise Wilhelm His (1863-1934), der sich für die Poliklinik eingesetzt hatte. His hielt bereits 1925 als Reaktion auf Biers Äußerungen die „Bildung einer wissenschaftlichen Kommission von Klinikern und Pharmakologen", die in „Gemeinschaft mit einem staatlichen Institut für experimentelle Therapie" an die durch die Homöopathie entstandenen Fragen herangehen solle, für notwendig.[747] Außerdem müßten die Grundlagen der Homöopathie nach zwei Richtungen „von neuem auf ihre Tragkraft geprüft werden". Dazu sei die „unausgesetzte Arbeit eines Gelehrten, der mit den Grundsätzen der Homöopathie wie

---

[740] Donner (1955), S. 81
[741] Donner (1955), S. 81; vgl. Ritter (1978), S. 4
[742] Vgl. Personalverzeichnis der Universität Berlin, 121. Rektoratsjahr 1930/31 (Universitätsarchiv Berlin); zur Poliklinik vgl. auch Mai (1996), S. 75f u. Donner (1955), S. 78ff
[743] Donner (1955), S. 82; Ritter (1978), S. 4
[744] Donner (1955), S. 81
[745] Donner (1955), S. 82; Donner (1969), S. 360
[746] Zitiert nach Faßbender (1930), S. 10
[747] His in der Klinischen Wochenschrift 4 (1925), S. 1616; zitiert nach Neumann (1966), S. 64

mit den exakten Untersuchungsmethoden des Laboratoriums gleich vertraut ist", erforderlich.[748]

In der „Allgemeinen Homöopathischen Zeitung" erschien im März 1930 der Artikel „Zur Eröffnung der homöopathischen Universitätspoliklinik in Berlin" von Martin Faßbender.[749] Faßbender, der sich schon im preußischen Abgeordnetenhaus für die Homöopathie eingesetzt und die Schrift „Hochschullehrstühle für Homöotherapie" verfaßt hatte, versuchte zu erklären, warum der neu errichtete „Lehrstuhl" nach zwei Jahren immer noch nicht von allen Seiten akzeptiert worden war. Unter anderem führt er diese Ablehnung auf Voreingenommenheit und den Fanatismus, den vor allem Ärzte in den vergangenen Jahren gegenüber der Homöopathie hegten, zurück. Interessant ist Faßbenders Bemerkung, daß die Errichtung eines Lehrstuhls auch von vielen Homöopathen abgelehnt worden war, wie beispielsweise von Friedrich Gisevius, der als Vertreter des „Berliner Vereins homöopathischer Ärzte" die Forderung nach einem Lehrstuhl als unwichtig zurückgewiesen hatte.[750] Faßbender legte den Standpunkt der Hochschulmediziner dar, wonach die Homöopathie erst an der Universität gelehrt werden solle, nachdem ein Fundament durch experimentelle Ergebnisse der Pharmakologie mit klinischen Prüfungen gegeben sei. Genau an diesem Punkt würden sich viele Kontroversen entzünden. Die Homöopathen sähen immer die praktische Anwendung ihrer Heilmethode im Vordergrund stehen und könnten mit der Forderung der naturwissenschaftlich geprägten Ärzte, die theoretische Überprüfung ihrer Maximen vorzunehmen, wenig anfangen. Innerhalb der Homöopathie gäbe es jedoch auch Ärzte, die gerade das wissenschaftliche Experiment als unumgänglich für eine langfristige Etablierung der Homöopathie ansahen. Faßbender erwähnte in diesem Zusammenhang den homöopathischen Arzt Hans Wapler, der sogar Tierversuche zur wissenschaftlichen Untermauerung der Homöopathie guthieß. Er zitierte Wapler mit den Worten: „Uns schwebt das Ziel vor, unserer Forschungs- und Heilmethode Bürgerrecht an den Universitäten zu verschaffen und dadurch mehr Anhänger unter den Ärzten zu gewinnen. [...] Wir brauchen Universitätsinstitute und wir brauchen auch die verständnisvolle Mitarbeit der Universitätslehrer, um die homöopathische Wissenschaft zu voller Entfaltung zu bringen und die großen reformatorischen Gedanken Hahnemanns für die Allgemeinheit nutzbar zu machen."[751]

Faßbender schien von den Gedanken Waplers eingenommen gewesen zu sein, denn er führte diese Gedanken noch fort. Er war der Auffassung, daß ein theoretischer Unterricht allein wenig Sinn mache, die Verbindung von Theorie und Praxis unbedingt erforderlich sei. In diesem Zusammenhang erwähnte Faßbender aus einem an ihn selbst gerichteten Brief die Worte Geheimrat Friedrich Kraus', den Lehrauftrag Bastaniers betreffend: „Soll er [Bastanier], abgesehen vom

---

[748] His in einem Brief an Faßbender; zitiert nach Faßbender (1930), S. 5
[749] Faßbender (1930)
[750] Vgl. auch Lorbacher und Kafka in Kap. 3.5. und die Äußerungen Jaegers in Kap. 6.3.
[751] Faßbender (1930), S. 3f

Unterricht (für Studierende, Ärzte), das leisten, was ich für nötig halte, eine objektive, kritische Prüfung und eine Empfehlung neu erprobter Mittel aus den Hahnemannschen Ideen heraus, muß er nach meiner Meinung Kranke und ein Laboratorium haben. Als ich junger Arzt (in Prag) war, gab es da auch einen Lehrer der Homöopathie (Altschul). Das nützte aber nichts, denn diese Lehrkanzel hatte kein klinisches Material."[752] Schließlich sah Faßbender in der Integration der Homöopathie in die medizinische Fakultät eine Entwicklung in Richtung einer „Gesamtmedizin", die dem übertriebenen Spezialistentum, dem Massenvertrieb der teuren Arzneimittel und dem Dogmatismus in der Medizin entgegensteuern könne.[753]

Trotz der erfolgreichen Einrichtung eines Lehrauftrages und einer Poliklinik kämpften die Anhänger der Homöopathie weiter. Am 12. März 1929 wurde während der 55. Sitzung des preußischen Landtags beschlossen, an allen preußischen Universitäten Lehraufträge für Homöopathie zu vergeben.[754] Die Ausweitung der Homöopathie auf alle Universitäten scheiterte jedoch abermals am Widerstand der medizinischen Fakultäten.[755]

Im Jahre 1931 forderte Bastanier vom preußischen Kultusministerium die Erlaubnis zur Errichtung einer homöopathischen Universitätsklinik, die die für „Unterricht und Forschung erforderlichen Räume und Einrichtungen in ausreichendem Maße erhalten" würde.[756] Die medizinische Fakultät sprach sich aber nach Anfrage durch das Ministerium eindeutig gegen eine solche Klinik aus, nachdem bei einem Kongreß in Wiesbaden im April 1931 im Einklang mit allen übrigen medizinischen Fakultäten Deutschlands dazu Stellung bezogen worden war. Es wurde ein Dominoeffekt befürchtet, der dann auch in anderen Universitätsstädten derartige Krankenhäuser ermöglicht hätte.[757] Ähnliches war wohl auch bei der Errichtung der Dozentur von Bastanier befürchtet worden.

Im Februar 1932 erschien eine Ausgabe der „Süddeutschen Monatshefte" zum Thema Homöopathie mit Artikeln von Bastanier, Meng, Leeser, Kötschau, Stiegele, Heubner, Klemperer, Tischner, Müller, His und anderen. Wilhelm His äußerte sich darin kritisch unter dem Titel „Homöopathie und Universität".[758] Der „Wunsch der Homöopathen", so His, „die Homöopathie als Lehrfach an der Universität vertreten zu sehen", sei nun erfüllt. Damit habe der preußische Minister „eine Tatsache geschaffen, aber die Begründung ist er schuldig geblieben". His rekapitulierte die Entwicklung der Homöopathie als Wissenschaft und kam zu dem Schluß: „Eine Wissenschaft ist die Homöopathie nicht: sie dazu zu machen, so erklären ihre besten Vertreter, ist Aufgabe der Zukunft. [...] Die

---

[752] Faßbender (1930), S. 4
[753] Faßbender (1930), S. 12
[754] Werner (1993), S. 211
[755] Dinges (1995), S. 158
[756] Universitätsarchiv Berlin, Med. Fak. Nr. 234, Bl. 1
[757] Universitätsarchiv Berlin, Med. Fak. Nr. 234, Bl. 3
[758] His (1932)

Vereinigung homöopathischer Erfahrung und exakter Versuchstechnik ist eben bisher noch nicht dagewesen". Wenn die Homöopathie zur Wissenschaft werde, möge ihr der Weg zur Universität offenstehen. Im Moment aber könne es nur heißen: „Forschungsstellen, ja; Lehramt, nein".

Ernst Bastanier war während seinen Jahren an der Universität Berlin sicherlich um einen Brückenschlag zwischen Hochschulmedizin und Homöopathie bemüht. Die Forderungen His' und anderer, die Homöopathie mit Hilfe neuer Methoden an die wissenschaftliche Medizin anzupassen, konnte er ebensowenig gerecht werden wie den Wünschen der homöopathischen Ärzte, die Homöopathie endlich an den Hochschulen zu etablieren. Im Herbst 1938 trat Bastanier schließlich aus Altersgründen von seinem Lehrauftrag zurück.[759] Am 30. Januar 1939 wurde ihm dennoch für besondere Verdienste um die Homöopathie durch einen Erlaß Adolf Hitlers der Titel eines Professors verliehen.[760]

7.4 Auswirkungen des Berliner Lehrauftrags auf die Universität Frankfurt/Main

Wenige Monate nach Erteilung des Lehrauftrags an Ernst Bastanier ersuchte die Stadtverordnetenversammlung der Stadt Frankfurt den Magistrat, die Staatsregierung zur Errichtung einer „Professur für Homöotherapie" an der 1914 gegründeten Universität Frankfurt/Main zu bewegen.[761]

Das Amt für Wissenschaft und Volksbildung des Magistrats bat am 14. Juni 1928 das Kuratorium der Universität um Stellungnahme. Im Auftrag des Kuratoriums verfaßte der Dekan der medizinischen Fakultät eine kurze Zusammenfassung der derzeitigen Lage an der Universität Frankfurt.[762] Darin wies er auf die Vorlesungen des Direktors des Pharmakologischen Instituts Werner Lipschitz (1892-1948) hin, der 1926 einen „besonderen Lehrauftrag für ausserhalb der Schulmedizin liegende Heilmethoden" erhalten hatte.[763] Außerdem gäbe es eine Vorlesung über physikalische Therapie, die vom Internisten Julius Strasburger (1871-1934) gehalten werde. Die Erfahrungen mit homöopathischen Lehrstühlen an anderen Universitäten würden zeigen, daß „keine irgendwie wichtigen und die Forschung anregenden Arbeiten veröffentlicht" würden. Der Geldmangel an der Universität würde ohnehin die Errichtung eines neuen Lehrstuhls unmöglich machen. Der Dekan wandte sich gegen eine „weitere Zersplitterung und Spezialisierung des Gesamtgebietes der Medizin", welche die Schaffung eines Lehrstuhls für Homöopathie mit sich bringen würde, da die Homöopathie sowohl ins Gebiet der experimentellen Pharmakologie falle als auch die

---

[759] Tischner (1940), S. 96
[760] Anon. (1939), S. 93
[761] Universitätsarchiv Frankfurt, Kuratorium Abt. 12 Nr. 344
[762] S. Anhang
[763] Universitätsarchiv Frankfurt, Kuratorium Abt. 12 Nr. 344; Strauss u. Roeder (1983), Bd. 2

7 Der Lehrauftrag für Homöopathie an der Universität Berlin

innere Medizin betreffe.[764] Aufgrund der der Homöopathie fehlenden „exakt experimentellen Basis" empfahl der Dekan, die Vorgänge an den anderen Universitäten, wie beispielsweise in Jena und Berlin, erst einmal abzuwarten.[765] Somit sah der Dekan kein Bedürfnis für einen eigenen Lehrstuhl für Homöopathie.

Das Kuratorium der Universität informierte hierauf das Amt für Wissenschaft und Volksbildung über die Ablehnung der Universität bezüglich der Errichtung eines Lehrstuhls. Der Lehrstuhl kam nicht zustande.

---

[764] Universitätsarchiv Frankfurt, Kuratorium Abt. 12 Nr. 344
[765] Universitätsarchiv Frankfurt, Kuratorium Abt. 12 Nr. 344. In Jena wurde 1923 ein Lehrstuhl für Naturheilkunde eingerichtet, in Berlin bestand seit März 1928 ein Lehrauftrag für Homöopathie (s. o.).

8 Hoffnungen auf Lehrstühle im „Dritten Reich"

Mit der Machtübernahme der Nationalsozialisten wurde die Medizin durch die nationalsozialistische Erb- und Rassenhygiene, starkes Leistungsdenken und den Versuch einer Integration der Volks- und Naturheilkunde in Form der „Neuen Deutschen Heilkunde" geprägt. Die Lage der homöopathischen Ärzte schien sich nun zu bessern. Im Oktober 1933 wandte sich der Reichsärzteführer Gerhard Wagner im „Deutschen Ärzteblatt" an die deutsche Ärzteschaft mit dem Versprechen, daß biologische Heilverfahren „die Prüfung oder Anerkennung erfahren, die sie verdienen, und dann der Ausbildung und Fortbildung aller Ärzte dienstbar gemacht werden, zum Wohle aller Kranken [...]".[766] Die Homöopathie sollte neben diversen anderen Verfahren durch die 1935 von Wagner gegründete „Reichsarbeitsgemeinschaft für die Neue Deutsche Heilkunde" vertreten werden. Stellvertretend für die homöopathischen Ärzte stimmte Hans Wapler, zu jener Zeit Herausgeber der „Allgemeinen Homöopathischen Zeitung", dem Aufruf Wagners zu. Der Zusammenschluß der Vertreter der „biologischen Heilweisen" sei wünschenswert, die homöopathischen Ärzte würden ihren „Teil zur Ausgestaltung einer allumfassenden Heilkunst in Deutschland" beitragen.[767]

In einem Brief vom 6. August 1933 wandte sich Wapler sogar an Adolf Hitler persönlich, um für die Homöopathie zu werben.[768] Darin vertrat er die Meinung, daß „unsere Forschungsmethode, die Prüfung der Arzneien am Gesunden, in die pharmakologischen Universitätsinstitute gehört, daß aber die Einführung in die homöopathische Heilweise sich zunächst noch im Rahmen des ärztlichen Fortbildungswesens vollziehen muß".[769] Er untermauerte seine Forderung mit folgendem Satz, den er aus einer bereits 1919 erschienenen Arbeit zitierte: „Das Ähnlichkeitsgesetz gilt sogar in Politik und Völkerleben. So wird z. B. das deutsche Volk ein Sklavenvolk bleiben und nicht wieder hochkommen, wenn es nicht lernt, dem Nationalbewußtsein der Polen, Tschechen, Engländer und Franzosen ein ä h n l i c h e s völkisches Deutschbewußtsein entgegenzusetzen".[770] Hitler ließ bereits am 18. August aus der Kanzlei des „Braunen Hauses" in München durch einen Stellvertreter antworten: „Der Führer lässt Ihnen für Ihr Schreiben vom 6. ds. Mts. sowie für das übersandte Heft seinen besten Dank übermitteln".[771]

Rudolf Heß (1894-1987), „Stellvertreter des Führers", hatte Interesse an der Homöopathie und befürwortete deren Integration in die Hochschulmedizin. Mit

---

[766] Wagner (1933), S. 421
[767] Wapler (1933b), S. 236f; zur Situation der Homöopathie im „Dritten Reich" vgl. Bothe (1996)
[768] Wapler (1933a)
[769] Wapler (1933a), S. 233f; vgl. Wapler (1919)
[770] Wapler (1933a), S. 234 (Hervorhebungen im Original)
[771] Wapler (1933a), S. 234

8 Hoffnungen auf Lehrstühle im „Dritten Reich"

der Gründung des „Rudolf-Heß-Krankenhauses" in Dresden 1934 sollte eine Lehranstalt für natürliche Heilweisen entstehen.[772] Im Jahre 1937 übernahm Heß die Schirmherrschaft des XII. Internationalen Homöopathischen Weltkongresses, der zwischen 8. und 15. August in Berlin abgehalten wurde.[773]

Auch Vertreter homöopathischer Laienvereine sahen nun neue Möglichkeiten zur Durchsetzung ihrer Anliegen. Der Realschullehrer Immanuel Wolf, Vorsitzender des „Süddeutschen Verbandes für Homöopathie und Lebenspflege", erklärte in einem Schreiben an Hitler vom 24. April 1933 zusammen mit anderen Vorsitzenden deutscher Naturheilverbände die „unbedingte Bereitschaft" der Verbände, „alle ihnen verfügbaren Kräfte in den Dienst des nationalen Aufbaues" des Volkes zu stellen.[774] Am 21. Mai 1933, kurz nach der sogenannten „Gleichschaltung", die auch die homöopathischen Laienvereine betraf, meinte Wolf: „Die Homöopathie wird öffentlich anerkannt u[nd] gleichgestellt; die Errichtung weiterer homöop[athischer] Lehrstühle ist nur noch eine Frage der nächsten Monate; in den öffentlichen Krankenhäusern sollen homöopathische Abteilungen errichtet werden, wenigstens einige Betten für die Homöopathie bereitgestellt werden".[775] Ähnlich begeisterte Stimmen kamen aber auch aus anderen homöopathischen Laienvereinen, wie das Beispiel Sachsen zeigt.[776]

Als im Herbst 1933 insgesamt 960 Hochschulprofessoren das öffentliche Gelöbnis, die Politik Hitlers zu unterstützen, unterzeichnet hatten, erfuhren auch die medizinischen Fakultäten in Deutschland einen deutlichen Wandel.[777] Jüdische Hochschullehrer wurden systematisch diskriminiert und entlassen, um zumeist in der NSDAP engagierten Ärzten Platz zu machen.[778] Die Unterrichtsschwerpunkte im Medizinstudium wurden auf nationalsozialistische Inhalte verlagert, was beispielsweise die Errichtung von Lehrstühlen für Rassenhygiene zeigt.[779]

Im Rahmen der Förderung der „Neuen Deutschen Heilkunde" wurden an verschiedenen deutschen Universitäten Lehraufträge für Homöopathie vergeben. Ernst Bastanier (1870-1953) hielt bereits seit 1928 Vorlesungen an der Universität Berlin, seine Dozentur endete aber 1938 aus Altersgründen.

Im Jahre 1935 wurde im Kultusministerium diskutiert, eine homöopathische Professur mit Forschungsauftrag an der Universität Berlin einzurichten. Dadurch sollte sowohl die Ausbildung von Studenten als auch die Forschung abgedeckt werden, um die „Klärung der Wertigkeit der Homöopathie" voranzutreiben.[780] Eine Zusammenarbeit mit einigen klinischen Einrichtungen und mit dem Pharmakologischen Institut, das unter der Leitung von Wolfgang Heubner stand, war

---

[772] Haug (1985b), S. 138
[773] Haug (1993), S. 133; Donner (o.J.), S. 20
[774] Haug (1986), S. 231
[775] Protokolle des „Süddeutschen Verbandes für Homöopathie und Lebenspflege"; zitiert bei Haug (1986), S. 233
[776] Vgl. Grubitzsch (1996), S. 65ff
[777] Lifton (1988), S. 40
[778] Kater (1985), S. 82f
[779] Kater (1985), S. 84
[780] Donner (1955), S. 118

geplant. Der homöopathische Arzt und Internist Fritz Donner (1896-1979), dem die Professur vom Ministerium angeboten worden war, lehnte jedoch ab, da er nicht bereit war, sich mit den Nationalsozialisten zu arrangieren oder gar in die NSDAP einzutreten.[781] Da offensichtlich keine geeignete Person für die Professur zu finden war, wurde der Plan bald wieder aufgegeben.

Auf eine Anfrage der Auslandsabteilung der Reichsärztekammer vom 10. April 1942 teilte die medizinische Fakultät der Universität Berlin mit, daß an den Universitäten Freiburg, Heidelberg und Erlangen Vorlesungen über Homöopathie gehalten würden.[782] In Freiburg habe der Apotheker Rauch einen „Lehrauftrag für homöopathische Arzneimittellehre", in Erlangen halte Professor Ditzel, Chemiker der naturwissenschaftlichen Fakultät, homöopathische Vorlesungen.

An der Universität Heidelberg wurde im Dezember 1938 vom Reichsminister für Wissenschaft, Erziehung und Volksbildung offiziell ein Lehrauftrag für Homöopathie vergeben, nachdem dieser Wunsch von den Heidelberger Ordinarien in einer Fakultätssitzung ausgesprochen worden war. Anscheinend hielt man diesen Schritt im Sinne der „Neuen Deutschen Heilkunde" für opportun. Hermann Schlüter (1903-?), der sich erst im Juni 1938 im Fach Innere Medizin in Heidelberg habilitiert hatte, sollte die Homöopathie in „Vorlesungen und Uebungen" an der Universität Heidelberg vertreten.[783] Schlüter hielt ab dem Sommersemester 1939 eine einstündige Vorlesung, die allerdings anfangs keine Zuhörer fand. Erst ab 1941 fanden sich einige Studenten bereit, die Vorlesung „Natürliche Heilweisen inclusive Homöopathie" zu besuchen, ebenso eine weitere Veranstaltung mit dem Titel „Homöopathische Arzneimittelprüfungen".[784] Im Jahre 1944 wurde kurz darüber nachgedacht, Schlüter zum außerordentlichen Professor zu befördern, was aber vom damaligen Professor für Innere Medizin, Richard Siebeck (1883-1965), aufgrund der mangelnden wissenschaftlichen Verdienste Schlüters abgelehnt wurde.[785] Nach Kriegsende wurde Schlüter schließlich aus dem Lehrkörper gestrichen, da er wegen seiner Zugehörigkeit zur NSDAP und zur SS nicht mehr zu halten war. Erstaunlicherweise konnte Schlüter im Jahre 1960 erneut zum Privatdozenten der Universität Heidelberg ernannt werden.[786]

Laut einer Aussage in einem Bericht des Arztes Heinrich Scheuffele, der nach Kriegsende die Homöopathie an der Universität Greifswald wiederbeleben wollte[787], gab es weitere Vorlesungen an den Universitäten in Leipzig, München

---

[781] Donner (1955), S. 118
[782] Universitätsarchiv Berlin, Med. Fak. Nr. 234
[783] Tischner (1939b), S. 93; Menge (1978), S. 152; Universitätsarchiv Heidelberg, PA 5669
[784] Universitätsarchiv Heidelberg, Rep. 27-1176
[785] Brief Siebecks an Dekan Achelis vom 12.7.1944 (Universitätsarchiv Heidelberg, PA 1152)
[786] Universitätsarchiv Heidelberg, PA 1152
[787] Der 1899 geborene, in Greifswald praktizierende Arzt Heinrich Scheuffele wandte sich am 21. Juni 1947 an die Landesregierung Mecklenburg in Schwerin mit der Forderung, einen Lehrstuhl für Homöopathie an der medizinischen Fakultät der Universität Greifswald zu errichten. Zu diesem Zwecke verfaßte er einen detaillierten „Hochschullehrplan über Homöopathie", der fünf Semester umfaßte. Wenig später bat die Landesregierung die medizinische

und Tübingen.[788] In Leipzig konnte Heinz Schoeler (1905-1973) in Zusammenarbeit mit der medizinischen Fachschaft der Universität eine „Arbeitsgemeinschaft für Homöopathie" gründen, die ab dem Sommersemester 1936 homöopathische Vorlesungen im Rahmen der Leipziger Homöopathischen Poliklinik organisierte.[789] An die Vorlesung Schoelers war ein Praktikum gekoppelt, in dem er mit 10 bis 15 Studenten hauptsächlich homöopathische Arzneimittelprüfungen durchführte. In den folgenden Jahren war die Vorlesung offensichtlich so gut besucht, daß sie von der Poliklinik in den Hörsaal der Medizinischen Klinik verlegt werden mußte, um weit über hundert Hörer unterbringen zu können.[790]

Der homöopathische Arzt und damalige Leiter des Robert-Bosch-Krankenhauses in Stuttgart Alfons Stiegele (1871-1956) wurde, wie bereits Ernst Bastanier und der damalige Vorsitzende des „Deutschen Zentralvereins homöopathischer Ärzte" Hanns Rabe (1890-1959) drei Jahre zuvor, 1942 offiziell zum Professor ernannt.[791] Der homöopathisch ausgebildete Arzt Karl Kötschau (1892-1982) erhielt 1934 einen Lehrstuhl für „Biologische Medizin" an der Universität Jena, welcher auf die seit 1924 bestehende Professur Emil Kleins aufbaute.[792] Kötschau wurde 1935 zusätzlich zum Leiter der „Reichsarbeitsgemeinschaft für die Neue Deutsche Heilkunde" ernannt, welche allerdings nur ein Jahr lang bestand.[793] Der Lehrstuhl wurde 1938 aufgelöst, nachdem Kötschau stark kritisiert worden war.[794]

Zwischen 1936 und 1939 ließ das Reichsgesundheitsamt Prüfungen homöopathischer Arzneimittel durchführen. Dazu sollte an jeder Universität eine For-

---

Fakultät um Rat, was von einer derartigen Forderung zu halten sei. Der Dekan der medizinischen Fakultät erklärte, daß die Fakultät keine Verantwortung für einen solchen Lehrstuhl übernehmen könne und dringend davon abrate. Dennoch schien Scheuffele, der von 1947 bis 1951 als Lehrbeauftragter am Pharmazeutischen Institut der Universität Greifswald tätig war, zumindest einen Lehrauftrag für Homöopathie erhalten zu haben. Am 28. April 1948 fragte die Landesregierung beim Dekan an, ob die „Medizinische Fakultät den Entschluss fassen könnte, den Lehrauftrag zu einem Lehrstuhl auszubauen" (Universitätsarchiv Greifswald, Med. Fak. Nr. 236; Menge [1978], S. 152).

[788] Universitätsarchiv Berlin, Med. Fak. Nr. 234.
[789] Ritter (1978), S. 3; Schoeler (1974), S. 4f
[790] Ritter (1978), S. 3. Nach dem Krieg beabsichtigte Schoeler, seine Vorlesungen weiterzuführen. Aus diesem Grunde habilitierte er sich 1949 in Leipzig. Der Titel der Habilitationsschrift lautete „Über die wissenschaftlichen Grundlagen der Homöopathie". Max Bürger, zu jener Zeit Chef der Medizinischen Universitätsklinik in Leipzig, wurde sein Dozentenvater. Schoelers „Probevorlesung" am 24.2.1949 erhielt allgemeine Zustimmung der anwesenden Professoren, so daß er schließlich eine Vorlesung mit dem Titel „Ausgewählte Kapitel der internen Therapie unter besonderer Berücksichtigung der Homöopathie" halten konnte. Allerdings fand Schoelers Dozententätigkeit schon 1950 ihr Ende, da er 1950 nach Karlsruhe übersiedelte (Schoeler [1974], S. 6f; Menge [1978], S. 153). Ein weiterer Dozent für Homöopathie nach dem Zweiten Weltkrieg wurde der homöopathische Arzt Hans Ritter, der sich bereits 1946 in Rostock habilitiert hatte und 1957 zum Professor in Frankfurt/Main ernannt wurde (Menge [1978], S. 151).
[791] Jütte (1996a), S. 203; zur Geschichte des Robert-Bosch-Krankenhauses vgl. jetzt Allmendinger (1996)
[792] Haug (1985a), S. 130f
[793] Haug (1985a), S. 134; vgl. Jütte (1996a), S. 57
[794] Zur Kritik an Kötschau s. Haug (1985a), S. 134ff

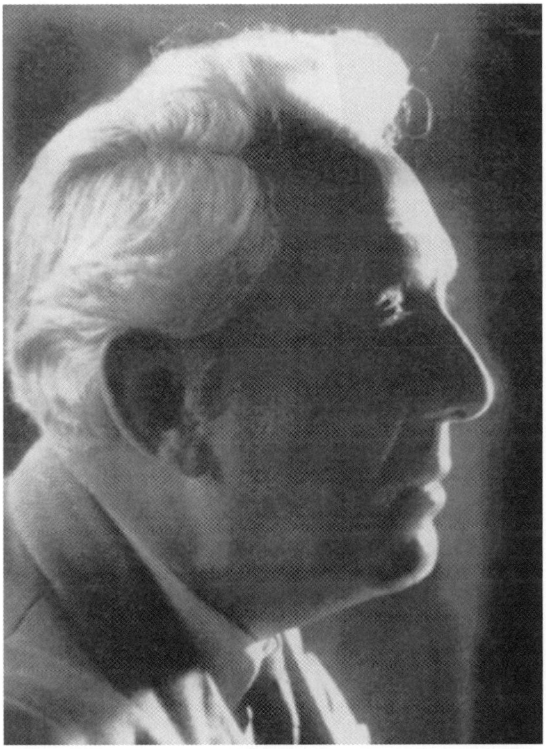

Abb. 11: Hanns Rabe

schungsgruppe gebildet werden, die aus je einem homöopathischen Arzt, einem Internisten und einem Pharmakologen bestehen sollte.[795] Bei positivem Ergebnis der Untersuchungen sollten weitere Arbeitsgruppen zur Erforschung der Homöopathie an Universitäten und Krankenhäusern entstehen.[796] In einer Sitzung des Reichsgesundheitsamtes im Herbst 1937 erklärte deren Präsident sogar, „hunderte von Millionen Reichsmark" für Forschungsarbeiten zur Verfügung stellen zu wollen, wenn sich „deutlich zeigen sollte, daß an der Homöopathie etwas dran wäre".[797] Eine Schlüsselrolle bei den Untersuchungen spielte der bereits erwähnte Internist Fritz Donner, der als ständiger Berater des Reichsgesundheitsamts fungierte.[798] Donner kam allerdings 1939 zu dem Ergebnis, daß „bei der Arzneiprüfung nichts herausgekommen ist und daß bei den klinischen Versuchen bei keinem einzigen Patienten eine irgendwie für eine therapeutische Wirkung der eingesetzten Arzneien sprechende Reaktion eingetreten ist".[799]

---

[795] Donner (o.J.), S. 7
[796] Kaiser (1992), S. 80; vgl. dazu auch Walach (1990)
[797] Donner (o.J.), S. 20f
[798] Kaiser (1992), S. 80
[799] Donner, Fritz (o. J.): „Bemerkungen zur Überprüfung der Homöopathie durch das Reichsgesundheitsamt 1936-1939", S. 24f (Archiv des Instituts für Geschichte der Medizin der Robert Bosch Stiftung, Stuttgart). Donner legte die Untersuchungsergebnisse des Reichsgesund-

8 Hoffnungen auf Lehrstühle im „Dritten Reich"

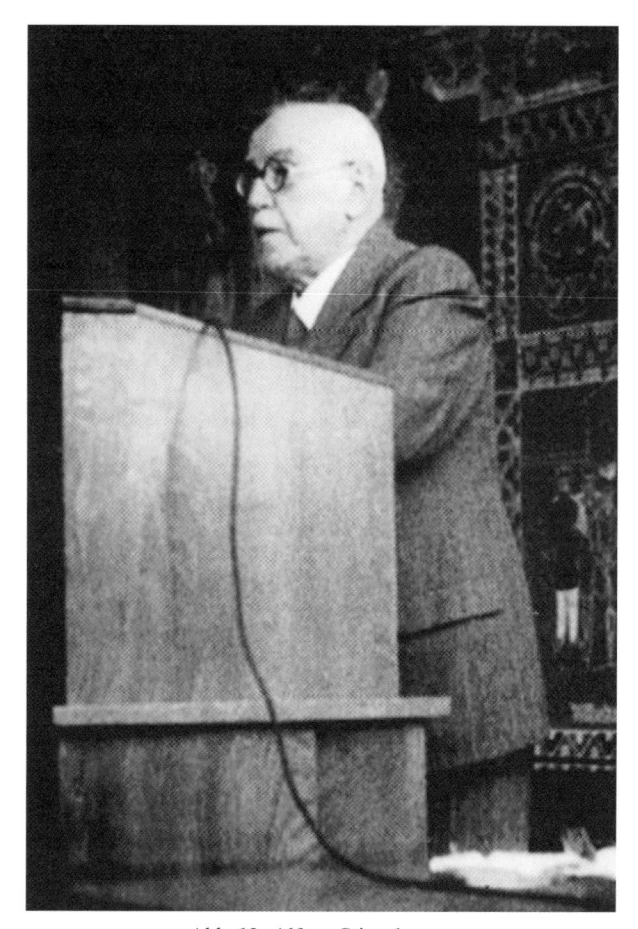

Abb. 12: Alfons Stiegele

Auch wenn er seine Ergebnisse offiziell nicht gleich so drastisch formulierte, hatten diese negativen Ergebnisse wohl Auswirkungen auf die weitere Förderung der Homöopathie durch den nationalsozialistischen Staat. Zudem fiel Heß als wichtiger Fürsprecher ab 1941 weg, nachdem er sich nach Großbritannien abgesetzt hatte.[800] Der Nachfolger des inzwischen verstorbenen Reichsärzteführers Wagner, Leonardo Conti (1900-1945), zeigte wenig Interesse an alternativen Heilverfahren.[801] So ist es im „Dritten Reich" schließlich nicht zu einem wirklichen Aufschwung der Homöopathie oder gar zu einer von vielen erhofften Gründung eines homöopathischen Lehrstuhls gekommen.

---

heitsamts allerdings erst nach dem Zusammenbruch des „Dritten Reichs", wahrscheinlich in den 60er Jahren, im sogenannten „Donner-Report" schriftlich nieder (vgl. Kaiser [1992], S. 79f).
[800] Haug (1993), S. 134
[801] Ernst (1995), S. 107

9 Exkurs: Die Situation im angloamerikanischen Raum

9.1 USA

9.1.1 Die Anfänge der Homöopathie in den USA

Im 19. Jahrhundert gab es in den Vereinigten Staaten von Amerika mehrere medizinische Systeme, die sich neben der Hochschulmedizin behaupten konnten. Die wichtigsten Vertreter waren die sogenannten „Botanics" oder Eklektiker, die besonderen Wert auf pflanzliche Heilmittel legten und die damalige hochschulmedizinische Praxis ablehnten, die „Thompsonianer", die in der Nachfolge des Farmers Samuel Thompson (1769-1843) vor allem Dampfbäder und Kräuter verschrieben, und die homöopathischen Ärzte.[802]

Der erste homöopathische Arzt, der in die Vereinigten Staaten von Amerika kam, war Hans Burch Gram (1786-1840). Gram, geboren in Boston und dänischer Abstammung, studierte Medizin in Kopenhagen und kehrte als homöopathischer Arzt 1825 nach New York zurück, wo er sich mit eigener Praxis niederließ.[803] Drei Jahre später folgten der Deutsche Wilhelm Wesselhoeft (1794-1858) und der Schweizer Henry Detwiller (1795-1887), 1833 Constantin Hering (1800-1880) aus Oschatz in Sachsen, welcher 1834 die „Nordamerikanische Akademie für homöopathische Heilkunst" in Allentown/Pennsylvania und 1848 das „Homoeopathic Medical College", das spätere „Hahnemann Medical College of Philadelphia", gründete.[804] Gram einerseits und Wesselhoeft, Detwiller und Hering andererseits symbolisieren die beiden Ursprünge der amerikanischen Homöopathie. Gram nachfolgend, liefen viele in Amerika ausgebildete „Allopathen" zur Homöopathie über, insbesondere in den Staaten New Jersey, Connecticut und New England.[805] Das von den deutschen, eingewanderten Ärzten ausgehende Zentrum in Pennsylvania bildete, anfangs ausschließlich in deutscher Sprache, Studenten in Homöopathie aus und wandte sich im Gegensatz zu Grams Richtung nicht an bereits fertig ausgebildete Ärzte.[806]

Die aus Europa emigrierten Ärzte fanden zu dieser Zeit gute Bedingungen zur Ausübung der Homöopathie vor, da es in den USA bislang kaum Reglementierungen seitens der Regierung oder Widerstände innerhalb der Ärzteschaft gab. So konnten die homöopathischen Ärzte 1844 die erste landesweite ärztliche Organisation, das „American Institute of Homoeopathy" (AIH), gründen.[807]

---

[802] Coulter (1973), S. 87ff
[803] Coulter (1973), S. 101; zur Geschichte der Homöopathie in den USA vgl. jetzt auch Rogers (1996)
[804] Tischner (1939a), S. 745f; zu Herings Bestrebungen zur Institutionalisierung der Homöopathie vgl. jetzt Schüppel (1996)
[805] Coulter (1973), S. 101f
[806] Coulter (1973), S. 102
[807] Schmidt (1994), S. 86

9 Exkurs: Die Situation im angloamerikanischen Raum

Im Jahre 1847 folgten die restlichen Ärzte mit der Gründung der „American Medical Association" (AMA). Dieser Zusammenschluß war vor allem durch den Druck der konkurrierenden homöopathischen Ärzte und der „Thompsonianer" zustandegekommen.[808] Der von der „American Medical Association" erarbeitete „Code of Ethics" verbot von nun an die Zusammenarbeit mit homöopathischen Ärzten („consultation clause") und deren Zugang zu den regulären Institutionen.[809] Ab 1856 durften homöopathische Arbeiten nicht mehr in regulären medizinischen Zeitschriften erscheinen.[810] Gerade diese Maßnahmen verstärkten aber den Wunsch nach Zusammenhalt unter der homöopathischen Ärzteschaft, was zu einer Zunahme eigener Gesellschaften, Vereine, Zeitschriften und Krankenhäuser führte.[811]

In der zweiten Hälfte des 19. Jahrhunderts erlebte die Homöopathie einen starken Aufschwung: 1860 gab es 5 homöopathische Colleges und rund 2.000 homöopathische Ärzte, 1880 schon 14 Colleges (ein Fünftel aller medizinischen Colleges), an denen im Jahr etwa 380 Studenten graduierten.[812] Das „Hahnemann Medical College" in Philadelphia beispielsweise hatte etwa 300 Studenten, 70 Professoren und Dozenten, außerdem jährlich mehr als 50.000 Patienten in den dem College angeschlossenen Krankenhäusern.[813] Jeder achte Arzt kam von einem homöopathischen College. Um die Jahrhundertwende soll es schließlich über 10.000 homöopathische Ärzte gegeben haben.[814]

Nach der Gründung des ersten Colleges in Philadelphia im Jahre 1848, des späteren „Hahnemann Medical Colleges", entstanden bis zur Jahrhundertwende insgesamt um die 100 Colleges, die teilweise allerdings nur kurze Zeit überleben konnten. So gab es 1898 insgesamt 20 homöopathische Colleges, 66 allgemeine und 74 spezialisierte homöopathische Krankenhäuser und über 160 homöopathische Vereinigungen.[815] Interessanterweise war die Homöopathie auch unter weiblichen Homöopathen so populär, daß bereits 1848 das erste Women's Medical College der Welt, das „Homoeopathic Boston Female Medical College",

---

[808] Kaufman (1971), S. 53
[809] Schmidt (1994), S. 86. Zur „consultation clause" vgl. Kaufman (1971), S. 52f
[810] Transactions of the American Medical Association, IX (1856), 33; zitiert nach Coulter (1973), S. 206
[811] Nicholls (1988), S. 203
[812] Schmidt (1994), S. 97, Anm. 1
[813] Haehl (1922), Bd.1, S. 469
[814] In einer homöopathischen Zeitschrift wurde 1894 die Zahl der Homöopathen auf 14000 geschätzt (Transactions of the American Institute of Homoeopathy, XLVII [1894], S. 131; zitiert nach Coulter [1973], S. 460). Das AMA Journal gab 1901 die Zahl der regulären Ärzte mit 104094, die der homöopathischen Ärzte mit 10944 an (Journal of the American Medical Association XXXVII [1901], S. 838; zitiert nach Coulter [1973], S. 460). Kröner berichtete 1919 von 12000 praktizierenden Ärzten (Kröner [1919], S. 194). Für die 1920er Jahre schätzte Tischner aufgrund von Berichten Erich Haehls die Zahl der Homöopathen auf 5000 (Tischner [1939a], S. 749). Im Jahre 1860 dagegen soll es erst 1590 homöopathische Ärzte in den USA gegeben haben (Jütte [1995], S. 62).
[815] Rothstein, William G.: American Physicians in the Nineteenth Century. From Sects to Science. Baltimore u. London, England 1972, S. 236; zitiert nach Schmidt (1994), S. 86

gegründet werden konnte.⁸¹⁶ Die Colleges und Krankenhäuser waren meist Neugründungen, da die Versuche, die Homöopathie an regulären Universitäten und Krankenhäusern zu integrieren, in der Regel am Widerstand der „Allopathen" scheiterte.⁸¹⁷ Lediglich an einigen wenigen staatlichen Universitäten konnten sich homöopathische Abteilungen etablieren, wie beispielsweise an den Universitäten von Minnesota und Iowa, der Ohio State University, der Universität Michigan, der Universität Boston oder der University of California in San Francisco.⁸¹⁸

9.1.2 Auseinandersetzungen um die Homöopathie an der medizinischen Fakultät „Ann Arbor" der Universität Michigan

Eine Ausnahme in der allgemeinen Gründungswelle homöopathischer Colleges bildeten die Bestrebungen im Staat Michigan in den Jahren 1851 und 1855. Dort erreichten Anhänger der Homöopathie, die gesetzlichen Grundlagen für die Errichtung eines Lehrstuhls an der staatseigenen, durch Steuergelder finanzierten Universität zu schaffen.⁸¹⁹ Die „American Medical Association" drohte daraufhin, allen von dieser Universität kommenden Ärzten die Niederlassung und den Zutritt zu medizinischen Gesellschaften zu erschweren: „That any such unnatural union as the mingling of an exclusive system, such as homoeopathy, with scientific medicine in a school, setting aside all questions of its untruthfullness, cannot fail, by the destruction of union and confidence, and the production of disunion and disorder, unsettling and distracting the mind of the learners, to so far impair the usefulness of teaching as to render every school adopting such a policy unworthy the support of the profession."⁸²⁰

Verständlicherweise zögerte die Universität mit der Einrichtung des Lehrstuhls. Einerseits fürchtete man den Niedergang der Fakultät durch den Einzug der Homöopathie, andererseits aber auch die Streichung der Staatsgelder im Falle einer Verweigerung der gesetzlichen Forderungen.⁸²¹ Der 1867 durch Edward C. Walker gemachte Vorschlag, eine getrennte homöopathische Schule zu errichten, scheiterte am Widerstand eines Großteils der homöopathischen Ärzte.⁸²² Auch die 1872 diskutierte Möglichkeit, in Detroit eine homöopathische Schule

---

⁸¹⁶ Die später in „New England Female Medical College" umgetaufte Institution verschmolz 1873 mit der Universität Boston (King [1905], Bd. 2, S. 159ff).
⁸¹⁷ Schüppel (1993), S. 49
⁸¹⁸ Kaufman (1971), S. 170f; Donner (1927), S. 170
⁸¹⁹ Nicholls (1988), S. 205f. Eine sehr detaillierte Beschreibung dieser Auseinandersetzung gibt Kaufman (1971), S. 93-109.
⁸²⁰ Transactions of the American Medical Association, VIII (1855), 55; zitiert nach Coulter (1973), S. 208
⁸²¹ Kaufman (1971), S. 95
⁸²² Kaufman (1971), S. 95ff

als Ableger der „Ann Arbor" Fakultät entstehen zu lassen, scheiterte.[823] Erst 1875 machte die Regierung zur Schaffung einer neuen Universitätsklinik der Universität zur Bedingung, daß zwei homöopathische Professoren eingesetzt werden. Nach längeren Verhandlungen lenkte die Fakultät schließlich notgedrungen ein und setzte zwei homöopathische Professoren ein. Im Gegenzug änderte die Universität die Regeln zur Ausstellung von Diplomen, so daß von nun an kein Unterrichtender mehr, sondern der Präsident der Universität selbst die Abschlußdiplome ausstellen mußte.[824] Fortan konnten im „Homoeopathic Department of the University of Michigan Medical School"[825] zwar homöopathische Professoren unterrichten, deren Kollegen aber mußten deren Unterricht nicht offiziell gutheißen.

Die meisten medizinischen Zeitschriften Amerikas forderten die medizinische Fakultät in Michigan auf, die Ausbildung in Homöopathie zu verweigern.[826] Wie stark die Abneigung gegenüber der Homöopathie war, zeigt die Wortwahl in verschiedenen Zeitschriftenartikeln: dort ist beispielsweise von „moralischer Unvereinbarkeit", „Unrechtmäßigkeit", „Unreinheit" oder „Unsittlichkeit" der homöopathischen Lehre die Rede.[827]

Dieser Widerstand der Vertreter der Hochschulmedizin gründete sich nicht nur auf prinzipielle Unterschiede der Systeme und tiefsitzende Ressentiments, sondern war auch auf den zunehmenden Wettbewerb zwischen regulären und homöopathischen Ärzten zurückzuführen, wodurch finanzielle Einbußen befürchtet wurden. In einer Ausgabe der „Detroit Review of Medicine and Pharmacy" von 1875 befürchtete der Vorstand der medizinischen Abteilung der Universität Michigan, Abram Sager, daß durch die Ausbildung von Homöopathen der Existenzkampf der regulären Ärzte noch härter werden würde.[828] Zudem wurden die homöopathischen Professoren generell weit besser bezahlt als die regulären.[829] Wie stark die emotionelle Komponente in der Auseinandersetzung der beiden Parteien innerhalb der Fakultät war, zeigt eine handgreifliche Szene im November 1878. Der Vorstand der homöopathischen Abteilung E. C. Franklin und der Professor für Chirurgie Donald McLean ließen während einer hitzigen Diskussion die Fäuste sprechen und mußten schließlich gewaltsam getrennt werden, als Franklin seinen Gegner sogar zu würgen begann.[830]

Wie schon zwanzig Jahre zuvor drohte die „American Medical Association" auch jetzt wieder Sanktionen an. Diesmal sollte allen Absolventen der Universität von Michigan die offizielle Anerkennung versagt werden. Allerdings mußte die Vereinigung nach einer internen Abstimmung über diesen Punkt im Jahre

---

[823] Kaufman (1971), S. 98
[824] Coulter (1973), S. 209
[825] Coulter (1973), S. 131
[826] Coulter (1973), S. 209
[827] Coulter (1973), S. 210
[828] Zitiert bei Coulter (1973), S. 120
[829] Coulter (1973), S. 211
[830] Kaufman (1971), S. 107

1881 nachgeben und die Situation in Michigan anerkennen.[831] Der homöopathische Unterricht an der Universität in Michigan konnte schließlich bis in die 1920er Jahre aufrechterhalten werden.[832]

9.1.3 Lehrstühle für Homöopathie an der Universität in San Francisco

Eine weitere Ausnahme bestand in San Francisco, was sicherlich mit der großen geographischen Entfernung zu den anderen medizinischen Zentren zu tun hatte.[833] Hier wurde 1884 das „Hahnemann Medical College of San Francisco" gegründet, dem später ein eigenes Krankenhaus angegliedert wurde. Aus Geldmangel wurde erstmals 1892 die Verknüpfung mit der „University of California Medical School" in San Francisco vorgeschlagen, die allerdings vorerst nicht zustande kam.[834] Erst 1915 wurde nach längeren Verhandlungen das College mit der kalifornischen Staatsuniversität vereinigt, drei Jahre später fiel das homöopathische Krankenhaus ebenfalls zur Universität. Von nun an lehrten zwei homöopathische Professoren, William Boericke und Anson Hill, später auch Garth W. Boericke, Thomas McGavack und Paul Wyne, an der Universität. Unter Hinweis auf mangelnde akademische Qualifikationen wurden die Gehälter 1920 und wiederum 1933 stark gekürzt, so daß sich McGavack von der Universität zurückzog mit der Bemerkung, daß „man ihn an der Universität systematisch an seinen Forschungen zur Homöopathie gehindert habe".[835] Der in der Zwischenzeit aus Deutschland eingewanderte Arzt Otto E. Guttentag, der entsprechende akademische Qualifikationen vorweisen konnte, wurde schließlich 1936 „Assistant Professor and Chair of Homeopathy".[836] Guttentag wich allerdings in den Folgejahren immer mehr von der Homöopathie ab und wollte 1942 seinen Lehrauftrag für Homöopathie sogar streichen lassen. Im Jahre 1958 wurde in Abstimmung mit Vertretern des College seine Professur in „Samuel Hahnemann Professor of Medical Philosophy" umbenannt, so daß das Wort „Homöopathie" nicht mehr vorkam.[837] Guttentag lehrte bis zu seiner Emeritierung 1990.

9.1.4 Aufschwung und Untergang der Homöopathie in den USA

Gründe für den schnellen Aufschwung der Homöopathie lagen vor allem in der liberalen Gesetzgebung in den USA. Zudem sprach die Homöopathie zu jener

---

[831] Coulter (1973), S. 212f
[832] Nicholls (1988), S. 206f
[833] Vgl. Schmidt (1994), S. 91
[834] Schmidt (1994), S. 92
[835] Schmidt (1994), S. 93
[836] Schmidt (1994), S. 94
[837] Schmidt (1994), S. 94

Zeit in besonderer Weise einflußreiche Kreise der Mittel- und Oberschicht an, womit eine großzügige finanzielle Unterstützung möglich wurde.[838] Die philosophische Nähe vieler Homöopathen zum „Swedenborgianismus" mag ein weiterer wesentlicher Faktor gewesen sein.[839] Viele berühmte Lehrer der Homöopathie bekannten sich zu dieser Strömung, wie beispielsweise James Tyler Kent (1849-1916) oder Constantin Hering.[840] Nicht nur die Ärzte, sondern auch die medizinischen Laien unter den Swedenborgianern propagierten die Homöopathie.[841]

Während mehrerer Epidemien soll die Homöopathie gute Erfolge vorgewiesen haben. Besonders die Behandlungsstatistiken während der Gelbfieberepidemie in den USA haben ein günstiges Licht auf die Homöopathie geworfen, was zur damaligen Popularität beitrug.[842]

Die gegenseitige Annäherung zwischen Hochschulmedizin und Homöopathie führte 1881 zur Gründung der „International Hahnemann Association" (IHA), mit der sich die „orthodoxen" homöopathischen Ärzte von ihren „eklektischen" Kollegen abzugrenzen versuchten, welche weiterhin durch das 1844 gegründete „American Institute of Homoeopathy" repräsentiert wurden.[843] Dieser innere Streit zwischen „Orthodoxen" und „Revisionisten" war vermutlich ein wesentlicher Grund für den Untergang der homöopathischen Colleges Anfang des 20. Jahrhunderts.[844] Nur wenige Lehrer waren gut ausgebildete Homöopathen und konnten effizienten Unterricht bieten. Ein Großteil der häufig sehr kurzlebigen homöopathischen Colleges wurde von Ärzten geleitet, die die Homöopathie nur sehr oberflächlich studiert hatten und gerade von der Hochschulmedizin „konvertiert" waren. Diese Vertreter einer „rationalen" Homöopathie betrieben jedoch reguläre Medizin unter Verwendung einiger Arzneimittel aus dem homöopathischen Arzneischatz.[845] Somit bestand die Ausbildung

---

[838] Rothstein, William G.: American Physicians in the Nineteenth Century. From Sects to Science. Baltimore u. London, England 1972, S. 159-161; Fuller, Robert C.: Alternative Medicine and American Religious Life. New York u. Oxford 1989, S. 22-26; Haller, John S.: American Medicine in Transition 1840-1910. Urbana, Chicago u. London 1981, S. 118f u.a; zitiert nach Schmidt (1994), S. 86

[839] Der Schwede Emanuel von Swedenborg (1688-1772), Naturforscher und Theosoph, entwickelte unter anderem eine eigene Deutung des Universums auf biblischer Grundlage: Von Gott aus entfalte sich alles Sein in 3 abgestuften Bereichen (dem himmlischen, geistigen und natürlichen), die im Menschen vereinigt seien. Mit der „geistigen Wiederkunft Christi" sollte 1770 die Epoche der „Neuen Kirche" beginnen. Von Swedenborg beeinflußt wurden Kant, Goethe, Schopenhauer, Schelling und andere (dtv-Brockhaus-Lexikon [1988]).

[840] Vgl. dazu Galen (1995)

[841] Campbell, Anthony: The Two Faces of Homoeopathy. London 1984, S. 90-95; Peeble, Elinore: Homeopathy and the New Church. In: Emanuel Swedenborg. A Continuing Vision. Ed. by Robin Larsen. New York 1988, S. 468-472; zitiert nach Schmidt (1994), S. 86

[842] Dellmour u. Willinger (1994), S. 15

[843] Schmidt (1994), S. 87; Nicholls (1988), S. 207

[844] Vgl. Coulter (1973), S. 328

[845] Schüppel (1993), S. 51. Vgl. dazu Tischner (1939a), S. 139: die Anhänger des „Hahnemannismus", also die Vertreter der „reinen" Homöopathie wie Hering und Kent, legten keinen Wert auf die naturwissenschaftliche Seite des Studiums und bevorzugten daher die kleinen Colleges. Somit seien die großen Colleges fachlich vernachlässigt worden.

aus schulmedizinischen Grundlagen, die mit einigen homöopathischen Ideen angereichert wurden. Gleichzeitig wurde der praktische Unterricht am Krankenbett vernachlässigt zugunsten einer theoretischen Ausbildung.[846] Hinzu kam die Vorschrift, daß Universitätslehrer nebenbei keine Praxis führen durften, wodurch viele fähige homöopathische Ärzte ihre gutgehende Praxis bevorzugten und auf eine Dozentur verzichteten.[847] Diese Bedingungen und zugleich der große Wettbewerb unter den Colleges, von denen insbesondere die privaten von Studiengebühren und somit von einer großen Studentenzahl abhängig waren[848], waren Ursache für die großteils schlechte Qualität der homöopathischen Ausbildung. Die in den Diskussionen in Deutschland häufig zitierten Zahlen von 100 homöopathischen Colleges und 15.000 homöopathischen Ärzten um die Jahrhundertwende werden durch die beschriebenen Verhältnisse relativiert. Neuere Schätzungen gehen davon aus, daß es um die Jahrhundertwende tatsächlich weniger als 200 gut ausgebildete homöopathische Ärzte in den USA gab.[849]

Ein Hauptgrund für den Untergang der homöopathischen Colleges lag nicht zuletzt in den großen Fortschritten der naturwissenschaftlichen Medizin und in dem um die Jahrhundertwende einsetzenden Modernisierungsschub an den regulären medizinischen Colleges, die nach dem Vorbild deutscher Universitäten ausgebaut wurden, außerdem in der Professionalisierung der amerikanischen Ärzteschaft und dem Aufschwung der pharmazeutischen Industrie.[850] Die „American Medical Association" verbündete sich um die Jahrhundertwende mit der pharmazeutischen Industrie, welche durch den hohen Verbrauch an Kalomel zur Behandlung der amerikanischen Soldaten einen Aufschwung erfuhr, zu einer Kampagne gegen die Homöopathie.[851] Auch die zunehmende Spezialisierung der Ärzte in den medizinischen Fächern mag ein Grund gewesen sein, daß immer mehr Ärzte mit homöopathischer Ausbildung ihr „homöopathisches Erbe" hinter sich ließen.[852]

Ein Rückgang der Studentenzahlen an den homöopathischen Fakultäten der staatlichen Universitäten, die schließlich zur Schließung der Fakultäten führten, mag darin begründet gewesen sein, daß ein zweijähriges naturwissenschaftliches Studium vor Beginn des eigentlichen Medizinstudiums eingeführt worden war. Durch diese Vorbildung traten die Studenten mit ganz anderen Voraussetzungen und wesentlich kritischer an die Homöopathie heran.[853]

Eine Schlüsselrolle in der Politik spielte George H. Simmons, der seine medizinische Karriere an einem homöopathischen College begann, 1892 der Homöopathie den Rücken kehrte und ab 1899 zwölf Jahre lang Generalsekretär der „American Medical Association" und bis 1924 Redakteur des AMA

---

[846] Tischner (1939a), S. 747
[847] Nach Harris L. Coulter (mündliche Mitteilung)
[848] Schmidt (1994), S. 88
[849] Dellmour u. Willinger (1994), S. 15
[850] Vgl. Schmidt (1994), S. 88f
[851] Coulter (1973), S. 402
[852] Kaufman (1971), S. 183
[853] Donner (1927), S. 170f

Journals war. Nach dem Motto „kill the homoeopaths with kindness"[854] sorgte Simmons dafür, daß „sektierende" Homöopathen problemlos zur „allopathischen" Ärztegemeinschaft zurückkehren konnten, ohne dadurch Nachteile zu haben[855]: „[...] every reputable and legally qualified physician who is practicing or who will agree to practice non-sectarian medicine shall be entitled to membership."[856] Diese politische Strategie der Wiederaufnahme war wirkungsvoller als die bloße Isolation und Ächtung.[857] Während die homöopathischen Ärzte ein deutlich höheres Einkommen hatten als ihre regulären Kollegen, war die „American Medical Association" jedoch wesentlich einflußreicher als die inzwischen politisch relativ unbedeutend gewordene Standesvertretung der homöopathischen Ärzte.[858]

Das „American Medical Association Council on Medical Education", ein 1905 zur Untersuchung und Qualitätsbeurteilung der medizinischen Colleges ins Leben gerufener Rat, veröffentlichte seine Ergebnisse im Jahre 1910 im „Flexner-Report".[859] Ein großer Teil der Colleges mußte darauf aufgrund schwerer Qualitätsmängel geschlossen werden, darunter auch die meisten homöopathischen Colleges. Den kleinen Colleges fehlte nun vor allem das Geld zur Aufstockung des Personals und der technischen Einrichtungen.[860] Selbst der amerikanische Unternehmer John D. Rockefeller (1839-1937), der sich sein ganzes Leben hindurch homöopathisch behandeln ließ und die homöopathischen Colleges mittels einer Stiftung großzügig unterstützt hatte, war so enttäuscht von der Qualität der Lehre in den homöopathischen Colleges, daß er in der folgenden Zeit ausschließlich schulmedizinischen Einrichtungen Geld zukommen ließ, insbesondere den Universitäten in Washington und Chicago, der Yale, Vanderbilt und Johns Hopkins Universität und anderen.[861]

Von den um 1900 bestehenden 22 homöopathischen Colleges blieben 1919 lediglich fünf in Betrieb, von denen wiederum nur zwei der renommierten, nämlich das „New York Homoeopathic Medical College" und das „Hahnemann Medical College" in Philadelphia noch längere Zeit weiterbestehen konnten.[862] Der Trend ging hin zu gut ausgebauten Universitäten mit mehreren Fakultäten und entsprechenden Forschungseinrichtungen. Die Homöopathieausbildung

---

[854] Homoeopathic Recorder, XXIII (1908), S. 253; zitiert nach Coulter (1973), S. 427
[855] Coulter (1973), S. 419f und S. 428
[856] Journal of the American Medical Association XXXIX (1902), S. 314-316, S. 1158; zitiert nach Coulter (1973), S. 428
[857] Nicholls (1988), S. 209
[858] Coulter (1973), S. 426f u. S. 439
[859] Abraham Flexner: „Medical Education in the United States and Canada" (Boston, 1910). Coulter beschreibt eine „anti-homöopathische Tendenz" des Flexner-Reports und meint, daß sich diese zugunsten der regulären Colleges ausgewirkt habe (Coulter [1973], S. 447).
[860] Nicholls (1988), S. 207
[861] Coulter (1973), S. 450f
[862] Schüppel (1993), S. 52. Am „New York Homoeopathic Medical College" wurde bis 1940, am „Hahnemann Medical College" bis in die 1960er Jahre Homöopathie gelehrt (Nicholls [1988], S. 208).

wurde im Zuge der Errichtung der „American Foundation for Homeopathy" (AFH) im Jahre 1921 in eine Postgraduiertenweiterbildung umgewandelt.[863]

Im Gegensatz zur Situation im Ursprungsland der Homöopathie, wo den homöopathischen Ärzten der Zugang zu den staatlichen Universitäten sehr schwer gemacht wurde, konnte sich die Homöopathie in den USA durch die zahlreichen Gründungen privater Lehranstalten zu Anfang schnell etablieren. Durch den einheitlichen akademischen Unterricht konnten sich die homöopathischen Ärzte in Amerika in einer professionelleren Weise als ihre Kollegen in Europa in medizinischen Schulen und Krankenhäusern organisieren.[864]

Der Konflikt zwischen Universität und Homöopathie im deutschen Sprachraum, der sich in den Diskussionen um Lehrstühle an zahlreichen Universitäten widerspiegelte, war in den USA stärker auf einen prinzipiellen Streit zwischen medizinischen Systemen und deren standespolitischen Vertretungen gelagert. Die Beispiele Michigan und San Francisco zeigen aber gleichzeitig, daß die Versuche einer Institutionalisierung der Homöopathie an staatlichen Universitäten auf ähnliche Probleme stießen und die Proteste der regulären Universitätsprofessoren keineswegs glimpflicher ausfielen.

9.2 England

9.2.1 Die Anfänge der Homöopathie in England

Der Pionier der Homöopathie in England war der schottische Arzt Frederick Hervey Foster Quin (1799-1878).[865] Quin war zu Beginn seiner Karriere Leibarzt von Prinz Leopold, des späteren „Königs der Belgier" Leopold I. (1790-1865), und hatte die Homöopathie bei Hahnemann in Köthen und außerdem in Neapel studiert.[866] Im Jahre 1827 ließ er sich in London nieder.

Sir Daniel Sandford, Professor für Griechisch an der Universität Glasgow, war der erste Universitätsprofessor, der der Homöopathie eine ausführliche Darstellung widmete. Zur Verbreitung der neuen Lehre verfaßte er einen längeren Artikel für die Zeitschrift „The Edinburgh Review".

Durch den Londoner Kaufmann William Leaf (1791-1874), der von Hahnemann in Paris behandelt worden war, wurde die Homöopathie stark gefördert. Leaf holte 1835 den französischen Arzt August Paul Curie (1799-1853)

---

[863] Schmidt (1994), S. 90
[864] Dinges (1995), S. 169
[865] Alle Angaben zur Geschichte der Homöopathie in England sind – sofern nicht anders vermerkt – entnommen aus Nicholls (1988), S. 106-164. An dieser Stelle sei auch auf das umfassende Werk von Squires hingewiesen, das allerdings nur in Form von Mikrofiches vorliegt (Squires [1985]), außerdem auf die jüngst erschienene Zusammenfassung von Nicholls u. Morrell (1996).
[866] Vgl. Tischner (1939a), S. 736; Haehl (1922), Bd. 2, S. 520f

nach London, um diesem die Leitung des neu errichteten „Hahnemann Hospitals" zu übertragen.[867] Ein weiterer Patient Hahnemanns, der Pfarrer Reverend Thomas Robert Everest (1801-1855), verbreitete die Homöopathie unter anderem über seine Predigten.

Im Jahre 1836 wurde in England die erste homöopathische Vereinigung, die „Homoeopathic Association", durch Lord Robert Grosvenor gegründet, am 10. April 1844 die „British Homoeopathic Society" unter dem Vorsitz Quins, ein Jahr später die Laienorganisation „English Association of Homoeopathy", 1847 die „British Homoeopathic Association". Im Jahre 1843 wurde die Zeitschrift „The British Journal of Homoeopathy" gegründet. 1849 entstand das „London Homoeopathic Hospital", das von zahlreichen Personen aus der Aristokratie unterstützt wurde. Ein Jahr darauf wurde das „Hahnemann Hospital" in London eröffnet.

Durch die Beziehungen Quins fand die Homöopathie Eingang in die Kreise der Aristokratie und wurde sogar von der englischen Königin hochgeschätzt. Queen Adelaide (1792-1849) ließ 1835 eigens den homöopathischen Arzt Ernst Stapf (1788-1860), einen der engsten Schüler Hahnemanns, aus Deutschland an den königlichen Hof nach London anreisen, um sich von ihm homöopathisch behandeln zu lassen.

Die Zahl der Anhänger der Homöopathie war in England seit den 1840er Jahren im Steigen begriffen. 1853 gab es 178 homöopathische Ärzte in England und Irland, drei Krankenhäuser und neun Vereine homöopathischer Ärzte, außerdem mehrere Apotheken, die homöopathische Arzneimittel führten. Mit der Herausgabe des „Homoeopathic Directory" im Jahre 1867, in dem die meisten homöopathischen Ärzte verzeichnet waren, erlangte die Homöopathie eine größere Bekanntheit. Allerdings fürchteten sich viele Homöopathen vor eventuell daraus entstehenden Nachteilen und baten darum, nicht im Verzeichnis aufgenommen zu werden. Außerdem waren die Laienhomöopathen nicht erfaßt. Da die homöopathischen Ärzte mittlerweile auch durch ihre gute finanzielle Situation den anderen Ärzten Konkurrenz zu machen begannen, sah sich die Ärzteschaft bald von den homöopathischen Ärzten bedroht. Eine erste Kampagne gegen die Homöopathen startete 1851. Die verschiedenen Ärztevereinigungen schlossen homöopathisch arbeitende Ärzte systematisch aus ihren Vereinigungen aus, die Universitäten Edinburgh und St. Andrew's verweigerten Homöopathen die Mitgliedschaft und prüften die Studenten auf Vorhandensein homöopathischen Gedankenguts.

In England begann man sehr früh, Daten über homöopathische Behandlungen in Statistiken zu bündeln und mit „allopathischen" Therapien zu vergleichen, beispielsweise während der Choleraepidemie 1855, die zumindest nach den damaligen Ansprüchen hohe Aussagekraft hatten und deutliche Vorteile der Homöopathie zeigten. Trotz dieser Erfolge und des Wohlwollens, das die Homöopathie bei der Aristokratie und im Klerus genoß, kam es bereits 1858 zu

---

[867] Haehl (1922), Bd. 2, S. 520

ersten staatlichen Maßnahmen gegen die Homöopathie. Im „Medical Act" wurde jedes therapeutische System, das nicht an einer offiziellen Lehranstalt gelehrt wurde, verboten. Gleichzeitig wurde damit eine neue Struktur für die Organisation der medizinischen Ausbildung und der ärztlichen Standesvertretung geschaffen, die zu jener Zeit völlig unübersichtlich und zersplittert waren. Der langjährige Unterstützer der Homöopathie Lord Grosvenor konnte im Parlament allerdings eine Entschärfung des Gesetzes erreichen.

Unabhängig davon gewährten Londoner Lebensversicherungsgesellschaften denjenigen Ermäßigungen, die sich homöopathisch behandeln ließen. Auf einer Versammlung verschiedener Vertreter der Versicherungen unter dem Vorsitz Lord Henry Cordons am 16. Dezember 1864 wurden die Aktionäre über neue Ergebnisse mit homöopathischer Behandlung informiert.[868]

9.2.2 William Henderson an der Universität Edinburgh

William Henderson (1810-1872), Professor für Medizin und allgemeine Pathologie an der Universität Edinburgh, gilt als ein weiterer wichtiger Wegbereiter der Homöopathie in England. Er betrieb systematische Versuche mit homöopathischen Arzneimitteln, welche er 1845 in der Schrift „Inquiry into the Homoeopathic Practice of Medicine" veröffentlichte. Darin nahm er unter anderem Bezug auf den homöopathischen Arzt Wilhelm Fleischmann in Wien, der Behandlungsstatistiken aus seinem Wiener Krankenhaus ein Jahr zuvor in der „Oesterreichischen Zeitschrift für Homöopathie" veröffentlicht hatte.[869]

Hendersons Interesse für die neue Heilmethode stieß bald auf Proteste. Sir John Forbes (1787-1861), der sich in seinem 1846 erschienenen Buch „Homoeopathy, Allopathy and ‚Young Physic'" kritisch mit der Homöopathie auseinandersetzte, oder Hendersons Kollege James Simpson (1811-1870), Professor der Geburtshilfe, übten Kritik an Hendersons Vorgehen.[870] Mehrere gegen die Homöopathie gerichtete Artikel erschienen in Fachzeitschriften. So schrieb beispielsweise die Zeitschrift „The Lancet" 1845: „To the reputation of the University of Edinburgh the publication of such a work, and the instruction of such a Professor, must be injurious. Every intelligent student cannot but regard the chair of pathology, and the lectures delivered from it, with a feeling very much approaching to contempt."[871] Zwei Jahre später stand in derselben Zeitung: „Is there no means of remedying the evil? If Dr. HENDERSON has not honour or honesty enough to resign a chair after he has entirely abandoned the principles

---

[868] Bolle (1870), S. 5ff
[869] Vgl. Fleischmann (1844)
[870] Zum Konflikt Henderson-Simpson vgl. Squires (1985), S. 377ff
[871] Anon.: „Review of 'An Inquiry into the Homoeopathic Practice of Medicine'"; The Lancet II (1845), S. 352; zitiert nach Nicholls (1988), S. 121

upon which he was elected to fill it, cannot the rest of the University Faculty bestir themselves to make him do so? We have conversed with some of the most distinguished members of the University [...] and they are strongly in favour of memorializing the Town Council, with a request that this body should call on Professor HENDERSON to resign [...]."[872]

Henderson konnte seine Stellung zwar behalten, die Universität Edinburgh aber verweigerte zusammen mit zwei anderen schottischen Universitäten fortan allen unter „Homöopathieverdacht" stehenden Medizinern die Erteilung der Approbation.[873] Die „Provincial Medical and Surgical Association" billigte diese Vorgehensweise und schloß homöopathische Ärzte aus dem Verein aus. Allerdings konnte nach einer großangelegten Unterschriftensammlung in Edinburgh durch eine Eingabe an die Universitätsleitung erreicht werden, daß die Universität ihren Beschluß als „unbedachtsam" bezeichnete und schließlich zurücknehmen mußte.[874]

9.2.3 Die Homöopathie in England am Ende des 19. und im beginnenden 20. Jahrhundert

Analog zur Entwicklung in Deutschland entstand in England gegen Ende des 19. Jahrhunderts eine „wissenschaftlich-kritische" Richtung der Homöopathie.[875] Sydney Ringer (1835-1910), „Professor of Therapeutics" am University College in London, schrieb schon 1869 sein „Handbook of Therapeutics", das 1888 die 12. Auflage erreicht hatte. Das Buch, das auch die homöopathische Behandlung berücksichtigte, fand großen Anklang. Auch Charles Douglas Fergusson Phillips (1830-1904), Lehrer für Arzneimittellehre und Therapie in der „Westminster Hospital Medical School", nahm Teile der homöopathischen Lehre auf. Phillip Nicholls macht Ringer und Phillips allerdings mit dafür verantwortlich, daß in England eine „second-hand homoeopathy" Fuß fassen konnte.

Nachdem die Homöopathie bereits in früheren Jahren in mehreren Krankenhäusern gelehrt worden war, hielt Robert Ellis Dudgeon (1820-1904) in den 1870er Jahren Vorlesungen im „London Homoeopathic Hospital". Ein Jahr später wurde die „London School of Homoeopathy" gegründet, an der Homöopathie unterrichtet werden sollte. Allerdings gab es aufgrund des „Medical Act" von 1858 Schwierigkeiten mit der Anerkennung des Abschlußzertifikats, so daß diese Schule nur wenige Teilnehmer hatte und 1884 wieder aufgelöst wurde. Versuche, die Homöopathie mittels einer Gesetzesreform im Lehrplan der Universi-

---

[872] Anon.: „Editorial"; The Lancet I (1847), S. 47; zitiert nach Nicholls (1988), S. 133f (Hervorhebungen im Original).
[873] Tischner (1939a), S. 738
[874] Tischner (1939a), S. 739
[875] Alle Angaben zu diesem Kapitel sind – sofern nicht anders vermerkt – entnommen aus Nicholls (1988), S. 165-192

täten zu verankern, schlugen fehl, und den diversen Forderungen nach einer besseren Ausbildung in der Homöopathie konnte nicht Rechnung getragen werden.

Die Homöopathie selbst verfing sich – analog zu den Vorgängen in den USA – immer mehr im Streit zwischen den „orthodoxen" homöopathischen Ärzten und den „Eklektikern". Ein gutes Beispiel für diese Kontroverse bilden die Ärzte John Henry Clarke (1853-1931) und Richard Hughes (1836-1902), die sich erstmals auf einem Kongreß in Paris im Jahre 1900 und anschließend in homöopathischen Zeitschriften über die zwei Richtungen stritten. Clarke machte 1907 die Aussage: „Homoeopaths owe no allegiance to allopaths. Homoeopathy is established science. Allopathy is established nescience. The sight of Homoeopathy paying court to allopathy; of homoeopaths paying court to allopaths, is to me sickening in the extreme [...]."[876] Diese starke Distanz zur Hochschulmedizin war den „Eklektikern" fremd. Diese hofften vielmehr, durch die Verbindung („amalgamation") zwischen Homöopathie und Hochschulmedizin die Homöopathie weiter verbreiten zu können.[877]

Da die Institutionalisierung der Homöopathie nunmehr unmöglich schien, verlegte man sich im neuen Jahrhundert auf die Postgraduiertenweiterbildung. George Burfords Versuch im Jahre 1902, ein „Lectureship in Materia Medica" zu gründen, das die Weiterbildung in verschiedenen englischen Städten sichern sollte, schlug allerdings fehl.[878] Erst 1944 konnte erreicht werden, eine kontinuierliche Homöopathieausbildung durch die Einführung der „Faculty of Homoeopathy" zu gewährleisten.

Anders als in Amerika war die Zahl der homöopathischen Ärzte nie besonders groß. Vielmehr konnten sich die wenigen hundert homöopathischen Ärzte in England aber der Protektion durch die königliche Familie und die Aristokratie sicher sein. Mehrmals konnten auf diesem Wege gesetzliche Restriktionen abgewehrt werden. Während die Homöopathie in Amerika gegen Ende des 19. Jahrhunderts boomte, begann in England wie auch im restlichen Europa der Niedergang der Homöopathie. Letztlich trug auch der Streit in den eigenen Reihen dazu bei, daß die homöopathischen Ärzte nur selten geschlossen auftreten konnten.

Konkrete Versuche, die Homöopathie an den Universitäten zu etablieren, wurden kaum unternommen. Das einzige bekanntgewordene Beispiel einer Erprobung der Homöopathie an einer Universitätsklinik waren die Versuche William Hendersons, die im deutschsprachigen Raum ein Pendant in Wien hatten. Allerdings erinnert Henderson eher an August Bier in Berlin, wenngleich beide in sehr unterschiedlichen historischen Abschnitten wirkten. Beide waren aber habilitiert und arbeiteten einige Jahre schulmedizinisch, bis sie zur Homöopathie stießen.

---

[876] Clarke, John Henry: „The Enthusiasm of Homoeopathy"; Journal of the British Homoeopathic Society, New Series, XV (1907), S. 18; zitiert nach Nicholls (1988), S. 218
[877] Nicholls (1988), S. 219
[878] Nicholls (1988), S. 219

10 Diskussion der Ergebnisse

Diese Arbeit stellt den erstmaligen Versuch dar, eine zusammenhängende Darstellung aller Vorgänge zu geben, die auf eine Etablierung der Homöopathie an deutschsprachigen Universitäten abzielten. Abgesehen von zwei Arbeiten über die Auseinandersetzungen um die Institutionalisierung von Homöopathie und Naturheilkunde an der Berliner Universität während der Weimarer Republik (Werner [1993], Mai [1996]) gibt es zu diesem Thema keinerlei Sekundärliteratur. Dementsprechend war zu Beginn der Arbeit eine Sichtung der bestehenden Übersichtswerke zur Homöopathiegeschichte notwendig (Haehl [1922], Tischner [1939], Tischner [1950] u. a.), die aber nur spärliche Hinweise boten. Viele ältere Werke aus der homöopathischen Literatur streiften das Thema gelegentlich und gaben zusätzliche Hinweise. Eine bedeutende Quelle für diese Arbeit wurden zahlreiche schulmedizinische und homöopathische Zeitschriften, von denen alle Jahrgänge bis 1933, teilweise aber auch weiter, systematisch durchgesehen wurden. Danach folgten Dokumente, die die Sichtung der wichtigsten Universitätsarchive hervorbrachte. Berücksichtigt wurden alle Vorgänge im deutschsprachigen Raum, also auch die im letzten Jahrhundert teilweise deutschsprachigen Länder Böhmen und Ungarn. Daß tatsächlich alle entsprechenden Geschehnisse in der Arbeit erfaßt wurden, kann nicht mit Sicherheit gesagt werden. Möglicherweise gab es den einen oder anderen unbedeutenden Antrag zur Errichtung eines Lehrstuhls, der wenig oder gar nicht beachtet wurde.

10.1 Die Lehrstühle und Dozenturen für Homöopathie

Seit der Begründung der Homöopathie durch Samuel Hahnemann (1755-1843) am Ende des 18. Jahrhunderts gab es zahlreiche Versuche, die Homöopathie an Universitäten zu etablieren. Hahnemann selbst konnte sich bereits 1812 an der Universität Leipzig habilitieren und war knapp ein Jahrzehnt lang Dozent an der medizinischen Fakultät. Durch sein eigenwilliges Auftreten während der Vorlesungen folgten ihm aber nur wenige Studenten, und nach heftigen Auseinandersetzungen mit seinen Kollegen wandte er sich 1821 von der Universität ab. Dieser erste Kontakt eines homöopathischen Arztes mit universitärem Boden schien wie ein ungünstiges Vorzeichen auf alle folgenden Bestrebungen der Anhänger der Homöopathie zu wirken. Trotz zahlreicher Versuche und großer Anstrengungen ist es letztlich nie gelungen, die Homöopathie erfolgreich an einer Universität zu institutionalisieren.

Die Zahl der Lehrstühle für Homöopathie war gering. Franz Hausmann (1811-1876) besetzte von 1871 bis 1876 einen „Lehrstuhl für homöopathisch-pathologische Experimentalforschung" an der Universität Budapest, sein Kollege Theodor von Bakody (1825-1911) von 1873 bis 1904 einen „Lehrstuhl für ver-

10 Diskussion der Ergebnisse

gleichende Pathologie (Homöopathie)", ebenfalls in Budapest. Diese beiden Lehrstühle bestanden nur bis zum Tode des jeweiligen Lehrstuhlinhabers und wurden nicht neu besetzt. Somit gab es wohl persönliche Ordinarien für Homöopathie, aber keinen einzigen planmäßigen Ordinarius.

Von den Inhabern eines echten Lehrstuhls für Homöopathie zu unterscheiden sind Professoren, die eine reguläre medizinische Karriere an der Universität begonnen hatten, bereits einen eigenen Lehrstuhl besetzten und erst im Verlauf ihres Unterrichts homöopathische Gedanken aufnahmen. Dazu gehören insbesondere Joseph von Zlatarovich (1807-1874), Georg von Rapp (1818-1886), Joseph Reubel (1779-1852) und in weiterem Sinne Johann Nepomuk von Ringseis (1785-1880), Hugo Schulz (1853-1932) und August Bier (1861-1949). Zlatarovich war seit 1840 als Professor der allgemeinen Pathologie und Pharmakologie an der Wiener Josephsakademie tätig, verlor aber wegen der Durchführung homöopathischer Arzneimittelprüfungen und Tierversuche 1848 seine Professur. Rapp erhielt 1850 einen Lehrstuhl für innere Medizin an der Universität Tübingen und wurde wegen seiner Versuche mit homöopathischen Arzneimitteln bereits 1854 wieder entlassen. Reubel war Professor für Physiologie an der Universität München und hielt für kurze Zeit Vorlesungen über Homöopathie. Ringseis war ebenfalls Professor an der Münchner Universität und kann als wesentlicher Förderer der Homöopathie in München im frühen 19. Jahrhundert gelten. Inwieweit er selbst Homöopathie lehrte, ist nicht bekannt. Schulz war seit 1883 Professor für Pharmakologie an der Greifswalder Universität und prägte unter dem Einfluß homöopathischer Gedanken den Begriff der „biologischen Reizregel", bekannte sich allerdings nie öffentlich zur Homöopathie. Bier schließlich war Professor der Chirurgie an der Universität Berlin und stellte Versuche mit homöopathischen Mitteln an. Durch die von ihm angeregten Diskussionen konnte letztlich 1928 ein Lehrauftrag für Homöopathie an der Universität Berlin entstehen. Möglicherweise gab es weitere Ordinarien, die die Homöopathie auf universitärer Ebene aufgriffen oder Versuche mit Arzneimitteln anstellten, aber keine weitere Beachtung fanden. Natürlich kann aber in keinem dieser Fälle von einem „Lehrstuhl für Homöopathie" die Rede sein.

Neben den beiden erwähnten persönlichen Ordinarien in Budapest gab es mehrere Honorarprofessoren, Dozenten und Privatdozenten, die die Homöopathie an der Universität vertraten. Erster Honorarprofessor für Homöopathie wurde Joseph Benedikt Buchner (1813-1879), der zwischen 1853 und 1879 an der Universität München Homöopathie lehrte. Buchner erhielt aber keine klinische Abteilung an der Universitätsklinik, sondern war lediglich in einem privaten homöopathischen Krankenhaus tätig. Weitere Honorarprofessoren wurden Hanns Rabe (1890-1959) und Alfons Stiegele (1871-1956), die während des Zweiten Weltkriegs von der Gunst der Nationalsozialisten profitierten und 1939 beziehungsweise 1942 mit dem Titel geehrt wurden. Die Unterscheidung zwischen Dozenten und Privatdozenten wird hier nur berücksichtigt, sofern sie eindeutig zu treffen war. Wiederum muß unterschieden werden zwischen echten Dozenten für Homöopathie und solchen, die unter dem Deckmantel eines bereits etablierten Faches über Homöopathie lasen. Der erste Dozent, der ausdrücklich für den homöopathischen Unterricht eingesetzt wurde, war – wie bereits erwähnt – Samuel Hahnemann. Schüler und Nachfolger Hahnemanns, die sich als Dozenten an der Leipziger Universität versuchten, hatten wenig Erfolg mit ihren Homöopathievorlesungen. Dazu zählen Hahnemanns Sohn Friedrich (1786-?), Carl Gottlob Caspari (1798-1828), Johann Joseph Wilhelm Lux (1773-1849), Carl Georg Christian Hartlaub (1795-1839), Carl Haubold (1796-1862), Carl Gottlob Franz (1795-1835) und Moritz Wilhelm Müller (1784-1849). Es folgten Friedrich Ludwig Fleischmann (1806-1886), Johann Joseph Roth (1804-1859), Wilhelm Fleischmann (1801-1868) und Elias Altschul (1812-1865). Friedrich Ludwig Fleischmann hielt als Privatdozent zwischen 1834 und 1847 Vorlesungen über Homöopathie an der Universität Erlangen. Roth hielt als Dozent für Homöopathie Vorlesungen an der Universität München, zusätzlich am homöopathischen Krankenhaus. Wilhelm Fleischmann hielt als Privatdozent wahrscheinlich zwischen 1851 und 1868 Vorlesungen an der Universität Wien, allerdings nicht sehr regelmäßig. Altschul war Dozent an der Universität Prag und, ebenso wie Fleischmann, intensiv als homöopathischer Arzt in der Klinik tätig. Im 20. Jahrhundert gab es lediglich den Lehrauftrag von Ernst Bastanier (1870-1953) an der Berliner Universität und für kurze Zeit mehrere Lehraufträge im „Dritten Reich". Vorlesungen über Homöopathie von (Privat-) Dozenten, die nicht eigens und ausdrücklich für den Unterricht in Homöopathie angestellt waren, gab es an der Münchner Universität. Dort lasen bereits kurz nach Umzug der Universität im Jahre 1826 Ludwig Ditterich (1804-1873) und Oskar Mahir (1814-1895), die allerdings eher sporadisch über Homöopathie dozierten.

Über Aufbau und Inhalt der Lehrveranstaltungen ist kaum etwas bekannt. Die Möglichkeit, anhand von schriftlichen Zeugnissen der Professoren und Dozenten Rückschlüsse auf den Inhalt ihrer Lehrveranstaltungen zu ziehen, erscheint zu spekulativ. Immerhin kennen wir aber einige Vorlesungstitel und können zusätzlich aus Berichten von Zeitzeugen, die in Form eines Erlebnisberichts über die von ihnen besuchte Veranstaltung berichteten, Anhaltspunkte gewinnen. Von Hahnemann wissen wir, daß er – zumindest zu Beginn seiner Lehrtätigkeit – Paragraphen aus dem „Organon der rationellen Heilkunde" vortrug, um diese anschließend in freier Rede zu kommentieren. Außerdem hielt er Vorlesungen über Medizingeschichte. Die Professoren Buchner, Hausmann und Bakody lasen sowohl über homöopathische Arzneimittellehre als auch über „spezifische Therapie" und Pathologie. In der Bestrebung, gewisse Beziehungen zwischen Homöopathie und Pathologie herzustellen, bewegten sie sich auf der Linie der sogenannten „naturwissenschaftlich-kritischen Richtung" in der Homöopathie. Ähnliches kann für Reubel, später für Schulz und Bier und wahrscheinlich auch Bastanier gelten. Fleischmann und Altschul schienen in ihren Vorlesungen den Schwerpunkt auf klinisch-praktische Inhalte gelegt zu haben.

Trotz diesen jeweils für kurze Zeit gelungenen Anstellungen homöopathischer Lehrer an verschiedenen Universitäten waren die Professoren und Dozenten aber meist wenig erfolgreich. Die Lehrstühle und Dozenturen für Homöopathie blieben auf einzelne Universitäten beschränkt und wurden bald wieder aufgegeben. Eine wirkliche Institutionalisierung mit einer Aufnahme der Homöopathie als eigenständiges Fach in den Fächerkanon und einer Ausbreitung auf die restlichen medizinischen Fakultäten fand nie statt.

Ein Vergleich mit der Situation in den USA ergab, daß sich die Homöopathie im Gegensatz zum deutschen Sprachraum durch die zahlreichen Gründungen privater Lehranstalten zu Anfang schnell etablieren konnte. Dadurch entstanden zahlreiche Lehrstühle. Die homöopathischen Ärzte konnten sich zudem in einer professionelleren Weise als ihre Kollegen in Europa in medizinischen Schulen und Krankenhäusern organisieren. Anhand der Vorgänge an der Universitäten Michigan und San Francisco wurde aber gleichzeitig gezeigt, daß die Versuche einer Institutionalisierung der Homöopathie an staatlichen Universitäten auf ähnliche Probleme wie in Europa stießen. Die Auseinandersetzungen der Hochschulmediziner mit den homöopathischen Ärzten waren ähnlich und wurden mit vergleichbaren Argumenten geführt. In England dagegen wurden überhaupt kaum Versuche unternommen, die Homöopathie an den Universitäten zu etablieren.

10.2 Versuche zur Institutionalisierung der Homöopathie

Im folgenden sollen die zahlreichen, großteils erfolglosen Versuche verschiedener Gruppierungen näher untersucht werden, die eine Einrichtung eines Lehrstuhls oder eines Lehrauftrags zum Ziel hatten. Dabei kristallisieren sich mehrere Phasen heraus:

- Im 19. Jahrhundert waren die verschiedenen Ansätze recht unterschiedlich. Die Spanne reichte von einem Antrag eines Pfarrers im badischen Landtag über Petitionen einzelner homöopathischer Ärzte bis hin zu verschiedenen Druckschriften, die für die Einrichtung eines homöopathischen Lehrstuhls plädierten. Lediglich in den Ländern Bayern, Ungarn und Österreich gab es dabei gelegentlich erfolgreiche Anträge, wie bereits teilweise dargestellt wurde.

    Der erste Antrag zur Errichtung eines Lehrstuhls nach den Aktivitäten Hahnemanns in Leipzig wurde durch den Pfarrer und Abgeordneten zum badischen Landtag Franz Joseph Herr (1778-1837) gestellt. Nach einer Debatte des Landtags, in der sich mehrere Abgeordnete zugunsten der Homöopathie äußerten, wurde die badische Regierung vergeblich aufgefordert, die Vorschläge Herrs aufzunehmen. Ähnliche Bemühungen mit darauf folgenden Landtagsdebatten gab es 1835 im Königreich Hannover und 1839 in

Hessen. Der Gedanke liegt nahe, daß die liberalere Verfassung Badens, Hannovers und Hessens zu jener Zeit mit ein Grund dafür war, daß Diskussionen über die Homöopathie überhaupt erst entstehen konnten. Eine weitere Sonderstellung nimmt Ungarn ein, wo bereits 1843 über die Frage eines Lehrstuhls für Homöopathie im Parlament debattiert wurde. Allerdings konnte erst nach 1867, nachdem der ungarische Landtag wiederhergestellt und eine Liberalisierung eingetreten war, durch die Initiative des „Ungarischen Vereins homöopathischer Ärzte" und mehrerer Abgeordneter die Schaffung zweier Lehrstühle für Homöopathie an der Budapester Universität erreicht werden.

In den anderen Ländern kam es erst nach der Revolution von 1848 zu einer Zuwendung der Politiker zur Homöopathie. Bereits während der Frankfurter Nationalversammlung in der Paulskirche wurde ein durch den homöopathischen Arzt Wilhelm Stens (1810-1878) angeregter und in einer späteren Debatte vom Abgeordneten und homöopathischen Arzt Wilhelm Huber (1806-1859) erneuerter Antrag gestellt, der auf die Einführung von Lehrstühlen abzielte. Vor allem die Mitglieder der „Versammlung der homöopathischen Aerzte Rheinlands und Westphalens" waren in der Lehrstuhlfrage besonders engagiert. Neben Stens, der seine Forderung nach einem Lehrstuhl samt einer homöopathischen Klinik in einem Sendschreiben an den preußischen Kultusminister Moritz August von Bethmann-Hollweg in Berlin 1861 erneuerte, bemühten sich die homöopathischen Ärzte und Mitglieder der „Versammlung" Friedrich Gauwerky (1827-1859) und Peter Meinolf Bolle (1812-1885) um die Anerkennung der Homöopathie an den Universitäten. Gauwerky wandte sich 1850 an den preußischen König persönlich, Bolle 1869 und 1870 an das preußische Abgeordnetenhaus. Sämtliche Anträge blieben allerdings erfolglos.

Auch von anderen homöopathischen Ärzten wurden Anträge gestellt. Franz Anton Bicking (1809-1873) versuchte 1844, sich an der Universität Berlin zu habilitieren, um dort als Dozent Homöopathie unterrichten zu können. Er scheiterte allerdings am Widerstand der medizinischen Fakultät. Ebenso erfolglos war Hugo Billig (1819-1898), der 1863 die Einführung von Vorlesungen über Homöopathie an der Universität Leipzig forderte.

Der aus Zwickau stammende Kaufmann Carl August Erdmann Däumel hatte in seinem Testament verfügt, der medizinischen Fakultät der Universität Leipzig eine größere Summe zu überlassen, wenn mit diesen Mitteln eine homöopathische Poliklinik und ein entsprechender Lehrstuhl errichtet werden würde. Als nach dem Tode Däumels dessen Tochter das Testament anfocht, entstand ein jahrelanger Rechtsstreit mit der Fakultät, der mit einem Vergleich beigelegt wurde. Die Fakultät erhielt einen wesentlich kleineren Teil der ihr ursprünglich zugedachten Summe, war aber nicht mehr an die Einrichtung der ursprünglich geforderten Institutionen gebunden.

Ende der 1860er Jahre forderte der Abgeordnete Schubert in der zweiten Kammer der sächsischen Ständeversammlung die Errichtung eines Lehrstuhls.

10 Diskussion der Ergebnisse

Obwohl sich die Kammer und die Regierung bereits wohlwollend geäußert hatten, kam der „Deutsche Zentralverein homöopathischer Ärzte" einem endgültigen Beschluß zuvor und errichtete einen „Privatlehrstuhl" an der Leipziger homöopathischen Poliklinik, der mit dem homöopathischen Arzt Carl Heinigke (1832-1889) besetzt wurde. Nachdem Heinigke aber schon bald wieder an einem anderen Krankenhaus gearbeitet hatte, war er 1870 erneut im Gespräch für die Besetzung eines Lehrstuhls für Homöopathie an der Universität Würzburg. Allerdings lehnten sowohl die medizinische Fakultät als auch der bayrische Landtag die Einrichtung eines entsprechenden Lehrstuhls ab. Eine entsprechende Bewerbung an der Universität Leipzig blieb ebenfalls erfolglos.

In Österreich stellten die homöopathischen Ärzte Wilhelm Fleischmann (1801-1868) und Franz Wurmb (1805-1864) bereits 1841 Anträge für außerordentliche Professuren an der Universität Wien. Nach anfänglicher Ablehnung durch die medizinische Fakultät, die mehrere Gutachten erstellen ließ, konnte Fleischmann 1851 Dozent an der Universität Wien werden. Wurmb mußte sich mit Privatvorlesungen in einem homöopathischen Krankenhaus in Wien begnügen. Erst nach Jahrzehnten sollte es in Österreich zu erneuten Lehrstuhlforderungen kommen. Nach dem Ende der Dozentur Fleischmanns 1868 und dem Rückgang der Zahl der homöopathischen Ärzte sah sich der homöopathische Arzt Georg Schmid (1802-1882) im Jahre 1873 veranlaßt, einen neuen Antrag zur Errichtung eines Lehrstuhls in Form einer Denkschrift zu verfassen. Ebenso wie der anschließende Versuch des „Vereins homöopathischer Aerzte Oesterreichs", der einen entsprechenden Antrag an das Parlament eingab, scheiterte der erneute Anlauf Ludwig Ernsts 1890, mittels der Herausgabe einer Schrift die Schaffung eines Lehrstuhls für Homöopathie zu erreichen.

Interessanterweise gab es aber auch unter den homöopathischen Ärzten Stimmen, die eine Einführung der Homöopathie an staatlichen Universitäten sehr kritisch sahen. Arnold Lorbacher (1818-1899) blickte in einem Zeitungsartikel von 1879 auf die bisherigen Versuche in Budapest, Prag und München zurück, sah aber in der Einführung von Vorlesungen an den Universitäten letztlich keinen Nutzen für die Förderung und Ausbreitung der Homöopathie. Lorbacher favorisierte die Situation in Amerika, wo zahlreiche selbständige und unabhängige Colleges existierten. In eine ähnliche Richtung wies der Vorschlag Jakob Kafkas (1809-1893), der ein gutes Jahrzehnt später den Vorschlag zur Errichtung einer „Freien homöopathischen Fakultät" machte. Kafka sah den Ausweg zur Erhaltung der homöopathischen Lehre nur in einer Loslösung von universitären Strukturen. Sowohl Lorbacher als auch Kafka erhielten aber kaum Resonanz auf ihre Vorschläge. In den späteren Diskussionen über die Einrichtung einer Dozentur in Berlin in den 1920er Jahren wies Friedrich Gisevius, Vertreter des „Berliner Vereins homöopathischer Ärzte", die Forderung nach einem Lehrstuhl als unwichtig zurück.

Versuche zur Institutionalisierung der Homöopathie 10.2

- Besonders um die Jahrhundertwende kam es zu zahlreichen Diskussionen in deutschen Parlamenten. Das preußische Abgeordnetenhaus, der bayrische, württembergische und badische und später auch der sächsische Landtag wurden Schauplätze der Auseinandersetzungen um Lehrstühle für Homöopathie. Die Forderungen sowohl einzelner Abgeordneter als auch ganzer Vereine, wie beispielsweise des Laienvereins „Hahnemannia" in Württemberg, nach Lehrstühlen und Lehraufträgen wurden in der Regel in der Form eines Antrages oder einer Petition an den Landtag eingereicht, worüber die Abgeordneten anschließend debattierten und ihre Empfehlung an die Regierung abgaben.

  Die erste derartige Diskussion fand bereits 1872 in Württemberg statt, nachdem der Laienverein „Hahnemannia" einen Antrag zur Errichtung eines Lehrstuhls an die Abgeordnetenkammer des Landtags eingereicht hatte. In späteren Anträgen in den Jahren 1888 und 1901 ging die „Hahnemannia" von ihrer ursprünglichen Forderung ab und verlangte lediglich die Einführung eines Lehrauftrags an der Universität Tübingen. In beiden Fällen gab es eine längere Debatte im Landtag, bei der sich zahlreiche Abgeordnete für die Homöopathie einsetzten. Trotz entsprechender Beschlüsse des Landtags zur Berücksichtigung der Anträge wurde die Einrichtung von Vorlesungen von der medizinischen Fakultät, die ein negatives Gutachten abgegeben hatte, und vom Senat der Universität Tübingen blockiert. In einer weiteren Sitzung der württembergischen Abgeordnetenkammer im Jahre 1907 kam die Lehrstuhlfrage erneut auf, hatte aber keine weiteren Konsequenzen.

  Im preußischen Landtag wurde in beiden Kammern über Lehrstühle diskutiert. Im preußischen Herrenhaus, der ersten Kammer des Parlaments, wurde 1891 durch Freiherr von Durant die Frage nach der Notwendigkeit eines homöopathischen Lehrstuhls aufgeworfen, wurde aber nach kurzer Diskussion nicht weiter berücksichtigt. Erst 1897 kam es zu aussichtsreicheren Debatten. Der Abgeordnete Hans Heinrich Fürst von Pleß (1833-1907) forderte einen Lehrstuhl für Homöopathie und einen zweiten für Naturheilkunde. Mehrere Abgeordnete, darunter Friedrich Althoff (1839-1908), Ernst von Werdeck (1849-1905) und Rudolf Virchow (1821-1902), stellten ihre Standpunkte dar. Nach einem vernichtenden Urteil Virchows wurde im Abgeordnetenhaus nicht mehr über das Thema Homöopathie diskutiert.

  Im sächsischen Landtag wurde 1902 durch den Abgeordneten Enke ein Antrag gestellt, der auf die Einführung homöopathischen Unterrichts an der Universität Leipzig abzielte. Diese Initiative scheiterte letzten Endes am Widerstand der medizinischen Fakultät.

  Im bayrischen Landtag gab es ähnliche Vorgänge wie in Württemberg und Preußen. Nachdem die Universität München bereits 1896 im Auftrage des bayrischen Kultusministers ein Gutachten zur Einführung von Lehrstühlen erstellt hatte, in dem keine Notwendigkeit für einen Lehrstuhl gesehen worden war, stellte der Abgeordnete Landmann kurz nach der Jahrhundertwende einen entsprechenden Antrag in der zweiten Kammer des Landtags.

10 Diskussion der Ergebnisse

Mehrere Abgeordnete waren für eine Einführung der Homöopathie an der Universität, worauf der Landtag beschloß, erneut die medizinische Fakultät der Universität München um Rat zu fragen. Im Auftrag der Fakultät erstellte Hugo von Ziemssen (1829-1902), Professor für innere Medizin, ein Gutachten, das wiederum homöopathischen Unterricht an der Universität ablehnte. Landmann gab aber nicht auf, sondern wiederholte schon 1902 seinen Antrag im Landtag. Der Kultusminister berief sich auf die negativen Gutachten des Münchner Psychiatrieprofessors Hubert von Grashey (1839-1914) und der medizinischen Fakultäten in Würzburg und Erlangen und sprach sich gegen einen Lehrstuhl aus. Dennoch wurde auf Druck einiger Abgeordneter der Antrag schließlich angenommen und der Regierung zur Berücksichtigung empfohlen. Auch die erste Kammer des Landtags stimmte für den Antrag. Erst 1904 erklärte der neue Kultusminister den Antrag für endgültig abgelehnt.

Den Versuch einer wissenschaftlichen Auseinandersetzung über die Notwendigkeit von Lehrstühlen für Homöopathie machten Oscar Schwartz (1823-1916), Hans Wapler (1866-1951) und andere 1896 parallel zu den Landtagsdebatten in verschiedenen Fachzeitschriften.

- Im 19. und zu Beginn des 20. Jahrhunderts wurde im Zuge der Diskussion um das Kurpfuschertum auch die Homöopathie angegriffen. In verschiedenen Parlamentsdebatten war bereits gelegentlich das Argument zu vernehmen, die Homöopathie sei der Kurpfuscherei gleichzusetzen und somit obsolet. Eine besondere Rolle in Zusammenhang mit einer Diskussion über einen Lehrstuhl spielte diese Argumentation im Jahre 1903, als ein deutscher homöopathischer Arzt für einen Lehrstuhl für Homöopathie an der Universität Leiden gesucht werden sollte. Ernst Mende, der für die Besetzung des Lehrstuhls im Gespräch war, wurde vom Herausgeber der „Münchner Medizinischen Wochenschrift" Hugo Spatz (1888-1969) öffentlich als Kurpfuscher bezeichnet. Darauf klagte Mende vor Gericht und gewann den Prozeß. Spatz wurde zu einer Geldstrafe verurteilt.

- Im ersten Drittel des 20. Jahrhunderts traten Bemühungen verschiedener Laienorganisationen stärker in den Vordergrund. Mit dem Aufschwung der naturwissenschaftlichen Medizin entstanden mit der Zeit Gegenbewegungen, die sich unter anderem im Zusammenschluß medizinischer Laien in Vereinen äußerten. Diese Laienvereine waren mit teilweise sehr großen Mitgliederzahlen gewissermaßen eine Stimme des Volkes in „alternativmedizinischen" Angelegenheiten. Nicht nur homöopathische, sondern auch Vereine naturheilkundlicher Prägung stellten nun Forderungen nach Lehrstühlen oder Vorlesungen für Homöopathie an deutschen Universitäten auf.
  Von den Aktivitäten der württembergischen Laienorganisation „Hahnemannia" wurde bereits berichtet. Die „Vereine für Homöopathie im Großherzogtum Baden" forderten 1900 in einer Petition die Errichtung von

Lehrstühlen für Homöopathie an den badischen Universitäten Freiburg und Heidelberg. Nachdem die medizinische Fakultät der Universität Freiburg ein Gutachten erstellt hatte, das die Einrichtung von Vorlesungen ablehnte, wurde der Antrag nach einer Debatte der zweiten Kammer des badischen Landtags abgelehnt.

Der Sekretär der „Hahnemannia", August Zöppritz (?-1926), wandte sich 1912 an das württembergische Ministerium des Kirchen- und Schulwesens. Neben weiteren Punkten forderte er einen Unterricht in Homöopathie an der Universität Tübingen. Das Ministerium befragte nacheinander die medizinische Fakultät und das Königliche Württembergische Medizinalkollegium, welche sich einstimmig gegen den Antrag aussprachen. Über eine anschließende Debatte im württembergischen Abgeordnetenhaus über die Forderungen von Zöppritz informierte das Ministerium das akademische Rektoramt der Universität. Das Rektoramt bat den Pharmakologieprofessor Carl Jacobj (1857-1944) um gutachterliche Äußerung, worauf dieser einen längeren, gegen die Homöopathie gerichteten Bericht verfaßte.

Parallel dazu gab es nach einem Antrag des „Landesvereins für Homöopathie im Königreich Sachsen" zur Einführung von Vorlesungen über Homöopathie an der Universität Leipzig Diskussionen im sächsischen Landtag. Diskussionsgrundlage bot wiederum ein Gutachten der medizinischen Fakultät, das gegen die Einführung von homöopathischen Vorlesungen argumentierte. Der homöopathische Arzt Hans Wapler (1866-1951), der schriftlich gegen das Gutachten protestierte und einen längeren Briefwechsel führte, konnte nichts an der ablehnenden Haltung der Fakultät ändern.

Zu Beginn der Weimarer Republik gab es erneut Bestrebungen, Strömungen wie Naturheilkunde und Homöopathie an den medizinischen Fakultäten einzuführen. Der preußische Kultusminister Konrad Haenisch (1876-1925) unterstützte derartige Bestrebungen, hatte aber die Universitäten gegen sich. Der „Arbeitsausschuß deutscher Vereine für Lebenserneuerung" forderte unter anderem die „Errichtung von Lehrstühlen an den Universitäten für Heilverfahren auf biologischer Grundlage (besonders Homöopathie und Naturheilkunde)", und wenig später richtete die „Deutsche homöopathische Liga" eine Petition ähnlichen Inhalts an die Nationalversammlung, die Verfassunggebende Preußische Landesversammlung und die zuständigen preußischen Ministerien. Alle Bemühungen blieben aber vorerst erfolglos.

- Auf Anregung des Berliner Chirurgen August Bier (1861-1949), der mit der Homöopathie durch Hugo Schulz (1853-1932) in Greifswald in Kontakt gekommen war, entstand eine lebhafte, vor allem in medizinischen Kreisen intensiv geführte Diskussion über die Homöopathie. In dieser Zeit, Ende 1925, brachte der „Deutsche Zentralverein homöopathischer Ärzte" einen Antrag in den preußischen Landtag ein, der die Einrichtung von Lehraufträgen für Homöopathie verlangte. Unter der Fürsprache des Abgeordneten und Lebensreformers Martin Faßbender (1856-1943) nahm der Landtag den Antrag an, erntete aber heftige Kritik von den Universitätsprofessoren. Dennoch konnte schließlich im März 1928 vom preußischen Minister für Wissenschaft, Kunst und Volksbildung offiziell ein Lehrauftrag für Homöopathie an der Berliner Friedrich-Wilhelm-Universität vergeben werden, den der homöopathische Arzt Ernst Bastanier (1870-1953) erhielt. Bastanier behielt seinen Lehrauftrag bis zu seinem Rücktritt 1938. Der Versuch, weitere Lehraufträge an anderen preußischen Universitäten zu vergeben, hatte zwar die Billigung des preußischen Landtags, scheiterte jedoch am Widerstand der medizinischen Fakultäten. Auch ein entsprechender Versuch an der Universität Frankfurt/Main scheiterte.

- Nach der Machtübernahme durch die Nationalsozialisten schien sich die Situation der Homöopathie zu verbessern. Im Rahmen der „Neuen Deutschen Heilkunde" sollten Volks-, Naturheilkunde und Homöopathie besonders gefördert werden. So wurde zusätzlich zum bereits bestehenden Lehrauftrag Bastaniers 1938 ein Lehrauftrag für Homöopathie an der Universität Heidelberg vergeben, den der homöopathische Arzt Hermann Schlüter (1903-?) erhielt. In Leipzig wurde Heinz Schoeler (1905-1973) mit einem Lehrauftrag betraut, weitere Lehraufträge gab es kurzzeitig in Freiburg, Erlangen, München und Tübingen. Bastanier wurde 1939 – zugleich mit dem damaligen Vorsitzenden des „Deutschen Zentralvereins homöopathischer Ärzte" Hanns Rabe (1890-1959) – der Professorentitel verliehen, und drei Jahre später wurde der Leiter des Robert-Bosch-Krankenhauses in Stuttgart Alfons Stiegele (1871-1956) offiziell zum Professor ernannt. Zu der von vielen erhofften Gründung eines Lehrstuhls für Homöopathie kam es allerdings nicht.

Aus dem bisher Gesagten geht hervor, daß verschiedene Personen und Gruppen eine Etablierung der Homöopathie an den Universitäten befürworteten. Die häufigsten Antragsteller waren naturgemäß die homöopathischen Ärzte. Es gab sowohl Bemühungen einzelner homöopathischer Ärzte, sich selbst an einer Universität zu habilitieren und homöopathische Vorlesungen zu halten, als auch solche, die auf eine allgemeine Einführung der Homöopathie abzielten. Abgeordnete in verschiedenen Landtagen waren eine zweite wichtige Gruppe nicht nur unter den Antragstellern, sondern ganz allgemein die Förderung der Homöopathie betreffend. Vor allem im württembergischen und badischen Landtag, aber auch in anderen Parlamenten gab es zahlreiche Fürsprecher der Homöopathie, da viele Politiker entweder selbst zu homöopathischen Ärzten gingen oder durch die stärkere Verbreitung der Homöopathie in der Bevölkerung und durch die Organisation der Patienten in Laienvereinen einen Anlaß zur Förderung der Heilmethode sahen.

Homöopathische Ärztevereine stellten nur in wenigen Fällen Anträge zur Errichtung von Lehrstühlen. Der „Ungarische Verein homöopathischer Ärzte" erreichte Ende der 1860er Jahre die Schaffung zweier Professuren in Budapest, der „Verein homöopathischer Aerzte Oesterreichs" stellte in den 1870er Jahren einen später aber erfolglos gebliebenen Antrag, und der Antrag des „Deutschen Zentralvereins homöopathischer Ärzte" 1925 hatte schließlich die Einrichtung eines Lehrauftrages an der Berliner Universität zufolge. Laienvereine waren in dieser Hinsicht engagierter, zugleich aber auch erfolgloser. Weder die häufigen Anträge des württembergischen Vereins „Hahnemannia" noch die zahlreicher weiterer Laienvereine in den anderen Ländern konnten eine Einführung der Homöopathie an den Universitäten bewirken. Die testamentarische Verfügung des Kaufmannes Däumel blieb ein Einzelfall.

Die Forderungen der Antragsteller, ob Einzelpersonen oder Vereine, zielten in der Regel auf die Einrichtung eines echten Lehrstuhls für Homöopathie, gelegentlich auch auf die Schaffung einer Dozentur ab. Besonders nach der Jahrhundertwende schienen die Ansprüche zu sinken, so daß meist nur noch die Einführung von „Vorlesungen" oder „Unterricht in Homöopathie" verlangt wurde. Die Anträge der Laienvereine waren häufig gekoppelt mit weiteren Forderungen, wie beispielsweise die Klärung der Frage der Dispensierfreiheit oder die Einrichtung homöopathischer Krankenhäuser. Wenn in den Anträgen die Einführung der Homöopathie an konkreten Universitäten gefordert wurde, war in der Regel von den größeren Landesuniversitäten die Rede, also München, Leipzig, Berlin, Tübingen, Gießen, Wien, Budapest oder Prag. Vermutlich hielt man es für wahrscheinlicher, daß in großen Städten, wo mehr homöopathische Ärzte praktizierten als in ländlichen Gebieten, Lehrstühle eingerichtet werden könnten.

Die verschiedenen Anträge wurden meist in Form von Petitionen sowohl von Außenstehenden als auch von Abgeordneten an das Parlament des jeweiligen Landes eingereicht, das die weitere Überprüfung übernahm und über den Antrag debattierte. Gelegentlich wurden aber auch direkt eine medizinische Fakultät, das zuständige Ministerium, in einem Fall sogar der preußische König persönlich, angesprochen. In Einzelfällen wurden Sendschreiben verfaßt, die von einem Verlag veröffentlicht wurden und dadurch allgemeine Verbreitung finden sollten.

10.3 Zur Argumentation

Im folgenden wird der Versuch unternommen, die Hauptlinien der Argumentation zwischen Gegnern und Befürwortern der Homöopathie aufzuzeigen, wie sie während der zahlreichen Diskussionen um die Einführung von Lehrstühlen, Dozenturen oder Vorlesungen immer wieder verwendet wurden. Die Argumente sind bezüglich der verschiedenen zeitlichen Phasen relativ unspezifisch. Es zeigte sich auch kein bedeutender Unterschied zwischen den von Laien und Ärzten verwendeten Argumenten. Vielmehr kamen während des gesamten untersuchten Zeitraums immer wieder dieselben Themen vor.

Lediglich in einigen Fakultätsgutachten und in wenigen Artikeln medizinischer Zeitschriften wurde der Versuch unternommen, mit eingehenderen Untersuchungen die Theorie der Homöopathie zu untersuchen und zu kritisieren. In der Regel blieb man aber auch in medizinischen Kreisen bei relativ oberflächlichen Argumenten. Nur wenige Hochschulmediziner machten den Versuch, die Homöopathie in der Praxis zu erproben, wie beispielsweise August Bier, der einen „guten Kern" in der Homöopathie entdeckt zu haben glaubte.

- Eines der häufigsten Argumente der Befürworter der Homöopathie war die „große Verbreitung" und „Beliebtheit" ihrer Heilmethode in der Bevölkerung und unter Ärzten. Dabei wurde manchmal stark übertrieben, wenn beispielsweise die Zahl der Patienten auf „Millionen" geschätzt wurde. Die Homöopathie diene dem „Wohl der Bürger" und der „leidenden Menschheit". Die Gegner sahen dagegen eine Gefährdung der Patienten, wenn beispielsweise „lebensrettende Maßnahmen verzögert" würden.
- Besonders in den Landtagsdebatten wurde die „Wohlfeilheit" und „soziale Verträglichkeit" der Homöopathie gepriesen. Die billigen Arzneimittel seien auch für „den kleinen Mann" erschwinglich. Außerdem hätten die Bürger als „Steuerzahler ein Recht" auf Förderung der Homöopathie. Gegner der Homöopathie sahen reine „Geldverschwendung" in einer Einführung homöopathischer Lehrveranstaltungen und argumentierten, viele Ärzte wendeten nur homöopathische Mittel an, weil sie aus dieser Behandlung finanzielle Vorteile zögen.
- Die Situation in den USA war ein weiteres Standardargument in vielen Diskussionen und nahm häufig einen größeren Raum ein. Die große Zahl der homöopathischen Ärzte, Krankenhäuser und Colleges in Amerika sei ein Indiz für die Bedeutung der Homöopathie.
- Seit den Erfahrungen der homöopathischen Ärzte während der Choleraepidemien in den 1830er Jahren wurden häufig Statistiken ins Feld geführt, die einen Vorteil der homöopathischen Behandlung zeigen würden, beispielsweise über die Behandlungen im homöopathischen Krankenhaus in Wien oder in englischen Krankenhäusern. Gegner erklärten die Statistiken für schlecht und nicht beweiskräftig.
- Sehr häufig wurde in den Diskussionen eine „freie Entwicklung" der Homöopathie, die „Freiheit der Wissenschaft" und ein „freier Wettbewerb" ohne Monopolisierung des medizinischen Systems gefordert. Der Homöopathie solle endlich „Gerechtigkeit" widerfahren, in dem sie von den Universitäten berücksichtigt werde. Sie müsse endlich aus ihrer „Aschenbrödellage" befreit werden. Die Universitäten freilich sahen sich einem System gegenüber, das „nicht dem wissenschaftlichen Denken entspreche" und „unwissenschaftlich" sei. Die Homöopathie sei ein Beispiel „absoluter wissenschaftlicher Unfruchtbarkeit". Virchow sprach bereits von einer drohenden „wissenschaftlichen Dekadenz". Häufige Kritikpunkte waren die „unerhörten Verdünnungen" der homöopathischen Arzneimittel und der „Dogmatismus" in der homöopathischen Lehre. Die Regel „similia similibus curentur" sei eine „rein willkürliche" Annahme.

- Seit den Diskussionen um ein Kurpfuschergesetz wurden auch Anhänger der Homöopathie als „Kurpfuscher" oder „Quacksalber" dargestellt. Gerichtliche Folgen hatte dies im Fall Spatz, der wegen einer entsprechenden Äußerung in der „Münchner Medizinischen Wochenschrift" zu einer Geldstrafe verurteilt worden war.
- Die Homöopathie wurde besonders von Vertretern der Universitäten als „systematisch entwickeltes Mißverständnis", „Irrlehre", „schädliche Bewegung", „subjektiver Irrtum", „Opfer autistischer Denkweise" oder „Sekte" bezeichnet und mit „Religion", „Glauben" oder „Aberglauben" gleichgesetzt. Vielfach wurde befürchtet, die Einführung der Homöopathie an der Universität schädige dem „Ansehen der Wissenschaft" und „stigmatisiere" die Universität. Die Universitäten wehrten sich gegen ein „Eindringen pseudomedizinischen Sektenwesens in den Lehrkörper" und sahen einen unberechtigten „Eingriff in die Rechte der Fakultät".
- Gegner der Homöopathie argumentierten, die Homöopathie sei lediglich eine „bestimmte Richtung" innerhalb der Medizin. Immer wieder wurde in diesem Zusammenhang polemisch angemerkt, es müßten bei einer Einführung eines Lehrstuhls für Homöopathie an der Universität auch Lehrstühle für „Hydropathie", „Massage", den „Lehmpastor", für besondere Richtungen in der Theologie und Philosophie, für „Darwinismus" oder „Sozialismus" usw. eingeführt werden.
- Vielfach wurde argumentiert, die Homöopathie werde in Vorlesungen über „Geschichte der Medizin" ausreichend berücksichtigt. Man dürfe die Studenten zudem nicht „konfus" machen, die Homöopathie sei eine „unnötige Belastung" im Lehrplan, sei ein „gefährliches Experiment" und „störe nur". Es herrsche völlige Unvereinbarkeit zwischen Homöopathie und „Allopathie", ähnlich wie zwischen „Christentum und Brahmanismus" usw.

10.4 Gründe für die gescheiterte Institutionalisierung

Woran scheiterten die zahlreichen Versuche, obwohl die Homöopathie doch durch zahlreiche Vereine, Fürsprecher in den Regierungen und nicht zuletzt von vielen Patienten befürwortet zu werden schien? Man darf nicht übersehen, daß die Homöopathie zu keiner Zeit mehr Vertreter als die Hochschulmedizin hatte, übrigens auch nicht in den USA. Es handelte sich immer um eine medizinische Randgruppe, welche mit allen Problemen zu kämpfen hatte, die einer solchen Minorität zu eigen sind. Die Lobbies der homöopathischen Ärzte waren klein, und insgesamt wurde die naturwissenschaftliche Medizin von der Gesellschaft immer favorisiert. Dazu kommt, daß die Homöopathie bereits seit den Auseinandersetzungen Hahnemanns mit den Leipziger „Halbhomöopathen" von immerwährenden internen Kontroversen geprägt war. Der Repräsentanz einer wenig etablierten Heilmethode war dies gewiß nicht förderlich. Es liegt nahe, diese Inhomogenitäten in der homöopathischen Lehre für den Mißerfolg an den Universitäten verantwortlich zu machen. Die später sogenannte „naturwissen-

10 Diskussion der Ergebnisse

schaftlich-kritische Richtung" der Homöopathie, die – vereinfacht gesagt – durch die Vermischung naturwissenschaftlicher Ansätze mit homöopathischem Gedankengut einen neuen Weg in der Medizin gehen wollte, wurde vor allem in Deutschland seit der zweiten Hälfte des 19. Jahrhunderts stärker. Die Lehrstuhlinhaber der Budapester Lehrstühle, Hausmann und Bakody, und auch die homöopathischen Ärzte um den Berliner Dozenten Bastanier, allen voran Wapler, tendierten in diese Richtung. Zudem war zu beobachten, daß alle Dozenten für Homöopathie und außerdem Professor Hausmann, der mit ganz eigenen Ansichten in eine bestimmte philosophische Richtung abdriftete, sehr wenig veröffentlichten und selbst in homöopathischen Kreisen wenig Beachtung fanden. Altschul, der eine eigene Zeitschrift herausgab, und Bakody, der einige Schriften veröffentlichte, bilden hier eine gewisse Ausnahme. Insgesamt wurde inhaltlich also wenig Neues geboten. Ganz im Gegensatz zu den homöopathischen Lehrern an vielen amerikanischen Colleges, die ganz andere Lehrbedingungen vorfanden, trugen die wenigen Universitätslehrer nichts Bedeutendes zur Weiterentwicklung der Homöopathie bei.

Für die meisten Vorgänge im 19. Jahrhundert ist nicht exakt festzustellen, welche Instanz letztendlich für die Ablehnung eines Antrages für einen Lehrstuhl entscheidend war. Lediglich für die Debatten in der Frankfurter Nationalversammlung 1848 läßt sich eine eindeutige Ablehnung des Antrags durch das Parlament nachweisen. Die Universitäten spielten eine wichtige Rolle bei der Entscheidung über das Ansuchen Bickings um eine Dozentur in Berlin und bei den Diskussionen zwischen 1869 und 1873 um einen Lehrstuhl an der Universität Leipzig. Die übrigen Bemühungen zur Institutionalisierung der Homöopathie, die vornehmlich durch Diskussionen in politischen Gremien geprägt waren, scheiterten wahrscheinlich ebenso entweder am Widerstand der Universitäten oder der Regierungen.

Im 20. Jahrhundert nahmen die verschiedenen Petitionen, so unterschiedlich sie waren, allesamt einen ähnlichen Weg durch die Instanzen. Wenn ein Antrag im Landtag nicht bereits von vornherein abgelehnt worden war, wurde die zuständige Universität angesprochen. In mehreren Fällen äußerten sich der Senat und die medizinische Fakultät nicht nur in einer kurzen Stellungnahme, sondern es wurde ein Universitätsprofessor mit der Erstellung eines Gutachtens betraut. Die Grundaussage der Gutachten, ob sie von der Universität Tübingen, Leipzig oder Freiburg kamen, war dieselbe: nach einer groben Abhandlung der Theorien Samuel Hahnemanns wurde die Homöopathie als veraltet und im Vergleich zur Hochschulmedizin als unzulänglich dargestellt. Konsequenterweise wurde die Schaffung eines Lehrstuhls immer abgelehnt. Die politischen Institutionen hielten sich in aller Regel an die Urteile der Universitäten, deren Professoren als Sachverständige fungierten. Dennoch schienen die in den Landtagsdiskussionen zur Argumentation eingebrachten Gutachten weniger die Abgeordneten zu beeindrucken als die zuständigen Minister und Regierungen, welche mit ihren Meinungen meist den Ausschlag zur Ablehnung der Anträge gaben.

11 Zusammenfassung

Diese Arbeit stellt den erstmaligen Versuch dar, eine zusammenhängende Darstellung aller Vorgänge zu geben, die auf eine Etablierung der Homöopathie an deutschsprachigen Universitäten abzielten. Als Quellen der vorliegenden Arbeit dienten in erster Linie schulmedizinische und homöopathische Zeitschriften und Dokumente aus Universitätsarchiven. In die Arbeit einbezogen wurden alle Vorgänge im deutschsprachigen Raum einschließlich der im 19. Jahrhundert teilweise deutschsprachigen Länder Böhmen und Ungarn.

Samuel Hahnemann (1755-1843) habilitierte sich 1812 an der Universität Leipzig und wurde damit der erste offizielle Dozent für Homöopathie an einer Universität. Durch sein eigenwilliges Auftreten und Differenzen mit seinen Kollegen wandte er sich allerdings bereits wenige Jahre später wieder von der Universität ab.

Insgesamt gab es lediglich zwei Lehrstühle für Homöopathie. Franz Hausmann (1811-1876) und Theodor von Bakody (1825-1911) erhielten in den 1870er Jahren außerordentliche Professuren an der Universität Budapest. Keiner der Lehrstühle wurde nach dem Tode des jeweiligen Lehrstuhlinhabers neu besetzt. Daneben gab es mehrere ordentliche Professoren anderer medizinischer Fächer, die die Homöopathie berücksichtigten. Insbesondere der Berliner Chirurg August Bier (1861-1949) erregte großes Aufsehen und beeinflußte indirekt die Einrichtung eines Lehrauftrags für Homöopathie an der Berliner Universität, der 1928 mit dem homöopathischen Arzt Ernst Bastanier (1870-1953) besetzt werden konnte. Bastanier behielt seine Stellung bis 1938 und wurde ein Jahr später von den Nationalsozialisten mit dem Professorentitel bedacht. Erster Honorarprofessor für Homöopathie wurde Joseph Benedikt Buchner (1813-1879), der zwischen 1853 und 1879 an der Universität München Homöopathie lehrte. Die Dozenturen für Homöopathie waren zahlreicher: in der Nachfolge Hahnemanns hatten mehrere homöopathische Ärzte kurzzeitig Dozenturen an der Universität Leipzig inne. Auch an den Universitäten in München, Erlangen, Wien und Prag gab es Dozenten für Homöopathie. Über den Inhalt der Lehrveranstaltungen ist nur sehr wenig bekannt. Abgesehen von diesen wenigen, zumindest im Ansatz erfolgreichen Versuchen einer Etablierung der Homöopathie an verschiedenen Universitäten waren die Professoren und Dozenten meist wenig erfolgreich. Die Lehrstühle und Dozenturen für Homöopathie blieben auf einzelne Universitäten beschränkt und wurden bald wieder aufgegeben. Eine wirkliche Institutionalisierung mit einer Aufnahme der Homöopathie als eigenständiges Fach in den Fächerkanon und einer Ausbreitung auf die restlichen medizinischen Fakultäten fand nie statt. Ein Vergleich mit der Situation in den USA ergab, daß sich die Homöopathie im Gegensatz zum deutschen Sprachraum durch die zahlreichen Gründungen privater Lehranstalten zu Anfang schnell etablieren konnte. Die homöopathischen Ärzte konnten sich zudem in einer professionelleren Weise als ihre Kollegen in Europa in medizinischen Schulen und Krankenhäusern organisieren. Anhand der Vorgänge an den Universitäten Michigan

11 Zusammenfassung

und San Francisco wurde aber gleichzeitig gezeigt, daß die Versuche einer Institutionalisierung der Homöopathie an staatlichen Universitäten auf ähnliche Probleme wie in Europa stießen. In England dagegen wurden überhaupt kaum Versuche unternommen, die Homöopathie an den Universitäten zu etablieren.

Einen weiteren Schwerpunkt dieser Arbeit bilden die zahlreichen, erfolglos gebliebenen Bestrebungen verschiedener Personen und Gruppen zur Institutionalisierung der Homöopathie an den Universitäten. Im 19. Jahrhundert gab es sehr unterschiedliche Ansätze, die von einem Antrag eines Abgeordneten im badischen Landtag über Petitionen einzelner Ärzte bis hin zu umfangreicheren Druckschriften reichten. Vor allem um die Zeit der Jahrhundertwende konzentriert gab es zahlreiche Debatten in deutschen Parlamenten, in denen die Errichtung von Lehrstühlen oder Dozenturen diskutiert wurde. Schauplätze der Auseinandersetzungen waren unter anderem das preußische Abgeordnetenhaus, der württembergische und der bayrische Landtag, später auch der badische und der sächsische Landtag. In Württemberg war es der homöopathische Laienverein „Hahnemannia", der zahlreiche Anträge an den Landtag zur Einführung von homöopathischem Unterricht stellte. In Preußen und Bayern waren die Antragsteller einzelne Abgeordnete in den Landtagen. Aus den Diskussionen und anschließenden Abstimmungen wird deutlich, daß zahlreiche weitere Abgeordnete der Homöopathie gewogen waren.

Im 19. und zu Beginn des 20. Jahrhunderts war im Zuge der Diskussion um das Kurpfuschertum auch die Homöopathie betroffen. Eine besondere Rolle spielte die Thematik im Prozeß gegen den damaligen Herausgeber der „Münchner Medizinischen Wochenschrift".

Im ersten Drittel des 20. Jahrhunderts traten die Bemühungen verschiedener Laienorganisationen in den Vordergrund. Homöopathische und naturheilkundliche Laienvereine in Baden, Sachsen, Württemberg und Preußen stellten erneut Forderungen nach einer Einführung der Homöopathie an den Universitäten auf. Die Anträge der Laienvereine scheiterten an den jeweiligen Gutachten der medizinischen Fakultäten, die sich vehement gegen eine Institutionalisierung der Homöopathie wehrten.

Es zeigte sich kein bedeutender Unterschied zwischen den von Laien und Ärzten verwendeten Argumenten, die in den verschiedenen Diskussionen zur Sprache kamen. Während des gesamten untersuchten Zeitraums wiederholten sich immer wieder dieselben Themen, wie beispielsweise die große Verbreitung und Beliebtheit der Homöopathie, die soziale Verträglichkeit, die Situation in den USA, verschiedene Statistiken, die Forderung nach „Freiheit der Wissenschaft", der Vorwurf der Unwissenschaftlichkeit, des Dogmatismus, des Aberglaubens oder der Kurpfuscherei, die Homöopathie sei lediglich eine bestimmte Richtung in der Medizin und bedürfe daher keines Lehrstuhls usw.

Die gescheiterte Institutionalisierung der Homöopathie hat viele Gründe. Als medizinische Randgruppe hatten die Vertreter der Homöopathie eine nur kleine Lobby. In der Gesellschaft war die Akzeptanz der naturwissenschaftlichen Medizin immer höher als die der Homöopathie. Außerdem war die Geschichte der Homöopathie geprägt von inneren Auseinandersetzungen zwischen verschiedenen Richtungen. Für die meisten Vorgänge im 19. Jahrhundert ist nicht exakt festzustellen, welche Instanz letztendlich für die Ablehnung eines Antrages auf einen Lehrstuhl verantwortlich war. Im 20. Jahrhundert waren zumeist die Proteste der medizinischen Fakultäten der Universitäten für ein Scheitern der Anträge verantwortlich. Die politischen Institutionen hielten sich in der Regel an die Urteile der Universitäten. Lediglich die Landtagsabgeordneten in mehreren Ländern schienen eine Etablierung der Homöopathie zu befürworten.

12 Anhang

12.1 Kurzbiographien erwähnter Ärzte und Politiker

In dieses Verzeichnis wurden Lehrstuhlinhaber, Dozenten, Politiker, Diskussionsteilnehmer und Autoren bedeutender Artikel aufgenommen, sofern genauere Lebensdaten auffindbar waren. Bei Literaturangaben aus alphabetisch geordneten Nachschlagewerken, wie beispielsweise Fischer (1962), Hirsch (1962), dtv-Brockhaus-Lexikon (1988) oder Eckart u. Gradmann (1995), und aus biographischen Arbeiten wurde auf die Angabe der Seitenzahlen verzichtet. Zum Auffinden von Nekrologen war gelegentlich die Übersicht von Haehl (1931) hilfreich, außerdem der Registerband zur „Allgemeinen Homöopathischen Zeitung" (Heits [1981], S. 629ff).

Abderhalden, Emil[879]
Emil Abderhalden (1877-1950) war ab 1908 Professor für Physiologie an der tierärztlichen Hochschule in Berlin, von 1911 bis 1945 ordentlicher Professor für physiologische Chemie und Physiologie in Halle, von 1946 bis 1947 in Zürich. Er war Vorsitzender des Ausschusses für Bevölkerungspolitik vor der Verfassunggebenden Preußischen Landesversammlung. Als Präsident der Deutschen Akademie der Naturforscher Leopoldina in Halle von 1932 bis 1950 begrenzte er die Instrumentalisierung der Akademie durch den Nationalsozialismus. Er beschäftigte sich vor allem mit physiologischer Chemie, allgemeiner Biologie und Pathologie. Ende der 1920er Jahre setzte er sich in der Verfassunggebenden Preußischen Landesversammlung für die Errichtung eines Lehrstuhls für Homöopathie ein.

Althoff, Friedrich[880]
Friedrich Theodor Althoff (1839-1908) wurde 1871 als Beamter mit der Gründung der deutschen Universität Straßburg beauftragt. Ab 1880 war er ordentlicher Professor, ab 1882 Universitätsdezernent, ab 1897 „allmächtiger Ministerialdirektor" im preußischen Kultusministerium. In dieser Funktion war er 25 Jahre lang die führende Stimme im preußischen Hochschulwesen. Seine als „System Althoff" (Max Weber) bekannt gewordene Politik gilt als „paternalistisch-wohlwollend, bürokratisch-autoritär, aufgeklärt-autokratisch". Ihm wird eine „Witterung für das Neue und Bedeutende", ein „Mißtrauen gegen die Zunftinstinkte der Fakultäten" und gegen die Universitätsprofessoren, gleichzeitig aber auch „Sinn für Ausgleich und Gerechtigkeit gegenüber Minoritäten" nachgesagt. Althoff, der auch „Bismarck des Hochschulwesens" genannt wurde, för-

---
[879] Fischer (1962); Werner (1993), S. 204; Eckart u. Gradmann (1995)
[880] Nipperdey (1990), S. 573; Killy (1995)

derte Ausbau und Modernisierung der deutschen Universitäten mit Hilfe einer zentral gelenkten Bürokratisierung. Sein vorrangiges Ziel war, der deutschen Wissenschaft Weltgeltung zu verschaffen. Im Jahre 1897 war er an einer Debatte im preußischen Abgeordnetenhaus beteiligt, in der über die Einführung eines Lehrstuhls für Homöopathie diskutiert wurde.

Altschul, Elias[881]

Elias Altschul (1807-1865) stammte aus einer jüdischen Familie. Nach dem Besuch des Prager Piaristengymnasiums studierte er Medizin in Prag und Wien und promovierte 1832. Während er in Boskowitz/Mähren als Arzt tätig war, kam er durch die Bekanntschaft eines Militärarztes mit der Homöopathie in Kontakt. Altschul hielt erstmals 1848 einen „Vortrag über theoretische und praktische Homöopathie" an der Universität Prag, wurde 1849 Privatdozent, später „Professeur agregé" und übernahm die Leitung der homöopathischen Poliklinik in Prag. Er war Mitglied der niederländischen und der belgischen „Gesellschaft für Homöopathische Heilkunst". Altschul schrieb Bücher über Augenheilkunde, später über homöopathische Arzneimittellehre.

Bakody, Theodor von[882]

Theodor von Bakody (1825-1911) wurde in Raab/Ungarn als Sohn des homöopathischen Arztes Josef von Bakody geboren. Er studierte Philosophie und Jura in Pest und Leipzig, ab 1850 Medizin in Wien, wo er 1854 promovierte. Nachdem er die Tochter von Gustav Adolf Schréter (1803-1864), eines mit seinem Vater befreundeten Homöopathen, geheiratet hatte, zog er zu diesem nach Lemberg (ehem. Galizien, heutige Ukraine), wo Schréter ihn in die homöopathische Praxis einführte. 1861 zog Bakody nach Pest, wo er 1873 einen „Lehrstuhl für vergleichende Pathologie (Homöopathie)" erhielt. Parallel zu seiner Lehrtätigkeit leitete er eine homöopathische Abteilung in einem städtischen Krankenhaus und ein kleines Privatkrankenhaus.

Bastanier, Ernst[883]

Ernst Bastanier (1870-1953) wurde in Berlin geboren. Nach dem Studium der Medizin in Berlin war er drei Jahre lang am anatomischen und pathologisch-anatomischen Institut in Königsberg tätig. Durch die Schriften Hugo Schulz' wurde er mit der Homöopathie bekannt. Nach Unterricht in Homöopathie bei Rudolf Windelband, Victor Schwarz und Hans Wapler ließ er sich 1903 als praktischer Arzt in Berlin nieder. Er war Mitglied des preußischen Landesgesundheitsrats und der staatlichen Prüfungskommission für homöopathische Ärzte. Im Jahre 1928 erhielt Bastanier einen Lehrauftrag für Homöopathie an der Friedrich-Wilhelm-Universität in Berlin. Ein Jahr später wurde ihm in Verbindung

---

[881] Tischner (1939a), S. 770; Svatek (1993), S. 2
[882] Schmideberg (1930), S. 210ff; Tischner (1939a), S. 771f
[883] Anon. (1939); Tischner (1940); Ficker (1970); Jütte (1996b), S. 26

mit seiner Dozentenstelle zusätzlich die Leitung einer homöopathischen Universitätspoliklinik anvertraut. Bastanier war um einen Brückenschlag zwischen Hochschulmedizin und Homöopathie bemüht. Im Herbst 1938 trat er aus Altersgründen von seiner Dozentur zurück. Am 30. Januar 1939 wurde ihm für besondere Verdienste um die Homöopathie durch einen Erlaß Adolf Hitlers der Titel eines Professors verliehen. Nach kurzem Aufenthalt in Bayern während des Krieges kehrte er 1949 nach Berlin zurück, um dort wieder zu praktizieren, bis er schließlich auf Antrag des „Berliner Vereins Homöopathischer Ärzte" einen „Ehrensold" von der Stadt Berlin erhielt.

Bicking, Franz Anton[884]
Franz Anton Bicking (1809-1873), Sohn eines Arztes, studierte Medizin in Berlin. Nach dem Studium ließ er sich als Arzt in Erfurt nieder, zog 1835 nach Mühlhausen in Thüringen und kehrte 1842 nach Berlin zurück. Als homöopathischer Arzt versuchte er Ende der 1840er Jahre, sich an der Universität Berlin zu habilitieren, um die Homöopathie zu verbreiten. Später wurde er unter Ernennung zum königlich preußischen geheimen Sanitätsrat Leibarzt des Prinzen Albrecht von Preußen, den er auf zahlreichen Reisen begleitete. Bicking schrieb zahlreiche medizinische Abhandlungen („Ueber die Homöopathie", „Das Prinzip der Medizin in seinen Folgen", „Die Verirrung der Medizin von ihrem Grundprincip und die Feststellung desselben in der homöopathisch-specifischen Heillehre" u. a.), konnte sich aber auch mit Dramen und Gedichten unter dem Pseudonym „Ludwig Rüben" einen Namen machen.

Bier, August[885]
August Bier (1861-1949) studierte Medizin in Berlin und Leipzig, war anschließend Assistent von Johannes Friedrich August von Esmarch in Berlin und habilitierte sich 1889. Nach Aufenthalten in Greifswald und Bonn wurde er 1907 auf Betreiben Friedrich Althoffs gegen den Willen der Berliner medizinischen Fakultät an das chirurgische Universitätsklinikum in Berlin berufen. Bier führte unter anderem die Lumbalanästhesie ein und gab eine „Chirurgische Operationslehre" heraus. Er gilt als Erfinder des im Ersten Weltkrieg verwendeten Stahlhelms und gründete eine Hochschule für Leibesübungen. Bier schuf sich in Berlin eine „kleine medizinische Stadt". Seine Klinik wurde 1932 geschlossen, 1933 wiedereröffnet und avancierte zum politischen Zentrum von Hitlers Begleitärzten. Großes Aufsehen erregte Biers 1925 erschienener Artikel „Wie sollen wir uns zur Homöopathie stellen?", womit er zum Wegbereiter der Homöopathie an der Berliner Universität wurde. Bier war an der deutschnationalen Professorenpolitik gegen die Weimarer Republik beteiligt und wurde ab 1932 Anhänger Hitlers. Von den Nationalsozialisten wurde er 1937 mit dem Nationalpreis geehrt.

---

[884] Tischner (1939a), S. 772f; Killy (1995)
[885] Eckart u. Grandmann (1995)

Billig, Hugo[886]

Heinrich Hugo Billig (1819-1898) war Sohn des homöopathischen Arztes Johann Heinrich Billig. Nach dem Medizinstudium an der Universität Leipzig und der Promotion zum Dr. med. im Jahre 1844 praktizierte er in Lommatzsch, Waldheim, Hohenstein bei Chemnitz und Annaberg in Sachsen. 1863 verfaßte er eine Petition, in welcher er unter anderem die Einführung von Vorlesungen über Homöopathie an der Universität Leipzig forderte. 1872 zog er nach Stralsund, 1882 nach Leipzig, wo er in der Poliklinik des homöopathischen Krankenhauses tätig war.

Bolle, Peter Meinolf[887]

Peter Meinolf Bolle (1812-1885) studierte Medizin in Greifswald, wo er 1838 promovierte. Als homöopathischer Arzt praktizierte er zuerst in Paderborn, seit 1863 in Aachen, wo er 1868 eine homöopathische Heilanstalt eröffnete. Von 1855 bis 1870 war er Herausgeber der „Populären Homöopathischen Zeitung". In dieser Zeitschrift veröffentlichte er 1869 und 1870 eine Petition an das preußische Abgeordnetenhaus, in der er die Einführung homöopathischer Vorlesungen forderte.

Buchner, Joseph Benedikt[888]

Joseph Benedikt Buchner (1813-1879) studierte Medizin, Philosophie und Theologie in Landshut, München, Würzburg und Erlangen. Er promovierte 1839 an der Universität München zum Dr. med. Seine klinische Ausbildung erhielt er bei Ringseis, Roth und Nusser, außerdem war er Hilfsarzt bei Reubel. Im Jahre 1840 veröffentlichte er eine „Homöopathische Arzneibereitungslehre". Neben seiner Honorarprofessur für Homöopathie, die er seit 1858 innehatte, leitete er zusammen mit Max Quaglio das zweite homöopathische Krankenhaus in München. Seine Lehrtätigkeit an der Universität endete mit seinem Tod 1879.

Caspari, Carl Gottlob[889]

Der homöopathische Arzt Carl Gottlob Caspari (1798-1828), Sohn eines Pfarrers, veröffentlichte im Jahre 1823 seine Schrift „Meine Erfahrungen mit der Homöopathie", in der er sich von der Homöopathie Hahnemanns distanzierte. Im Sommersemester 1823 hielt er als Dozent an der Universität Leipzig Vorlesungen über Homöopathie und über Augenheilkunde. 1925 verfaßte er die erste homöopathische Arzneibereitungslehre („Homöopathisches Dispensatorium"), und ein Jahr später begründete er mit einem Ratgeber für Laien einen neuen Zweig in der homöopathischen Literatur („Homöopathischer Haus- und Reisearzt"). Als einer der ersten homöopathischen Ärzte suchte er die Verbindung zwischen Homöopathie und Mesmerismus („Die allgemeine homöopathi-

---

[886] Anon. (1898a); Anon. (1898b)
[887] Eppenich (1995), S. 234; Stahl (1995), S. 202f
[888] Tischner (1939a), S. 774; Eppenich (1995), S. 234
[889] Haehl (1922), Bd. 1, S. 436 u. Bd. 2, S. 143f; Tischner (1939a), S. 430ff u. 774

sche Diagnostik: nebst einer erfahrungsmäßigen Darstellung der Heilkräfte der positiven Electricität"). Caspari betonte anfangs die Wichtigkeit der Pathologie und Physiologie, näherte sich offenbar später aber mehr und mehr an die Lehre Hahnemanns an. Er starb in Leipzig angeblich durch Erschießen während eines Fieberdeliriums.

Donner, Fritz[890]
Der Internist und homöopathische Arzt Fritz Donner (1896-1979) forschte bereits ab 1927 als Assistent von Stiegele und Meng am Stuttgarter homöopathischen Krankenhaus intensiv zur älteren, homöopathischen Literatur, insbesondere zu den umfangreichen amerikanischen Arzneimittelprüfungen. Seine Arbeit schlug sich in etwa 80 Artikeln in der „Allgemeinen Homöopathischen Zeitung" nieder. Zwischen 1931 und 1939 war er Oberarzt an der homöopathischen Universitätsklinik in Berlin, die unter der Leitung von Ernst Bastanier stand. Bis 1943 war er leitender Arzt der homöopathischen Abteilung des Rudolf-Virchow-Krankenhauses, und bis 1945 hielt er als Dozent für Homöopathie am Kaiserin-Friedrich-Haus für Ärztliche Fortbildung in Berlin zahlreiche Vorlesungen, die teilweise auch veröffentlicht wurden. Außerdem vertrat er den Lehrbeauftragten für Homöopathie Bastanier gelegentlich in Vorlesungen an der Berliner Universität. Donner entwickelte auch konkrete Ideen zum Inhalt und zur Form des homöopathischen Unterrichts. Nach dem Ende des Zweiten Weltkriegs arbeitete Donner im Krankenhaus Wannsee, zwischen 1948 und 1960 war er ärztlicher Direktor der inneren Medizin und der Infektionsabteilung des Städtischen Krankenhauses in Berlin. Als guter Kenner der homöopathischen Literatur spielte er eine Schlüsselrolle bei den Untersuchungen des Reichsgesundheitsamts im „Dritten Reich" und kam zu für die Anhänger der Homöopathie ernüchternden Ergebnissen.

Ernst, Ludwig[891]
Ludwig Ernst (?-?) studierte Medizin in Wien und wurde durch einen Pfarrer auf die Homöopathie aufmerksam gemacht. Der homöopathische Arzt Franz Hausmann unterstützte ihn in seiner Homöopathieausbildung. Ernst veröffentlichte mehrere Schriften über die Cholera, außerdem „Der Kampf gegen die Ärztekammer" (1902), „Die Schädigung der Ärzte durch die Ärztekammer" (1902) und „Der Hausarzt für gebildete Laien" (1899). Im Jahre 1890 verfaßte er eine Petition zur Errichtung einer Lehrkanzel für Homöopathie an der Universität Wien, die allerdings erfolglos blieb.

Faßbender, Martin[892]
Der Geheime Regierungsrat Prof. Dr. phil. Martin Faßbender (1856-1943) las an der landwirtschaftlichen Hochschule in Bonn und später in Berlin über

---

[890] Donner (1969), S. 360; Schoeler (1975), S 181f; Ritter (1979)
[891] Ernst (1899), S. 5f
[892] Bastanier (1944); Schwarz (1965), S. 308

Genossenschafts-, Bank- und Börsenwesen, Handelskunde und Wohlfahrtspflege. Er schrieb über Bevölkerungspolitik und machte die praktische Mitarbeit an der Volksgesundheit zu seiner Lebensaufgabe. Er lebte selbst gemäß den Richtlinien der Lebensreformbewegung. Als Abgeordneter im preußischen Landtag und Reichstag zwischen 1907 und 1918 unterstützte er auch die Interessen der homöopathischen Ärzte. Im Jahre 1925 forderte er die Errichtung von Lehrstühlen für Homöopathie an allen preußischen Universitäten. Durch seine Vermittlung konnte 1928 ein Lehrauftrag für Homöopathie und 1929 eine homöopathische Poliklinik in Berlin eingerichtet werden.

Fleischmann, Friedrich Ludwig[893]
Der aus Nürnberg stammende Arzt Friedrich Ludwig Fleischmann (1806-1886), Sohn eines Kaufmanns, wurde im Jahre 1833 Prosektor am anatomischen Institut der Universität Erlangen. Ein Jahr später konnte er als Privatdozent Vorlesungen über Anatomie und auch über Homöopathie halten. Da sein Wunsch, Professor am Institut zu werden, nicht erfüllt worden war, gab er seine universitäre Tätigkeit auf und zog 1847 als Landgerichtsarzt nach Dillingen a. d. Donau. Fleischmann ging 1883 in den Ruhestand und starb 1886 in Dießen.

Fleischmann, Wilhelm[894]
Der homöopathische Arzt Wilhelm Friedrich Karl Fleischmann (1801-1868) wurde in Pezdikau/Böhmen geboren und studierte in Wien Medizin. Im Jahre 1833 wurde er in die medizinische Fakultät der Universität Wien aufgenommen. Wahrscheinlich wurde er von Samuel Hahnemann homöopathisch behandelt und kam so zur Homöopathie. Von 1835 bis zu seinem Tode war er Leiter des Spitals der Barmherzigen Schwestern in Wien-Gumpendorf. Seit 1851 lehrte er als Dozent an der Universität Wien über Homöopathie, allerdings nur unregelmäßig und wenig erfolgreich. Er war Mitbegründer des „Vereins homöopathischer Aerzte Oesterreichs" und Mitherausgeber der Vereinszeitschrift, seit 1840 korrespondierendes Mitglied des „homöopathischen Vereins des Großherzogtums Baden".

Franz, Carl Gottlob[895]
Carl Gottlob Franz (1795-1835) studierte Theologie an der Universität Leipzig. Durch eine chronische Erkrankung schwer beeinträchtigt, wandte er sich als Patient an Samuel Hahnemann und wurde von ihm homöopathisch behandelt. Bald darauf wurde er begeisterter Anhänger und Schüler Hahnemanns und

---

[893] Kolde (1991), S. 522; Wagner (1918), S. 166
[894] Tischner (1939a), S. 776; Petry (1954), S. 296f; Hirsch (1962). Das Geburtsdatum von Fleischmann ist im Matrikelverzeichnis der Universität Wien (FMM I, 1-464, 1816-1850, S. 454; im Universitätsarchiv) mit „1801" angegeben und weicht damit von der Angabe Hirschs und Tischners mit „1799" ab. Bei Lesky (1965), S. 50 wird Fleischmann erwähnt als „Wilhelm Fleischer".
[895] Haehl (1922), Bd. 1, S. 413; Tischner (1939a), S. 776

arbeitete an zahlreichen Arzneimittelprüfungen mit. Wahrscheinlich holte er auch das Medizinstudium nach. Gemeinsam mit seinem Kollegen Carl Haubold hielt er ein Semester lang eine Homöopathievorlesung an der medizinischen Fakultät der Universität Leipzig. Franz litt viele Jahre an einer Lungenerkrankung und starb bereits im Alter von 40 Jahren.

Gauwerky, Friedrich[896]
Der homöopathische Arzt Friedrich Gauwerky (1827-1859), Sohn des Chirurgen Johann Ludwig Gauwerky, praktizierte in Soest und war Mitglied der von Clemens von Bönninghausen gegründeten „Versammlung der homöopathischen Aerzte Rheinlands und Westphalens". Er experimentierte mit Mischungen verschiedener Potenzstufen homöopathischer Arzneimittel. Im Jahre 1850 richtete er eine Petition zur Errichtung eines Lehrstuhls für Homöopathie an den preußischen König, welche allerdings erfolglos blieb.

Grashey, Hubert von[897]
Hubert von Grashey (1839-1914) studierte Medizin in Würzburg und wandte sich bald der Psychiatrie zu. Im Jahre 1884 wurde er Leiter der Psychiatrischen Klinik in Würzburg. 1886 wurde er Direktor der Oberbayrischen Kreisirrenanstalt und Professor der Psychiatrie in München. 1896 trat er als Obermedizinalrat im Innenministerium an die Spitze der Medizinalverwaltung Bayerns. Er verfaßte ein Gutachten über die Homöopathie, mit welchem im bayrischen Landtag bei einer Diskussion um einen Lehrstuhl für Homöopathie im Jahre 1901 argumentiert wurde.

Griesselich, Ludwig[898]
Philipp Wilhelm Ludwig Griesselich (1804-1848) studierte Medizin, promovierte 1824 in Heidelberg und wurde anschließend Militärarzt. Ab 1828 beschäftigte er sich mit Homöopathie, 1832 besuchte er Hahnemann und einige seiner Schüler. Er war einer der ersten Kritiker der „Hochpotenzen" und Herausgeber der homöopathischen Zeitschrift „Hygea", in der er die zeitgenössische Homöopathie mit meist polemischen Worten kommentierte. Als Sekretär des „homöopathischen Vereins des Großherzogtums Baden" (seit 1840 „Rheinischer Verein für praktische Medizin, besonders für spezifische Heilkunde") wurde er zum Wortführer der „naturwissenschaftlich-kritischen Richtung" in der Homöopathie. Im Jahre 1848 wurde er Generalstabsarzt des 8. deutschen Armeekorps und starb an den Folgen eines Sturzes vom Pferd.

---

[896] Stahl (1997), S. 171f; Stahl (1995), S. 203
[897] Buchner (1932), S. 716
[898] Haehl (1922), Bd. 1, S. 438ff; Tischner (1939a), S. 778; Petry (1954), S. 300f; Faber (1996), S. 255ff

Grotjahn, Alfred[899]

Alfred Grotjahn (1869-1931) war Mitbegründer der „Gesellschaft für soziale Medizin, Hygiene und Medizinalstatistik" und Herausgeber der „Zeitschrift für Soziale Medizin". Er habilitierte sich 1912 in Berlin, wurde durch politischen Druck der preußischen Regierung erster Ordinarius für Soziale Hygiene in Deutschland und lehrte an der Universität Berlin. Er verfaßte grundlegende Arbeiten zur Sozialhygiene. Als Dekan der medizinischen Fakultät der Universität Berlin äußerte er sich 1927 sehr kritisch zur Vergabe des Lehrauftrags für Homöopathie.

Hahnemann, Friedrich[900]

Friedrich Hahnemann (1786-?), einer der beiden Söhne Samuel Hahnemanns, studierte Medizin und Philosophie an der Universität Leipzig. Nach seiner Promotion in Philosophie 1811 und in Medizin 1812 habilitierte er sich und hielt seit 1813 Vorlesungen über Pastoralmedizin, Medizinalpolitik und Arzneimittellehre an der Universität Leipzig. Bereits 1815 wandte er sich von der Universität ab und zog nach Wolkenstein im Erzgebirge, wo er kurzzeitig als Arzt praktizierte. Es folgten Aufenthalte in Berlin und Halle und Reisen durch Holland, Frankreich und England. Nach einem mehrjährigen Aufenthalt in England ging er möglicherweise nach Amerika, wo er in den 1830er Jahren in St. Louis gestorben sein soll. Von Constantin Hering soll die folgende Anekdote stammen: „Eine zweite und letzte Spur haben wir 1832 oder 1833, wo aus den Bleiminen im Staate Missouri ein kurzer verwachsener Mann, zwischen 40 bis 50 Jahre alt, mit langem Bart und einem Talar – das war die Tracht, welche Friedrich Hahnemann als Student schon für die vernünftigste hielt, wie mir von seinen Kommilitonen erzählt worden ist, – plötzlich zum Vorschein kam, überall hin ging, wo die Cholera wütete und mit einigen Tropfen aus einem Fläschchen die Mehrsten heilte, wofür er nie Geld oder Geschenke nahm, dagegen die Bedingung machte, daß die Geheilten ihm nachfolgen sollten, um ihm beizustehen in Abwartung und Pflege der Kranken. [...] Als die Cholera weiter nach Süden zog, wo die Bevölkerung immer dünner wird, verschwand jener ‚bärtige Mann mit den kleinen Fläschchen' im Gebirge und wurde nicht mehr gesehen".

Hahnemann, Samuel[901]

Christian Friedrich Samuel Hahnemann (1755-1843) gilt als Begründer der Homöopathie. Er wurde in Meißen geboren, studierte Medizin in Leipzig, Wien und Erlangen, wo er 1779 promovierte. Seit 1781 verheiratet, zog er nach Aufenthalten in Dessau, Gommern und Dresden nach Leipzig, wo er 1789 während einer Übersetzungsarbeit durch einen Selbstversuch erstmals auf das homöopathische Prinzip „similia similibus curentur" stieß. Nach kurzem Aufent-

---

[899] Eckart u. Gradmann (1995)
[900] Haehl (1922), Bd. 1, S. 174ff; Tischner (1935); Tischner (1939a), S. 152
[901] Haehl (1922); Tischner (1939a); Handley (1993)

halt in Georgenthal als Leiter einer Irrenanstalt und weiteren Aufenthalten in verschiedenen Städten kam er mit seiner Familie 1805 nach Torgau. 1810 erschien die 1. Auflage des „Organon der rationellen Heilkunde" (ab der 2. Auflage „Organon der Heilkunst"). Im Jahre 1811 zog er nach Leipzig, wo er sich an der Universität habilitierte und zwischen 1812 und 1821 als erster Dozent für Homöopathie Vorlesungen abhielt. In Leipzig veröffentlichte er seine „Reine Arzneimittellehre" in 6 Bänden, die aus zahlreichen Arzneimittelprüfungen mit seinen Schülern hervorging. Nach Streitigkeiten mit den Leipziger Apothekern ging Hahnemann 1821 nach Köthen, wo er eine gut gehende homöopathische Praxis betrieb und sein Spätwerk, „Die chronischen Krankheiten", zu schreiben begann. Durch die Bekanntschaft mit Mélanie d'Hervilly (1800-1878), die er wenig später heiratete, kam er 1835 nach Paris und konnte dort bis zu seinem Tode, kräftig unterstützt durch seine zweite Frau, als homöopathischer Arzt praktizieren. Er veröffentlichte zahlreiche Artikel und Bücher und dokumentierte seine Praxis in Form von insgesamt 55 „Krankenjournalen".

Hartlaub, Carl Georg Christian[902]

Carl Georg Christian Hartlaub (1795-1839) studierte bis 1824 Medizin in Leipzig. Zwischen 1827 und 1829 hielt er als Privatdozent Vorlesungen über Homöopathie an der dortigen Universität. Danach unterstützte er den homöopathischen Arzt Georg Heinrich August Mühlenbein (1764-1845) in seiner Praxis in Braunschweig. Hartlaub veröffentlichte zahlreiche Schriften zur Homöopathie, teilweise zusammen mit dem homöopathischen Arzt Karl Friedrich Trinks (1800-1868).

Haubold, Carl[903]

Carl Haubold (1796-1862) studierte Medizin in Leipzig, promovierte 1821 und war seit 1823 Dozent an der Universität. Er führte eine umfangreiche Praxis. Ab Mitte der 1820er Jahre beschäftigte er sich mit der Homöopathie und wurde begeisterter Anhänger Hahnemanns. Er wurde zum Vermittler im Streit zwischen Hahnemann und den Leipziger „Halbhomöopathen" um Moritz Müller. Ein Semester lang hielt er – gemeinsam mit dem Theologen und Homöopathen Carl Gottlob Franz – eine Vorlesung über Homöopathie an der Leipziger Universität.

Hausmann, Franz[904]

Franz Hausmann (1811-1876) wurde in Horatitz/Böhmen geboren und studierte in Prag, Wien und Zürich. Er promovierte 1841 in Wien zum Doktor der Medizin, zog 1844 nach Pest und wurde Hausarzt des Grafen von Károlyi. Im Jahre 1871 erhielt er einen „Lehrstuhl für homöopathisch-pathologische Experi-

---

[902] Haehl (1922), Bd. 1, S. 441f; Tischner (1939a), S. 780
[903] Meyer (1862); Haehl (1922), Bd. 1, S. 443f; Tischner (1939a), S. 781f
[904] Schmideberg (1930), S. 128ff; Tischner (1939a), S. 782; Petry (1954), S. 303f

mentalforschung" an der Universität Pest und wurde Oberarzt des Elisabethinums. Unter dem Einfluß des Naturphilosophen Lorenz Oken (1779-1851) entwickelte er eigene Gedanken zur vergleichenden Pathologie, die aber keine weitere Verbreitung erfuhren. Er starb in Budapest an den Folgen einer Schnittwunde, die er sich bei einer Sektion zuzog.

Heinigke, Carl[905]

Der homöopathische Arzt Carl Heinigke (1832-1889) studierte erst Botanik, Optik und Chemie in Jena, bis er sich zum Medizinstudium in Leipzig entschloß. Zum Doktor der Medizin promovierte er schließlich 1856. Nach einer längeren Periode als niedergelassener Arzt in Glauchau zog er 1870 nach Leipzig und hielt Homöopathievorlesungen an der Leipziger homöopathischen Poliklinik. Noch im gleichen Jahr bemühte er sich um die Habilitation an der Leipziger Universität, um akademische Vorlesungen halten zu können, blieb aber erfolglos. Ein ähnlicher Versuch an der Universität Würzburg schlug ebenfalls fehl. Ab 1871 arbeitete Heinigke an der Poliklinik des Unternehmers Willmar Schwabe (1839-1917) in Leipzig. Von 1888 bis zu seinem Tode im Jahre 1889 war er Leiter des Leipziger Homöopathischen Krankenhauses.

Heubner, Wolfgang[906]

Wolfgang Otto Leonhard Heubner (1877- 1957) habilitierte sich 1907 für Pharmakologie und war ab 1908 Ordinarius der Pharmakologie in Göttingen. 1929 ging er an die Medizinische Akademie nach Düsseldorf, 1930 nach Heidelberg, 1932 als Nachfolger Friedrich Trendelenburgs nach Berlin. Er baute an der FU Berlin das Pharmakologische Institut auf und übernahm das Dekanat. Er beschäftigte sich insbesondere mit der Pathologie des roten Blutfarbstoffs und prägte den Begriff „Allobiose". Im Zuge der Diskussionen um die Errichtung eines Lehrauftrages für Homöopathie an der Universität Berlin wehrte er sich heftig, indem er beim Kultusministerium protestierte und mehrere Artikel gegen die Homöopathie veröffentlichte.

His, Wilhelm[907]

Wilhelm His d. J. (1863-1934), Sohn des Anatomen Wilhelm His d. Ä. (1831-1904), studierte Medizin in Genf, Leipzig, Bern und Straßburg, promovierte 1889 zum Dr. med. und habilitierte sich 1891 in Leipzig. Nach Tätigkeiten in Dresden, Basel und Göttingen wurde er im Jahre 1907 als Nachfolger Ernst von Leydens (1832-1910) Ordinarius an der I. Medizinischen Klinik der Charité in Berlin. Nach dem Ersten Weltkrieg, den er als beratender Internist an der Ostfront verbrachte, wurde er Dekan der medizinischen Fakultät, und 1928/29 schließlich Rektor der Berliner Friedrich-Wilhelms-Universität. Während den

---

[905] Universitätsarchiv Leipzig, Med. Fak. B I, Nr. 17; Tischner (1939), S. 782; Eppenich (1995), S. 235
[906] Eckart u. Gradmann (1995)
[907] Eckart u. Gradmann 1995)

Diskussionen um einen Lehrauftrag für Homöopathie meldete sich His häufig zu Wort. Die Universität wollte er der Homöopathie zwar nicht grundsätzlich versperren, er forderte aber zuerst einmal die Etablierung der Homöopathie als Wissenschaft. In weiten Kreisen bekannt wurde His vor allem durch die Beschreibung des nach ihm benannten Hisschen Bündels im Reizleitungssystem des Herzens und der Erforschung von Rhythmusstörungen.

Huber, Wilhelm[908]

Der aus Böhmen stammende Wilhelm Huber (1806-1859) studierte Medizin in Wien und promovierte 1834 zum Dr. med. Anschließend praktizierte er in Ungarn und wurde Leibarzt der Gräfin Elise Erdödy. Seit 1843 war er ärztlicher Begleiter des Grafen Esterhazy, und im selben Jahre wurde er mit der Homöopathie bekannt. Im Jahre 1844 ließ er sich als praktischer Arzt in Linz nieder. Als Mitglied des „Vereins homöopathischer Aerzte Oesterreichs" führte er zahlreiche Arzneimittelprüfungen durch. 1848 wurde Huber als Abgeordneter des Wahlkreises Kaplitz in die Frankfurter Paulskirche entsandt. Dort unterstützte er eine Petition, die die Einführung homöopathischer Lehrstühle forderte, aber letztlich erfolglos blieb. Nach dem Tode des homöopathischen Arztes Cajetan Wachtl übernahm Huber die Leitung des homöopathischen Spitals der Barmherzigen Schwestern in Steyr.

Jaeger, Gustav[909]

Gustav Jaeger (1832-1917) war Sanitätsrat und verwaltete Professuren an der Hohenheimer Landwirtschaftsakademie, an der Tierärztlichen und an der Technischen Hochschule. Er arbeitete vor allem an lebensreformerischen und medizinpolitischen Ideen und war ein Verfechter der Entwicklungslehre Darwins. Er entwarf Textilien aus pflanzlichen Grundstoffen. Die Grundzüge der Homöopathie baute Jaeger in sein eigenes Ideengebäude mit ein. Er war befreundet mit dem Industriellen Robert Bosch (1864-1942) und beeinflußte diesen mit seinen lebensreformerischen Vorstellungen. Als im Jahre 1900 die Einführung homöopathischer Unterrichts an badischen Universitäten gefordert wurde, beteiligte er sich an der Diskussion.

Kafka, Jakob[910]

Jakob Kafka (1809-1893) studierte Medizin in Prag und Wien und promovierte 1836 zum Dr. med. Bis 1845 praktizierte er in Melnik, 1845/46 studierte er bei Rokitansky und Skoda im Wiener Allgemeinen Krankenhaus. Wenig später zog er nach Prag und war als praktischer Arzt tätig. Anfang der 1850er Jahre wurde er durch seinen ehemaligen Studienkollegen Levy mit der Homöopathie bekannt gemacht. Von 1872 bis 1876 war er Leiter der „Allgemeinen Homöopathischen

---

[908] Tischner (1939a), S. 785; Petry (1954), S. 306f
[909] Tischner (1939a), S. 785; Heuss (1986), S. 45f
[910] Windelband (1893); Tischner (1939a), S. 785

Zeitung". In derselben Zeitschrift veröffentlichte er seinen Vorschlag, eine „Freie homöopathische Fakultät" einzurichten, stieß damit aber auf keine Resonanz. Kafka schrieb zahlreiche Artikel und wurde bekannt durch sein Werk „Die homöopathische Therapie auf Grundlage der physiologischen Schule".

Klemperer, Georg[911]
Georg Klemperer (1865-1946) studierte Medizin an den Universitäten Breslau, Halle und Berlin. Er habilitierte sich 1889 für Innere Medizin in Berlin. Zwischen 1918 und 1933 war er Direktor der IV. Medizinischen Klinik der Berliner Universitätsklinik. Im Jahre 1922 behandelte er den russischen Politiker Wladimir Iljitsch Lenin. Klemperer war beteiligt an der Diskussion um die Homöopathie, die Mitte der 20er Jahre durch August Bier ausgelöst worden war.

Kröner, Eugen[912]
Eugen Kröner (1861-1924) studierte Theologie, Philosophie und Medizin. Nach 1891 war er als homöopathischer Arzt in Potsdam niedergelassen. Er war Organisator verschiedener homöopathischer Vereine. Von 1915 bis 1917 leitete er das Berliner homöopathische Krankenhaus. Zusammen mit dem homöopathischen Arzt Friedrich Gisevius gab Kröner das „Handbuch der homöopathischen Arzneimittellehre" heraus. Im Zuge der Diskussionen im bayrischen Landtag kurz nach der Jahrhundertwende, in denen über die Errichtung eines homöopathischen Lehrstuhls beraten wurde, äußerte er sich in Fachzeitschriften zum Thema.

Kunkel, Adam Joseph[913]
Adam Joseph Kunkel (1848-1905) promovierte 1872 an der medizinischen Fakultät der Universität Würzburg. Nach seiner Habilitation 1876 am Physiologischen Institut wurde er Professor am Institut für Pharmakologie und Toxikologie und forschte dort bis zu seinem Tode. Er veröffentlichte das 1901 in Jena erschienene „Handbuch für Toxikologie". In der „Deutschen Medizinischen Wochenschrift" äußerte er sich mehrmals zur Diskussion um Lehrstühle für Homöopathie.

Leeser, Otto[914]
Otto Leeser (1888-1964) promovierte 1911 in Berlin zum Doktor der Medizin und der Chemie. Durch seinen Onkel, den Arzt Jakob Leeser, kam er schon früh mit der Homöopathie in Kontakt. Nach seinem Dienst als Kriegsassistenzarzt

---

[911] Strauss u. Röder (1983)
[912] Tischner (1939a), S. 787; Eppenich (1995), S. 236
[913] Baumgart (1982)
[914] Stübler (1965); Menge (1978), S. 149; Stübler (1988); Jütte (1996a), S. 184; Nicholls u. Morrell (1996), S. 204f; Nicholls u. Morrell geben ein falsches Geburts- und Sterbejahr an.

während des Ersten Weltkrieges arbeitete er bis 1922 in der Praxis seines Onkels. Wenig später gründete er die „Deutsche Zeitschrift für Homöopathie" und veröffentlichte sein Buch „Grundlagen der Heilkunde", in welchem er weit über die Homöopathie hinaus eine Gesamtschau der Medizin skizzierte. Mitte der 20er Jahre war Leeser an der Diskussion um die Einrichtung eines Lehrauftrags an der Berliner Universität beteiligt. Ab 1929 arbeitete er im homöopathischen Krankenhaus in Stuttgart gemeinsam mit dem homöopathischen Arzt Alfons Stiegele (1871-1956). Leeser, Stiegele und der homöopathische Arzt Julius Mezger (1891-1976) zählen zu den wichtigsten Vertretern der „naturwissenschaftlich-kritischen Richtung" der Homöopathie im 20. Jahrhundert. Im Jahre 1933 reiste der Jude Leeser, der aus dem „Deutschen Zentralverein homöopathischer Ärzte" ausgeschlossen worden war, aufgrund der politischen Situation in Deutschland über die Schweiz nach Holland, wo er wahrscheinlich als Dozent für Homöopathie an einer Universität lehren wollte. Als ihm dies nicht gelang, führte ihn im Jahr darauf der Weg nach England, wo er sich mit seiner Familie in High Wycombe/Buckinghamshire niederließ. Zusammen mit Vertretern der „British Homoeopathic Society" hielt er Kurse für Homöopathie ab, außerdem baute er die Arzneimittelfabrik „London Homoeopathic Laboratories" auf und gründete die „Hippocratic Publishing Company". Im Jahre 1949 wurde er nach Deutschland gerufen, um erneut am Robert-Bosch-Krankenhaus in Stuttgart als ärztlicher Direktor tätig zu werden. Dort führte er Vierteljahreskurse für angehende homöopathische Ärzte ein, die er selbst leitete. Nach Streitigkeiten mit der Leitung der Firma Bosch kehrte er schon 1955 endgültig zu seiner Familie nach England zurück. Mit seinem Fortzug ging auch das Krankenhaus – als damals wichtigste Ausbildungstätte für homöopathische Ärzte in Deutschland – für die Homöopathie allmählich verloren. Leeser wurde vor allem durch sein „Lehrbuch der Homöopathie" bekannt, in dem er seine langjährigen Erfahrungen zusammengetragen hatte. Das mehrbändige Werk wurde nach seinem Tode von Martin Stübler ergänzt und bearbeitet.

Lorbacher, Arnold[915]
Arnold Friedrich Philipp Heinrich Lorbacher (1818-1899) studierte Medizin an der Universität Greifswald. Anschließend ließ er sich als praktischer Arzt in Eisleben nieder. 1869 zog er nach Leipzig, wo er seit 1872 als Nachfolger der homöopathischen Ärzte Veit Meyer (1815-1872) und später Clotar Müller (1818-1877) an der Leipziger homöopathischen Poliklinik tätig war. Aushilfsweise arbeitete er auch am Leipziger homöopathischen Krankenhaus. Seit 1870 leitete Lorbacher die „Leipziger populäre Zeitschrift für Homöopathie" und zwischen 1878 und 1889 die „Allgemeine Homöopathische Zeitung". In der letzteren veröffentlichte er Grundsatzartikel zum Studium der Homöopathie und zur Frage der homöopathischen Krankenhäuser und Lehrstühle.

---

[915] Tischner (1939a), S. 788; Eppenich (1995), S. 236

Lux, Johann Joseph Wilhelm[916]

Johann Joseph Wilhelm Lux (1773-1849) studierte zwischen 1790 und 1793 Philosophie, Geschichte und Mathematik und möglicherweise auch Landwirtschaft an der Universität Breslau. Anschließend studierte er in seinem Heimatort Oppeln Arzneiwissenschaften, zwischendurch kurz in Jena, dann wieder in Breslau Tierarzneikunde. Seit 1800 lernte er an der Berliner „Thierarzneyschule". Ab 1803 studierte er Arzneiwissenschaften, Ökonomie und Botanik an der Universität Leipzig. Er erhielt den Titel „Magister liberalium artium" und promovierte 1805 zum Dr. phil. Später wurde er Dozent an der philosophischen Fakultät der Universität Leipzig und las zwischen 1805 und 1819 über Tierheilkunde. Er setzte sich vor allem für die Bekämpfung weit verbreiteter Tierseuchen ein und betrieb eine eigene tierärztliche Praxis. In dieser Zeit lernte er die Homöopathie kennen. Erst 1827 nahm er seine Dozententätigkeit kurzzeitig wieder auf, diesmal mit einer Vorlesung über Homöopathie. Ab 1833 gab er die Zeitschrift „Zooiasis" heraus und begann gleichzeitig, seine eigene Heilmethode zu entwickeln. Noch im selben Jahr veröffentlichte er die kleine Schrift „Isopathik der Contagionen", die ihn als Begründer der „Isopathie" bekannt machte.

Mahir, Oskar[917]

Oskar Mahir (1814-1895) studierte Medizin in München und promovierte 1835 zum Dr. med., 1842 zum Dr. phil. Seit 1844 Privatdozent an der Universität München, las er über psychische Erkrankungen. Zwischen 1851 und 1860 hielt er zusätzlich Vorlesungen über Homöopathie. In der „Allgemeinen Homöopathischen Zeitung" erschienen einige Artikel unter seinem Namen.

Müller, Moritz[918]

Moritz Wilhelm Müller (1784-1849) studierte Medizin in Wittenberg und Leipzig. 1809 promovierte er zum Dr. phil., ein Jahr darauf zum Dr. med. Seit 1812 war er Privatdozent an der Universität Leipzig und hielt regelmäßig Vorlesungen. 1819 lernte er die Homöopathie kennen und führte schon wenig später eine große Privatpraxis in Leipzig. Zwischen 1829 und 1833 hielt er Vorlesungen über Homöopathie. Im Jahre 1833 wurde er Leiter des Leipziger homöopathischen Krankenhauses. Als Kopf der „freien" Homöopathen in Leipzig geriet er in heftigen Streit mit Hahnemann und dessen Schülern.

Rabe, Hanns[919]

Hanns Rabe (1890-1959) praktizierte als homöopathischer Arzt in Berlin und war zwischen 1929 und 1945, 1952 und 1955 Vorsitzender des „Deutschen Zentralvereins homöopathischer Ärzte", danach deren Ehrenvorsitzender. Als

---

[916] Tischner (1939a), S. 789; Kannengießer (1996), S. 239ff
[917] Tischner (1939a), S. 789
[918] Haehl (1922), Bd. 1, S. 448ff; Tischner (1939a), S. 792; Eppenich (1995), S. 237
[919] Menge (1978), S. 151

Dozent an der Berliner Ärzteschule für Homöopathie und der Akademie für ärztliche Fortbildung hielt er regelmäßig Vorträge. Er beteiligte sich an der Diskussion um den Lehrauftrag für Homöopathie in Berlin und wurde 1938 selbst zum Professor ernannt.

Rapp, Georg von[920]

Georg von Rapp (1818-1886) studierte Medizin in Erlangen und Würzburg. Zwischen 1843 und 1847 war er Assistenzarzt im Würzburger Juliusspital. Nach Aufenthalten an Pariser Kliniken habilitierte er sich 1849 an der Universität Würzburg und wurde 1850 als ordentlicher Professor an der medizinischen Klinik Nachfolger Carl Reinhold August Wunderlichs (1815-1877) in Tübingen. Wegen seiner Versuche mit homöopathischen Arzneimitteln mußte er schon bald wieder seine Entlassung einreichen und wurde 1854 als Oberamtsarzt nach Rottweil zwangsversetzt. Seit 1882 war er Leibarzt der Königin Olga von Württemberg (1822-1892) in Stuttgart. Im Jahre 1886 wurde er geadelt.

Reubel, Joseph[921]

Joseph Reubel (1779-1852) promovierte in Bamberg zum Dr. med. und Dr. phil. Er war Leibarzt der Prinzessin Julie zu Oettingen und Wallerstein (1807-1883). 1824 wurde er Dozent an der Medizinisch-praktischen Lehranstalt in München für venerische Krankheiten, Natur- und Geistesgeschichte des Menschen. 1826 wurde er Privatdozent an der medizinischen Fakultät. Ab 1832 war er ordentlicher Professor der Physiologie und Semiotik an der Universität München, und zwischen 1848 und 1850 hielt er Vorlesungen über Homöopathie. Reubel leitete zusammen mit Widnmann und Roth das homöopathische Spital in München.

Ringseis, Johann Nepomuk von[922]

Johann Nepomuk von Ringseis (1785-1880) wurde 1810 klinischer Assistent Andreas Röschlaubs (1768-1835) in Landshut. Nach Studienaufenthalten in Wien, Berlin und Paris wurde er 1817 Leiter des allgemeinen Krankenhauses in München und Professor an der medizinischen praktischen Lehranstalt. 1825 wurde er Obermedizinalrat und medizinischer Referent im bayrischen Innenministerium, 1826 wurde er zum ordentlichen Professor an der neugegründeten Universität München ernannt. Zweimal wurde er Rektor der Universität. Als Schüler Röschlaubs interessierte er sich nebenbei für Philosophie, Theologie, Kunst und Politik. Als strenggläubiger Katholik wollte er die Prinzipien der Medizin auf die traditionelle Offenbarungslehre zurückführen. Krankheit war für ihn eine Folge der Sünde, durch Gebet ließe sich Heilung erreichen. Ringseis als Vertreter einer naturphilosophisch orientierten Medizin konnte sich allerdings gegen die neuen Entwicklungen der naturwissenschaftlichen Richtung, zu deren Vertretern u. a. Virchow, Schönlein, Siebert und Henle zählten, nicht

---

[920] Tischner (1939a), S. 794; Jütte (1996a), S. 216
[921] Tischner (1939a), S. 795; Eppenich (1995), S. 238
[922] Hirsch (1962)

durchsetzen. Durch den homöopathischen Arzt Joseph Attomyr (1807-1856) lernte er die Homöopathie kennen und galt forthin zwar nicht als deren Vertreter, aber dennoch als Fürsprecher der homöopathischen Ärzte.

Roth, Johann Joseph[923]
Johann Joseph Roth (1804-1859) promovierte 1824 zum Doktor der Medizin an der Universität Würzburg. Sein Studium setzte er fort in Jena, Leipzig, Berlin, Greifswald, Rostock, Kopenhagen und Hamburg. Er habilitierte sich 1826 und wurde ab 1829 Privatdozent an der Universität München. Zwischen 1835 und 1841 hielt er Vorlesungen über Homöopathie an der Universität. Roth wurde begeisterter Anhänger Samuel Hahnemanns und besuchte ihn in Köthen und Paris. Zwischen 1836 und 1837 übernahm er gemeinsam mit Reubel und Widnmann die ärztliche Leitung des homöopathischen Spitals in München.

Schlegel, Emil[924]
Emil Schlegel (1852-1934) war zuerst Kaufmann, bevor er in Tübingen durch die Fürsprache eines Gönners ohne Abitur Medizin zu studieren begann. Als Student vom Professor für Physiologie Vierordt zuerst geschätzt, wurde er später von diesem und weiteren Professoren feindselig behandelt, als die Neigung Schlegels zur Homöopathie bekannt geworden war. Dennoch konnte er sein Medizinstudium abschließen und sich als homöopathischer Arzt in Tübingen und später in Lindau niederlassen. Medizinstudenten der Universität Tübingen sollte angeblich die Teilnahme an privaten Vorlesungen Schlegels verboten werden.

Schlüter, Hermann[925]
Hermann Albert Schlüter (1903-?) studierte Medizin in Freiburg, Kiel, Wien, Berlin und Münster. Anschließend war er kurzzeitig Assistent am anatomischen, wenig später am pharmakologischen Institut in Münster. Ab 1930 arbeitete er in der Medizinischen Klinik der Universität Heidelberg unter Ludolf von Krehl und Richard Siebeck. 1932 wechselte er in die Nervenabteilung, die unter der Leitung Viktor von Weizsäckers stand. Im Juni 1938 habilitierte er sich im Fach Innere Medizin. Noch im gleichen Jahr wurde er damit betraut, die Homöopathie in Vorlesungen an der Universität zu lehren. Zu diesem Zeitpunkt war Schlüter außerdem Direktor des homöopathischen Krankenhauses in Stuttgart, später wurde er Chefarzt des dortigen Robert-Bosch-Krankenhauses. Schlüter war bereits 1931 in die NSDAP eingetreten und gehörte ab 1932 der SS an, in der er es bis zum Rang eines Standartenführers brachte. Während des Krieges war er laufend im Einsatz, im Dezember 1943 unter anderem im SS-Lazarett Laibach. Nach Kriegsende wurde er von Siebeck als „reiner SS-Mann" bezeich-

---

[923] Tischner (1939a), S. 795; Eppenich (1995), S. 238
[924] Tischner (1939a), S. 705f u. 796f
[925] Universitätsarchiv Heidelberg, PA 1152, PA 5666, Rep. 27-1176; Menge (1978), S. 152

net und aus dem Lehrkörper der Universität Heidelberg entlassen. Im Jahre 1960 wurde er erneut Privatdozent in Heidelberg und leitete außerdem die Naturheilklinik „Odeborn" in Berleburg.

Schmid, Georg[926]

Georg Schmid (1802-1882) studierte Medizin in Wien und ließ sich anschließend als homöopathischer Arzt nieder. Als Mitglied des „Vereins homöopathischer Aerzte Oesterreichs" war er zwischen 1833 und 1834 Leiter des homöopathischen Spitals der Barmherzigen Schwestern in Gumpendorf bei Wien. Neben zahlreichen Schriften zur Homöopathie veröffentlichte er zwei Arbeiten, in denen er ausführlich die Problematik einer Errichtung homöopathischer Lehrstühle durch staatliche Unterstützung diskutierte und vehement die Errichtung einer Lehrkanzel forderte.

Schoeler, Heinz[927]

Der homöopathische Arzt Heinz Schoeler (1905-1973) arbeitete neben seiner eigenen Praxis gemeinsam mit den Ärzten Hans Wapler, Erich Möckel und dem Ehepaar Johanna und Georg Seyrich ehrenamtlich in der Leipziger Homöopathischen Poliklinik, an der er seit 1936 auch Vorlesungen mit praktischen Übungen abhielt. Durch gute Kontakte zu Universitätskreisen konnte er genug Interessenten für seine Vorlesungen finden, so daß sie schließlich wegen großem Andrang in den Hörsaal der Medizinischen Klinik verlegt werden mußten. Im Jahre 1939 übernahm Schoeler die Leitung der „Allgemeinen Homöopathischen Zeitung", die er bis 1972 innehatte. Nach dem Zweiten Weltkrieg habilitierte er sich in Leipzig und konnte dort kurzzeitig Vorlesungen über Homöopathie halten.

Schulz, Hugo[928]

Hugo Schulz (1853-1932) studierte Medizin in Heidelberg und Bonn. Durch eine Behandlung beim homöopathischen Arzt Wilhelm Stens kam er mit der Homöopathie in Kontakt. Nach dem Studium arbeitete er beim Anatomen Leydig und bildete sich nebenbei in Chemie weiter. Im Jahre 1878 wurde er Assistent bei Carl Binz (1832-1913) im pharmakologischen Institut in Bonn, wo er sich habilitierte. 1883 wurde er als ordentlicher Professor für Pharmakologie nach Greifswald berufen. Schulz bekannte sich nie ausdrücklich zur Homöopathie, nahm aber unter anderem auch in seinen Vorlesungen häufig Bezug auf sie. Tischner gab ihm sogar den „Ehrentitel des ‚Greifswalder Homöopathen'" als Vertreter der „naturwissenschaftlich-kritischen Richtung" der Homöopathie. Schulz prägte zusammen mit dem Greifswalder Psychiater Rudolf Arndt (1835-1900) die sogenannte „Arndt-Schulzsche Regel" (auch „biologischen Reizregel"

---

[926] Tischner (1939a), S. 797; Petry (1954), S. 324f
[927] Schoeler (1974), S. 3ff; Menge (1978), S. 153
[928] Schulz (1926), 284ff; Tischner (1939a), S. 798, 693f u. 702ff

oder „biologisches Grundgesetz"). Diese besagt: „Kleine Reize fachen die Lebenstätigkeit an, mittelstarke fördern sie, starke hemmen sie und stärkste heben sie auf; aber durchaus individuell ist, was sich als einen schwachen, einen mittelstarken, einen starken oder sog. stärksten Reiz wirksam zeigt". Diese um die Jahrhundertwende viel zitierte Regel sollte als Brücke zwischen Hochschulmedizin und Homöopathie wirksam werden, konnte sich aber letztlich nicht durchsetzen.

Stens, Wilhelm[929]
Wilhelm Stens (1810-1878) konnte wegen eines Augenleidens nicht Medizin studieren und arbeitete zunächst als Lehrer. Erst später absolvierte er das Medizinstudium und war seit 1842 in Bonn als homöopathischer Arzt niedergelassen. Als Mitglied der „Versammlung der homöopathischen Aerzte Rheinlands und Westphalens" veröffentlichte er 1854 die Schrift „Die Therapie unserer Zeit in Briefen" und in den folgenden Jahren mehrere Sendschreiben, in denen er die Anerkennung der Homöopathie und die Errichtung von Lehrstühlen forderte. 1873 und 1874 verfaßte er als Vorsitzender der „Versammlung" Petitionen, die vom Reichstag die Gleichstellung der Homöopathie mit der „Allopathie" forderten. Seit 1861 war Stens Sanitätsrat. Neben seiner ärztlichen Tätigkeit schrieb er zahlreiche Gedichte.

Stiegele, Alfons[930]
Alfons Stiegele (1871-1956) war zwischen 1921 und 1939 Chefarzt des homöopathischen Krankenhauses in Stuttgart, das ab 1940 vom Robert-Bosch-Krankenhaus abgelöst wurde. Ebendort war Stiegele wiederum zwischen 1940 und 1946 Chefarzt und hielt mit den Kollegen Otto Leeser und Erich Unseld zahlreiche Ärztekurse ab. Im Jahre 1942 wurde er offiziell zum Professor ernannt. Bekannt wurde seine „Homöopathische Arzneimittellehre", die erstmals 1949 erschienen war.

Töltényi, Stanislaus von[931]
Der aus Ungarn stammende Stanislaus von Töltényi (1795-1852) promovierte 1825 zum Doktor der Medizin. Seit 1827 war er Professor der allgemeinen Pathologie, Pharmakologie und Therapie und der Arzneimittellehre an der Josephsakademie in Wien. Als Gegner und Bekämpfer der Homöopathie verfaßte er den Aufsatz „Das Heilprinzip und die Homöopathie" und erhielt zahlreiche Gegenschriften, unter anderem auch von den homöopathischen Ärzten Anton Watzke und Ludwig Griesselich.

---

[929] Weber (1878); Tischner (1939a), S. 800; Stahl (1995), S. 210ff
[930] Menge (1978), S. 154
[931] Hirsch (1962); Petry (1954), S. 330

Veith, Johann Emanuel[932]

Johann Emanuel Veith (1787-1876) wurde in Kuttenplan/Böhmen als Sohn jüdischer Eltern geboren. Er studierte ab 1803 Philosophie und Medizin an der Prager Universität, ab 1808 am Tierarzneiinstitut in Wien, wo er 1812 promovierte. 1816 wurde er provisorischer Direktor des Tierarzneiinstituts, was seiner Vorliebe für Botanik sehr entgegen kam. Veith wurde wenig später Katholik, trat den Redemptoristen bei, studierte anschließend Theologie und empfing 1821 die Priesterweihe. Nebenbei war er als Homöopath tätig, zuerst während eines Aufenthaltes als Missionar in der Obersteiermark, später in Wien. Von den im Jahre 1831 von ihm behandelten 125 Cholerapatienten sollen nur 3 gestorben sein. Veith stand den Vorschriften Hahnemanns teilweise sehr kritisch gegenüber, vor allem in bezug auf Dosierungen. Seit 1831 zweiter Domprediger in St. Stephan zu Wien, nutzte er seine Reden unter anderem dazu, praktische Ratschläge zur Behandlung der Cholera zu geben. 1845 trat er in den Ruhestand, führte aber seine ärztliche Praxis weiter. Veith veröffentlichte mehrere Predigtsammlungen, in denen unter anderem die Trauerreden auf den Tod Kaiser Franz I. enthalten sind. In seinen letzten Lebensjahren wollte er seine Erfahrungen mit der Homöopathie in einem Buch zusammenfassen, es blieb allerdings bei einem 30 Seiten umfassenden Manuskript, das nie veröffentlicht wurde.

Virchow, Rudolf[933]

Rudolf Virchow (1821-1902) studierte an der Berliner Militärärzte-Akademie. 1849 nahm er den Ruf auf den ersten deutschen Lehrstuhl für Pathologische Anatomie an der Universität Würzburg an. Von 1856 bis zu seinem Tode war er Ordinarius am pathologischen Institut der Universität Berlin. Virchow gilt als Begründer der modernen Zellularpathologie (1858) und etablierte die Pathologie als Basisdisziplin mit Lehrstühlen an allen deutschen Universitäten. Er war Herausgeber des „Archivs für pathologische Anatomie und Physiologie und für klinische Medicin" (seit 1903 „Virchows Archiv"). Virchow war auch politisch sehr aktiv. Als entschiedener Gegner Bismarcks gehörte er zu den Mitbegründern der linksliberal-antiklerikalen „Deutschen Fortschrittspartei", wurde 1862 Mitglied der zweiten Kammer des Preußischen Landtages (Abgeordnetenhaus) und war von 1880 bis 1893 Reichstagsabgeordneter. Er prägte den Begriff „Kulturkampf", der den Kampf Preußens gegen die katholische Kirche zwischen 1871 bis 1887 symbolisierte. Zur Homöopathie äußerte er sich in zahlreichen Aufsätzen und war 1897 maßgeblich an den Debatten im preußischen Landtag beteiligt, in denen die Errichtung eines Lehrstuhls für Homöopathie diskutiert wurde.

---

[932] Loewe (1879); Haehl (1922), Bd. 2, S. 507; Fischer (1923); Petry (1954), S. 331; Loidl (1981)
[933] Eckart u. Gradmann (1995)

Wapler, Hans[934]

Hans Heinrich Wapler (1866-1951) studierte bis 1893 Medizin in Berlin, Halle und Leipzig. Seit 1895 war er niedergelassener Arzt in Leipzig. Zwischen 1900 und 1901 leitete er das Leipziger homöopathische Krankenhaus, bis 1943 die Leipziger homöopathische Poliklinik. Seit 1896 war er Mitarbeiter der „Allgemeinen Homöopathischen Zeitung", die er von 1922 bis 1944 leitete. An den Diskussionen um Lehrstühle für Homöopathie nahm er in Form von zahlreichen Artikeln regen Anteil. Im „Dritten Reich" biederte er sich bei den Nationalsozialisten an.

Windelband, Rudolf[935]

Rudolf Windelband (1839-1909) promovierte 1864 zum Doktor der Medizin und ließ sich 1865 in Berlin als praktischer Arzt nieder. Nach der Choleraepidemie 1866 war er von der Medizin enttäuscht, worauf er sich mit der Homöopathie beschäftigte. 1870 wurde er Hofarzt des Prinzen Friedrich Karl. Er war Leiter der „Zeitschrift des Berliner Vereins homöopathischer Ärzte" seit der Gründung 1881 und war seit 1885 Vorsitzender des Zentralvereins. In der Diskussion um einen Lehrstuhl an der Universität Würzburg im Jahre 1870 trat er als Fürsprecher der homöopathischen Ärzte auf.

Wolff, Friedrich[936]

Friedrich Wolff (1790-1854) war längere Zeit Soldat und machte als Offizier Karriere während zahlreicher Feldzüge. Nach dem Ausscheiden aus dem Militärdienst wurde er Staatsbeamter und großherzoglicher Hofrat. Unter anderem war er als Hospitalmeister der Irrenanstalt in Hofheim tätig. Viele Jahre lang war er außerdem Mitglied der zweiten Kammer in Darmstadt, in welcher er sich seit den 1830er Jahren für die Anerkennung der Homöopathie einsetzte. Zu diesem Thema veröffentlichte Wolff mehrere Schriften.

Wurmb, Franz[937]

Franz Wurmb (1805-1864) studierte Medizin in Wien. Er war befreundet mit den späteren Professoren der Wiener Universität Kolletschka, Skoda und Schuh, außerdem war er Assistent bei Wierer. Von 1843 bis 1849 war er Mitherausgeber der „Oesterreichischen Zeitschrift für Homöopathie". Seine Versuche, sich als Privatdozent an der medizinischen Fakultät der Universität Wien zu habilitieren, um Vorlesungen über Homöopathie abhalten zu können, scheiterten. Zusammen mit Anton Watzke gründete er die zweite homöopathische Lehran-

---

[934] Eppenich (1995), S. 239f
[935] Gisevius (1909); Tischner (1939a), S. 805f
[936] Anon. (1854)
[937] Watzke (1865); Tischner (1939a), S. 806f; Petry (1954), S. 337ff. Wurmb hieß mindestens bis 1844 (laut Akten im Archiv der Universität Wien und der „Oesterreichen Zeitschrift für Homöopathie" von 1844) „Wurm" ohne „b". Vermutlich hat er seinem Namen erst später ein „b" hinzugefügt, damit er nicht zu abfälligen Bemerkungen Anlaß bieten konnte.

stalt, das Spital der Barmherzigen Schwestern in Wien-Leopoldstadt, das er bis 1862 leitete. Gemeinsam mit seinem Kollegen Karl Hugo Caspar gab er 1852 „Homöopathisch-klinische Studien" heraus, die die Ergebnisse der homöopathischen Behandlungen im Krankenhaus dokumentierten. Er führte mit dem „Verein homöopathischer Aerzte Oesterreichs" zahlreiche Arzneimittelprüfungen durch und war Mitglied zahlreicher homöopathischer Vereinigungen.

Ziemssen, Hugo von[938]

Hugo Wilhelm von Ziemssen (1829-1902) war seit 1863 ordentlicher Professor für Pathologie und Therapie in Erlangen, seit 1874 Professor für Pathologie und Therapie in München, Direktor des städtischen allgemeinen Krankenhauses, Mitglied des Obermedizinalausschusses und Vorstand des Medizinkommitees. 1877 gründete er das erste klinische Institut in Deutschland. Im Zuge der Diskussionen im bayrischen Landtag um einen Lehrstuhl für Homöopathie wurde er mit der Erstellung eines Gutachtens beauftragt.

Zlatarovich, Joseph von[939]

Joseph von Zlatarovich (1807-1874) wurde nach dem Medizinstudium in Wien 1834 Lehrer der theoretischen und praktischen Medizin an der militärärztlichen Bildungsanstalt des Josephinums. Von 1839 bis 1848 war er dort Professor der allgemeinen Pathologie und Therapie als Nachfolger Stanislaus von Tölténvis. Bei Wiedereröffnung des Josephinums wurde er wegen seiner inzwischen bekanntgewordenen Neigung zur Homöopathie nicht wieder eingestellt. Bereits seit den 1830er Jahren beschäftigte er sich mit der Homöopathie und führte als Mitglied des „Vereins homöopathischer Aerzte Oesterreichs" zahlreiche Arzneimittelprüfungen an Mensch und Tier durch. Seit 1861 lebte er in Graz.

---

[938] Hirsch (1962)
[939] Tischner (1939a), S. 807; Petry (1954), S. 339ff

12 Anhang

12.2 Zeittafeln

12.2.1 Honorarprofessuren, Dozenturen und Lehraufträge für Homöopathie

Professor/Dozent/Lehrbeauftragter	Zeitraum	Bezeichnung, Ort
Samuel Hahnemann (1755-1843)	1812-1821	Dozent an der Universität Leipzig
Friedrich Hahnemann (1786-?)	1813-1815	Dozent an der Universität Leipzig
Carl Gottlob Caspari (1798-1828)	1823-1824	Dozent an der Universität Leipzig
Johann Joseph Wilhelm Lux (1773-1849)	1827-1828	Dozent an der Universität Leipzig ab 1814
Carl Georg Christian Hartlaub (1795-1839)	1827-1829	Dozent an der Universität Leipzig
Carl Haubold (1796-1862)	1829-1830	Dozent an der Universität Leipzig ab 1822; Vorlesungen über Homöopathie gemeinsam mit Carl Gottlob Franz (1795-1835)
Moritz Wilhelm Müller (1784-1849)	1829-1833	Dozent an der Universität Leipzig ab 1812
Friedrich Ludwig Fleischmann (1806-1886)	1834-1847	Dozent an der Universität Erlangen
Johann Joseph Roth (1804-1859)	1831-1842	Dozent an der Universität München
Joseph Reubel (1779-1852)	1848-1850	Professor für Physiologie an der Universität München; Vorlesungen über Homöopathie
Ludwig Ditterich (1804-1873)	1850-1851	Dozent an der Universität München

Oskar Mahir (1814-1895)	1851-1860	Dozent an der Universität München ab 1847; Vorlesungen über Psychiatrie bis 1873
Joseph Benedikt Buchner (1813-1879)	1853-1879	Dozent, ab 1858 Honorarprofessor an der Universität München
Wilhelm Fleischmann (1801-1868)	1851-1868	Dozent an der Universität Wien
Elias Altschul (1807-1865)	1849-?	Dozent an der Universität Prag
Ernst Bastanier (1870-1953)	1928-1938	Lehrbeauftragter an der Universität Berlin, ab 1939 Honorarprofessor
Heinz Schoeler (1905-1973)	1936-1950	Lehrbeauftragter an der Universität Leipzig
Hermann Schlüter (1903-?)	1938-1945	Lehrbeauftragter an der Universität Heidelberg
Hanns Rabe (1890-1959)	ab 1939	Honorarprofessor
Alfons Stiegele (1871-1956)	ab 1942	Honorarprofessor

12.2.2 Lehrstühle für Homöopathie

Lehrstuhlinhaber	Zeitraum	Bezeichnung, Ort
Franz Hausmann (1811-1876)	1871-1876	Lehrstuhl für homöopathisch-pathologische Experimentalforschung an der Universität Budapest
Theodor von Bakody (1825-1911)	1873-1904	Lehrstuhl für vergleichende Pathologie (Homöopathie) an der Universität Budapest

12.3 Ankündigung einer Vorlesung Hahnemanns an der Leipziger Universität (o. J.)

Commilitonibus Generosissimis
atque Humanissimis
S. P. D.

Dr. Samuel Hahnemann

Quaternis diebus, hora III
Institutiones Artis
Morbos Hominum sanandi
Duce libro: Organon der rationellen Heilkunde;

nec non

Binis diebus, hora III gratis
Historiam Medicina
secundum Schedas meas
tradam.

Initium acroasium erit die 18. Octobr.

Das Auditorium ist in meiner Wohnung
Straubens Haus auf der Burgstraße
Zwei Treppen

Diese Vorlesungsankündigung (o. J.) befindet sich im Archiv des Instituts für Geschichte der Medizin der Robert Bosch Stiftung in Stuttgart (A 1852). Sie wurde vermutlich als Flugblatt verteilt. Am oberen Rand des Blattes wurde – höchstwahrscheinlich nachträglich – mit rötlicher Tinte notiert: „Nr. 2531. Samuel Hahnemann. D. Medic. nach u. nach an sehr verschiedenen Orten. S. Mens. ed. 5. u. Suppl.". Am seitlichen, linken Rand befindet sich eine ähnliche Notiz: „Nr. 2532. Christian Friedrich Ludwig. D. u. Prof. Medic. u. der Naturgeschichte zu Leipzig s. Mensel ed. 5. u. Suppl.". Am rechten, unteren Rand heißt es in schwarzer Handschrift: „Vidi Dr. Ludwig O. M. Z. t. Dec.". Die Vorlesungsankündigung selbst wurde von Hand mit schwarzer Tinte geschrieben. Die Schrift des Nachsatzes „Das Auditorium [...]" unterscheidet sich von den anderen Handschriften und könnte von Hahnemann persönlich stammen.

12.4 Gutachten über die Einführung homöopathischer Lehrstühle

12.4.1 Gutachten der medizinischen Fakultät der Universität Wien (1842)

Gutachten

des Ausschusses der hiesigen löblichen medizinischen Fakultät über die Bittgesuche der Doktoren Franz Wurm und Wilhelm Fleischmann.

Dr. Wurm bittet in einem medizinischen Hörsale, für angehende und selbst praktische Ärzte Vorlesungen über Homöopathie unentgeldlich geben zu dürfen, weil:
a) die Homöopathie durch die ganze gebildete Welt sich verbreitet hat;
b) die Homöopathie sowohl bei Aerzten, als bei Kranken in stettem Zunehmen ist;
c) die Schwierigkeiten für den Anfänger in der Homöopathie so groß, und so geartet sind, daß ihr Studium abschreckt.
d) Er als Medicinae und Chirurgiae Doctor gesetzlich zum Lehrfache befähigt ist, und in seiner achtjährigen Praxis die Homöopathie so kennengelernt hat, daß er allen Anforderungen des Lehrfaches genügen kann.

ad a) Wenn der gefertigte Ausschuß dem Herrn Dr. Wurm auch zugibt, daß die Homöopathie durch die ganze gebildete Welt verbreitet sei, so kann er darin noch keinen Grund zu Vorlesungen über dieselbe finden, denn wie viele halbwahre und auch ganz irrige Ansichten über verschiedene Zweige der Religion, Philosofie, Politik, Staatswirthschaft haben eine mit der Homöopathie gleich weite, ja noch größere Ausbreitung, ohne daß es irgendeinem Menschen, oder gar einer Regierung einfällt, darin eine Notwendigkeit zu Vorlesungen darüber zu erkennen? Wollte man Abweichungen von lang bewährten Grundansichten und Grundsätzen durch eigene Vorlesungen an Universitäten untersuchen und verbreiten, so müßte man z. B. in der medizinischen Fakultät außer den bisherigen auch über Homöopathie, Hydropathie, die Lehren des Broussais', den Contrastimulus etc. Vorlesungen halten lassen. Welch' eine Masse von Vorlesungen müßte es da geben, welch' heillose Verwirrung würde endlich dadurch entstehen? Der oben besprochene Grund ist demnach eigentlich keiner.

ad b) Ob die Homöopathie bei Ärzten und Nichtärzten in stetter Zunahme begriffen sei, wie Herr Dr. Wurm behauptet, müssen wir, wenn es sich um einen Zahlenbeweis handelt, besonders in Bezug auf die Layen dahingestellt sein lassen; doch darf hier die Thatsache nicht unbemerkt bleiben, daß mehreren Männern von anerkanntem Talente /: z. B. Rau :/, die einige Zeit hindurch eifrige

Verfechter der Homöopathie waren, diese gänzlich verlassen, und ihre Rückkehr öffentlich bekannt gemacht haben; daß sich auch in unserer Mitte Männer finden, die sich von ihr zurückgezogen haben, davon liefert die Beilage von Herrn Dr. Moos einen Beweis. Wenn es aber auf den Begriff, den man sonst mit dem Worte Homöopathie verband, ankommt, so muß man diese selbst unter jenen Aerzten, die noch Homöopathen genannt werden für fast erloschen erklären. Schon der Umstand, daß Viele nicht mehr Homöopathie, sondern spezifische Heilmethode zu treiben versichern, deutet klar das oben Behauptete an; aber was die tägliche Beobachtung lehrt, erhebt das Gesagte über allen Zweifel. Die sogenannten Homöopathen geben größere und häufigere Gaben von Arzneimitteln, als Hahnemanns Lehrsätze erlauben, ja es lassen sich, wenn es gefordert wird, Fälle nachweisen, wo von Homöopathen gereichte Pulver so große Gaben enthielten, als sie irgend ein anderer Arzt zu verschreiben pflegt; sie gestatten ferner in der Diät Dinge, die Hahnemann verpönt wissen wollte; sie verordnen kalte und warme Umschläge; stellen gegen Hahnemanns Ausspruch: daß kein Tropfen Blut im lebenden menschlichen Körper zu viel sei, – Blutentziehungen usw; sie schicken und gehen selbst zu Gesundbrunnen und in Heilquellen, und suchen, wenn sie selbst, oder die Ihrigen schwer erkranken, Hilfe bei der uralten hippokratischen Medizin, und begehen so Sünden gegen Hahnemanns Geist, die, wenn sie noch Homöopathen wären, nicht vergeben werden könnten. Wie wahr und wie groß dieser innere Abfall von der Homöopathie sei, beweiset Dr. Fleischmann's Bittgesuch unwiderlegbar. Er fordert ganz ernstlich von seinen Schülern eine vollkommene Vor- und Ausbildung, wie sie die hippokratische Medizin fordert und gewährt, er erklärt jeden anderen Unterricht für überflüssig; er will nur promovierte oder nächst zu promovierende Aerzte, also nach hippokratischen Grundsätzen bereits Gebildete zu Schülern haben; mit diesen gedenkt er Anamnese aufzunehmen, und nach üblichen wissenschaftlichen Regeln die Diagnose construiren zu lassen. Dieses Alles ist doch wahrlich nicht homöopathisch! Welcher Lehrer der hippokratischen Medizin könnte andere, strengere Forderungen machen, anders verfahren? Dr. Wurm's Behauptung von der stetten Zunahme der Homöopathie unter den Aerzten unterliegt also, auf's gelindeste gesprochen, noch großen Zweifeln; und hat die Homöopathie unter den Aerzten abgenommen, wie könnte sie unter den Kranken zugenommen haben? Auch dieser Grund Dr. Wurm's ist mithin nicht stichhältig.

ad c) Die Schwierigkeiten, sich mit dem, was zur Ausübung der Homöopathie erforderlich wird, bekannt zu machen, sind nicht so groß und so geartet, daß man zu ihrer Überwindung eines eigenen Lehrers und Führers bedürfte; denn Herr Bittsteller hat nach seinen eigenen Worten: ohne Anleitung, ohne Vorkenntnisse, „diese unendlich großen Schwierigkeiten in Acht Jahren bei einer ausgebreiteten Praxis, bei den ohne Anleitung unüberwindlichen Hindernissen, bei dem ungeordneten Zustande der homöopathischen Literatur, deren Studium für einen beschäftigten praktischen Arzt unmöglich ist, in der Art überwunden, daß er allen Anforderungen des Lehrfaches genügen kann." Uebrigens haben viele andere Aerzte, viele Chirurgen, wegen Unfähigkeit entlassene Studenten, ja selbst Layen jeden Standes und jeden Geschlechtes ohne Vorlesungen sich mit der Homöopathie so bekannt gemacht, daß sie nicht anstehen, Kranke, und wie sie sich rühmen, mit Glück zu behandeln. Warum sollen also jetzt, wo man das Ganze der Homöopathie in Katechismen- und Tabellenformen gebracht hat, die Schwierigkeiten so groß, und ohne Führer unüberwindlich sein?

Wenn nur <u>wenige</u> Aerzte der Homöopathie sich zuwenden, so ist es nicht, wie Dr. Wurm meint, das schwierige Studium derselben, das sie von ihr zurückschreckt, sondern es ist die feste lebendige Ueberzeugung, die sie von der Naturgemäßheit, Wahrheit und Nützlichkeit der hippokratischen Medizin gewonnen haben. Denn wäre es nicht dieser Grund, welcher andere wäre wohl stark genug, einerseits den lockenden Reizen zu widerstehen, welche das nicht kontrollierbare Selbstdispensieren und die Partheinahme des Publikums der Homöopathie noch verleiht, andererseits die mancherlei Bedrängnisse zu ertragen, welche leider auf dem bei weiten größerem Theile der Nicht-Homöopathen schwer lasten? Der Ausschuß ist gewiß, daß keiner, der unpartheiisch denkt, der die Menschen kennt, und nicht vergißt, daß Pflicht und Vortheil den Arzt zur entsprechendsten Hilfeleistung spornen, und daß ihn kein Gesetz in der Wahl der Mittel und der Gaben beschränkt, – daß keiner die in Rede stehende, höchst auffallende Erscheinung aus einem anderen Grunde genügend erklären könne.

Von den bisher beleuchteten Gründen spricht keiner für die Einführung von theoretischen Vorlesungen über die Homöopathie, daher auch der Ausschuß gegen dieselben sich erklären muß. Zu dieser Ansicht wird er vom Herrn Dr. Fleischmann, der gewiß die Bedürfnisse der homöopathischen Aerzte hinreichend kennt, bestärket. Herr Dr. Fleischmann hält nämlich alle theoretischen Vorlesungen für durchaus überflüssig, und ist der Meinung, daß sie wegen der Feindseligkeiten, zu welchen sie verleiten, vermieden werden sollen. Dem Ausschuß ist keine Schrift bekannt, die den Herrn Dr. Wurm zum Verfasser hätte, auch hat dieser kein Werk genannt, nach welchem er vorzutragen gesonnen wäre, und woraus man seine friedliebende oder streitlustige Tendenz entnehmen könnte. Es liegt bloß das etwas zu allgemein gehaltene Programm vor, welches Herr Dr. Wurm seinem Bittgesuche anschloß. Zu diesem aber ist so viel Stoff zur Polemik angedeutet, daß der Ausschuß nicht umhin kann, seine Befürchtung auszusprechen, Herrn Dr. Wurm's Vorlesungen würden neuerdings Aufreizungen und Feindseligkeiten im ärztlichen Körper herbeiführen, die weder den Aerzten, noch weniger aber der leidenden Menschheit frommen.

Aus dem bisher Erörterten ergibt sich demnach, daß die theoretischen Vorlesungen über Homöopathie überflüssig, und in der angeführten Einsicht nachtheilig wären, daß somit dem Ansuchen des Herrn Dr. Wurm nicht willfahrt werden könne.

12 Anhang

Herr Dr. Fleischmann bittet in seinem Gesuche um die Erlaubnis im Spitale der barmherzigen Schwestern in Gumpendorf praktischen Unterricht am Krankenbette unentgeldlich für diejenigen, die sich der Homöopathie widmen wollen, geben, und den Titel eines außerordentlichen Professors der praktischen Homöopathie führen zu dürfen.

Faßt man die einzelnen Gedanken zusammen, welche theils im Bittgesuche, theils in der an das löbliche Vize-Directorat der medizinisch chirurgischen Studien gerichteten Aeußerung enthalten sind, und die auf den ersten Theil der Bitte Bezug haben: so sagt Herr Dr. Fleischmann: er halte den Unterricht wie überhaupt, so in's besondere in Bezug auf Homöopathie für den einzigen und besten Weg Vorurtheile und Pfuscherei zu beseitigen. Da bis jetzt kein angestellter Arzt sich mit der Homöopathie so vertraut gemacht hat, daß er darüber einen passenden Unterricht ertheilen könnte, und da es doch für die Aerzte nothwendig sein dürfte, sich mit allen Heilapparaten bekannt zu machen, so wolle er den erforderlichen Unterricht ertheilen. Erforderlich aber sei nur ein praktischer d. i. ein solcher, der sich bloß mit dem Differenzpunkte zwischen der alten und neuen Schule d. i. mit der Behandlung von Kranken befaßt. Jeder theoretische Unterricht über Homöopathie sei überflüssig, weil jeder homöopathische Arzt dieselben Vorkenntnisse und Studien braucht, als ein allopathischer; ja ein solcher Unterricht sei zu vermeiden, weil er zu Diskussionen und somit zu Feindseligkeiten führt. Diesen Unterricht wolle er daher auch nur promovierten oder nächst zu promovierenden Aerzten und zwar in der Art geben, daß er den Zuhörer zuerst die Krankheitsgeschichte erforschen läßt, ihnen dann nach den üblichen wissenschaftlichen Regeln die Diagnose (Krankheitsbestimmung) construire, endlich das zu gebende homöopathische Heilmittel nenne, praktische Bemerkungen über homöopathische Arzneimittellehre einstreue, und die Geübteren seiner Zuhörer zuletzt das Alles unter seiner Leitung thun lasse; dabei sich aber aller Diskussionen enthalte, denn nicht Proselyten wolle er machen sondern ein rein wissenschaftliches Streben betätigend den jüngeren Aerzten Gelegenheit geben, sich von der Wahrheit oder Unwahrheit der homöopathischen Heilmethode am Krankenbette zu überzeugen. Dadurch hoffe er, wie gesagt, der Pfuscherei zu steuern, den jungen Aerzten Gelegenheit zur allseitigen Ausbildung ihrer Kenntnisse, zur Vereinfachung ihrer Behandlung, und zu großen Ersparnissen für arme Kranke zu geben.

Der Ausschuß wird sich bei dem Umstande, daß das Bittgesuch des Herrn Dr. Fleischmann bereits von den Herrn Professoren von Töltényi und Lippich und von dem Herrn Vize-Director von Well auf eine fachgemäße und gründliche Weise gewürdigt worden ist, auf kurze Bemerkungen beschränken.

Herr Dr. Fleischmann fordert Zuhörer mit einer nach hippokratischen Grundsätzen erlangten Vor- und Ausbildung, er selbst befolgt die in diesen Schulen üblichen Vorgänge am Krankenbette bis zu dem Augenblicke, wo das ärztliche

Handeln beginnt; da ist er mit einem Mahle Homöopath. Herr Dr. Fleischmann muß zugeben, und jedem Layen ist es einleuchtend, daß aus lauter echt hippokratischen Prämissen, kein echt homöopathischer Schluß gefolgert werden kann; und das ärztliche Handeln am Krankenbette verhält sich doch nicht anders zu den vorausgegangenen auf die Krankheit bezüglichen Erforschungen und Ueberlegungen, als wie der Schluß zu seinen Prämissen. Der projektirte Unterricht Dr. Fleischmann's, soll er mit ernstem wissenschaftlichen Sinn betrieben werden, ist also entweder rein unmöglich, oder wenn dieser Sinn dabei fehlt, eitles Blendwerk, leerer, hohler Schein.- Der Ausschuß hat keinen gültigen Grund anzunehmen, es sei von Dr. Fleischmann bei seinem nachgesuchten praktischen Unterricht, zuletzt auf Täuschungen abgesehen. Er will ja keine Proselyten machen, will der Pfuscherei steuern, will nützen.- Was also Dr. Fleischmann beabsichtigt, ist seinem Wesen nach eine rein unmögliche, unausführbare Sache. Auf dasselbe Resultat führen auch noch andere in Betrachtung gezogene Pünkte des Bittgesuches:

Dr. Fleischmann will praktischen Unterricht am Krankenbette über die homöopathische Heilmethode geben, also einen Unterricht, den seine Zuhörer früher nicht genossen haben: fragen wir, worin dieser bestehe, so erhalten wir zur Antwort: in der Nennung des zu gebenden homöopathischen Heilmittels und in eingestreuten Bemerkungen über Arzneimittellehre. Nun sieht aber wohl jeder ein, daß das Namen = Nennen und Bemerkungen = Einstreuen nicht Unterricht heißen könne. Es fehlte ja bei einem solchen Vorgange an allem Zusammenhange, an einer Einsicht in das Mitgetheilte, an irgend einer Erkenntniß. Der projektirte Unterricht ist also eigentlich keiner, er könnte höchstens eine mechanische Gedächtnisübung genannt werden. Dr. Fleischmann geräth also mit sich selbst in Widerspruch und auf Unmögliches.

Herr Bittsteller will ferner den oft genannten Unterricht schon graduirten oder nächst graduirt werdenden Aerzten geben, und diese sollen dadurch Gelegenheit bekommen, sich von der Wahrheit oder Unwahrheit der neuen Heilmethode zu überzeugen.

Wenn es auch möglich wäre, Schüler zugleich zu Schiedsrichtern über das zu Erlernende zu machen, was es nicht ist, wie sollte dieß bei diesem Unterrichte Halt finden, da dabei nicht erklärt, nicht Gründe und Gegengründe gegen einander abgewogen, und Folgerungen daraus gezogen werden? Es ist daher unmöglich, daß Dr. Fleischmann mit seinem Unterrichte überzeuge. Hat er aber wirklich die ausgesprochene Absicht, die Zuhörer von der Wahrheit oder Unwahrheit der homöopathischen Heilmethode zu überzeugen, so ist es unmöglich, daß er den angegebenen Gang am Krankenbette einhalten, es ist unmöglich, daß er so weit ausgebildeten Schülern, wie er sie zu haben wünscht, ihre Fragen nach den Gründen des Verfahrens, des Gelingens oder Nichtgelingens nicht beantworte, unmöglich, daß er ihre Zweifel nicht löse, ihre irrigen Ansichten nicht berichtige, ihre Gegengründe nicht widerlege, seine eigene Ansicht nicht entwickeln und nicht durch Gründe unterstütze, mit einem Worte, es ist ihm unmöglich zu überzeugen, ohne ganz anders zu verfahren, als er im

Bittgesuche angegeben hat, mithin Diskussionen, und alles, was diese in ihrem Gefolge haben, zuzulassen, ja selbst herbeizuführen.

Würde aber doch ein solcher Unterricht ertheilt, wie ihn Dr. Fleischmann zu ertheilen vorschlägt: so müßten die Zuhörer, da sie nicht überzeugt werden könnten, entweder den Lehrer verlassen, oder dessen blinde Nachahmer, also ganz nahe Empiriker, somit Pfuscher werden, die der Schule zur Schande, der leidenden Menschheit zum Verderben gereichen. Herr Dr. Fleischmann würde die niederschlagende Erfahrung machen müssen, keinen der Vortheile, die er sich von seinem Unterrichte verspricht, erlangt, dagegen alle Uebelstände, gegen die er ankämpfen will, durch sich veranlaßt, wie Unkraut aufwuchern zu sehen.

Da der von Dr. Fleischmann angetragene Unterricht in der angegebenen Weise unmöglich, da er in Bezug auf Homöopathie so viel wie keiner ist, da er zudem nicht führt, wozu er verhelfen soll, dagegen aus innerer Nothwendigkeit das hervorruft und fördert, was er zu beseitigen beabsichtigt, so kann der Ausschuß der medizinischen Fakultät nicht dafür stimmen, daß dem Ansuchen des Dr. Fleischmann willfahrt werde.

Da die Unhaltbarkeit der von den Bittstellern angeführten Gründe sich klar herausstellt, und besondere Begünstigungen am allerwenigsten jenen zu Theil werden können, welche bestehende Gesetze ungescheut tagtäglich übertreten, wie dieß bei den Homöopathen mit dem Selbstdispensiren der Fall ist, so muß der Ausschuß der medizinischen Fakultät, im Nahmen dieser, sich gegen die Bewilligung der von den Herrn Doctoren Franz Wurm und Wilhelm Fleischmann nachgesuchten Lehrkanzeln über Homöopathie aussprechen.

Indem er dieses freimüthig thut, und dadurch eine Pflicht der medizinischen Fakultät, als kunstverständigen Behörde über Sanitätsgegenstände erfüllt, hofft er, die hohe Staatsverwaltung werde seinen angegebenen Gründen eine gerechte Würdigung zu Theil werden zu lassen, und ihm die Anerkennung nicht versagen, daß er sich dabei bloß von der Liebe zur Wahrheit, von dem Interesse an der Wissenschaft, und von dem Bestreben habe leiten lassen, Nachtheile, welche seiner vollkommenen Ueberzeugung nach aus der Verleihung dieser Lehrkanzeln der Kunst und der leidenden Menschheit drohen, ferne zu halten.
Wien den 18ten Juni 1842

Das handschriftlich abgefaßte Original dieses Gutachtens befindet sich in der Personalakte Wurm (im Universitätsarchiv Wien, Med. Dek. Nr. 191.841) und wurde hier ungekürzt und unter Beibehaltung der damaligen Orthographie wiedergegeben.

12.4.2 Gutachten der medizinischen Fakultät der Universität Leipzig (1872)

An
das Königliche Ministerium des Cultus
und öffentlichen Unterrichts
zu
Dresden.

Unter dem 2./13. Septbr 1871 hat das Königl. Ministerium des Cultus und öffentlichen Unterrichts ein Gutachten der gehorsamst unterzeichneten medicinischen Facultät erfordert, ob dem Gesuch des Dr. Carl Heinigke in Leipzig, behufs der Erlangung der venia legendi von dem üblichen Colloquium dispensiert zu werden, stattgegeben werden könne.

Es ist wichtig, daß derselbe (am 30. Mai 1870) zum Zweck seiner Habilitation der Facultät eine von ihm herausgegebene Schrift „Die Principien der Homöopathie" übergeben hat. Jedoch hat er damals nicht „Bedenken getragen, vor einem Collegium, in welchem sich ein Vertreter dieser Heilmethode nicht befinde, einem Colloquium sich zu unterwerfen". Vielmehr hat die Facultät auf seine Anfrage auch den Bedingungen der Zulassung zur Habilitation in ihrer Sitzung vom 12. Juli 1871 seine Zulassung auf Grund der Mangelhaftigkeit seiner Schrift einstimmig abgelehnt, und der damalige Decan dieß ihm notifizirt.

Die medicinische Facultät wird und kann keinen ihrer jetzigen oder künftigen Docenten verhindern, über Homöopathie zu lesen und hat den Inhalt der Vorträge allenthalben dem Gewissen jedes einzelnen Lehrers zu überlassen. Denn auch die Facultät hält den Grundsatz hoch: „Die Wissenschaft muß frei sein". Sie wird daher auch keinen Arzt von der venia legendi allein deßhalb ausschließen, weil von ihm bekannt ist, daß er die Lehre der Homöopathie verkünden wolle. Aber sie glaubt die Verpflichtung zu haben, von der Zulassung zu einem medicinischen Lehrstuhle diejenigen abzuhalten, von welchen ein ernstes wissenschaftliches Streben nicht zu erwarten steht.

Wenn es sich um Beurtheilung jüngerer Candidaten oder Docenten handelt, so ist man gewöhnlich darauf beschränkt, nach dem Maaße ihrer positiven Kenntniß und nach der Klarheit ihrer wissenschaftlichen Anschauungen die Wahrscheinlichkeit ihrer Befähigung zum Lehrberuf abzuschätzen. Wenn jedoch, wie bei Dr. Heinigke, bereits eine Laufbahn von anderthalb Decennien vorliegt, so dürfen wohl nicht nur Kenntnisse, sondern es müssen auch vorhandene positive Leistungen in der Wissenschaft verlangt werden. Solche sind der Facultät seitens des Bittstellers lediglich nicht bekannt. Wenn auch die von ihm eingereichte Schrift keineswegs ohne Geschick abgefaßt ist, wenn namentlich durch philosophische klingende Ausdrücke und Redensarten und durch das Hereinziehen physicalischer Sätze der Schein einer besonders tiefen Wissenschaftlichkeit erstrebt und die Schwierigkeit, in der Medicin zu sicheren Thatsachen zu gelangen, gegen die nichthomöopathischen Arbeiten und Anschauungen polemisch benutzt wird, so ist der Sprung aus den hochgeschraubten Forderungen an eine wahrhaft wissenschaftliche Medicin zu den willkührlichen Behauptungen der Homöopathen, für deren Richtigkeit nirgends eine directe Beweisführung unternommen wird. ein ganz unvermittelter und zeugt mindestens von einer Unfähigkeit zu logisch wissenschaftlicher Behandlung eines Gegenstandes. Es ist nicht wünschenswerth, daß ein solches Verfahren, so wirksam es sein mag für das große Publikum und für Nichtsachkenner, auf den Lehrstühlen der Universität sich einbürgere.

Das hohe Ministerium hat des Weiteren für den Fall, daß nach der Ansicht der medicinischen Facultät der Dr. Heinigke nicht für geeignet zur Habilitation angesehen werden könnte, gutachtliche Vorschläge erfordert, wie ein wirklich wissenschaftlich gebildeter Lehrer der Homöopathie für die Universität zu gewinnen sein möchte.

Hochdasselbe hat die Frage, ob die Habilitation eines Lehrers der Homöopathie an der Universität Leipzig zugelassen sei, im Voraus als bejaht erklärt, und hervorgehoben, daß die Wissenschaft frei sein müßte, daß ferner entschiedene Gegner der Homöopathie den günstigen mittelbaren Einfluß derselben auf die Medicin nicht läugnen, sodann daß die Homöopathie, auf ein neues Princip gegründet, 70 Jahre lang sich erhalten und überall, auch in Sachsen, sich ausgebreitet habe.

Die medicinische Facultät hält sich verpflichtet hierzu und zur Aufklärung des wahren Sachverhalts, Einiges gehorsamst vorzutragen.

Wenn es einem bereits zugelassenen Lehrer unbenommen bleibt, homöopathische Richtungen zu verfolgen, so ist dieß Freiheit der Forschung. Wenn aber ein Lehrer angestellt wird mit dem Zwecke, Homöopathie vorzutragen, so ist dieß Anerkennung der Homöopathie als besonderer berechtigter Wissenschaft durch die Staatsregierung und wenn die medicinische Facultät dabei mitwirkt, durch diese.

Es ist eine weitverbreitete, oft schon widerlegte, aber in ihrem Interesse von den sogenannten Homöopathen immer wieder genährte Irrlehre, als ob die Medicin zu den als Homöopathie bezeichneten Behauptungen und therapeutischen Verfahrungsarten in einem Gegensatze stehe, gleichsam wie eine alte Medicin zu neuen, wie eine catholische Medicin zu einer protestantischen oder wie Hahnemann das verblendende Schlagwort erfunden, wie eine allopathische zu einer homöopathischen Lehre.

Die Medicin, wenn man sie sozusagen personifiziren darf, nimmt von allen Seiten auf, was ihr brauchbar scheint, von fremden Wissenschaften, wie von den Erfahrungen des einzelnen Arztes oder auch Nichtarztes bei der Beobachtung und Behandlung der Krankheit. Sie verfährt dabei oft eher zu hastig als zu wählerisch und da sie keinen anderen Wunsch haben kann, als die Kranken so sicher und so rasch als möglich zu heilen, so nimmt sie die Mittel dazu, wo sie sie findet und sei deren Quelle auch noch so trübe. Die Medicin ist durch diese Bereitwilligkeit, überall etwas zu lernen und zur Verwendung zu bringen, oft genug in große Irrwege gelangt und hat häufig Mühe gehabt, wieder davon sich zu erholen. Namentlich haben manche durch die Schärfe ihrer Behauptungen oder das Ungestüm ihrer Opposition sich hervordrängende Aerzte früher oft für längere Zeit auf die Gestaltung der Medicin bestimmend gewirkt und nur der neuesten Zeit ist es vorbehalten gewesen, das Verhängnißvolle der Hingabe an solche „Schule" machende Führer zu begreifen.

Auch Hahnemanns Einfluß ist seiner Zeit vielleicht nicht ganz gering gewesen, vornehmlich der Einfluß seiner Angriffe auf manche damals verbreitete Theorien und geläufige practische Misbräuche [sic!] und so hat auch dieser Arzt Einiges zur Gestaltung der heutigen Medicin durch seine Opposition beigetragen. Die Verminderung des Arzneiverbrauches aber ist durchaus nicht, wie oft behauptet wird, dem Einfluß Hahnemanns, sondern den Fortschritten der wissenschaftlichen Heilkunde zuzuschreiben.

Was die positive Grundlage, das sogenannte „neue Princip" der Hahnemann'schen Lehre anbelangt, so beruht diese unbestritten nur auf drei Sätzen:

1.) Der Grundsatz, daß Similia Similibus geheilt werden solle.

Die wissenschaftliche Medicin erkennt vollständig an, daß in einzelnen Fällen Krankheitserscheinungen beseitigt werden können durch Mittel welche in anderen Mengen angewandt, ähnliche Erscheinungen hervorrufen, so wird gegen Diarrhoe Manchen mit Erfolg Rhabarber gegeben. Die Medicin kann aber nicht anerkennen, daß jener, übrigens sehr wage und unwissenschaftliche Satz (Similia Similibus) allein leitend bei der Wahl der Mittel sein müßte. Hahnemann hat um das richtige, d. h. das ähnliche Symptome machende Mittel gegen Krankheitszustände herauszufinden, die Prüfungen der Arzneistoffe an Gesunden eingeführt. Auch die wissenschaftliche Medicin benutzt die experimentelle Anwendung von Arzneimitteln an Menschen und Thieren, um deren reine Wirkung kennen zu lernen; aber sie hält diese Erfahrungen an Gesunden nicht für die allein maßgebenden zur Anwendung der Mittel in Krankheiten und kann allerdings die Art der Feststellung der Wirkungen nicht billigen, wie sie von den Homöopathen durch eine fast ordnungslose Aufzählung aller Befindensstörungen bei den dem Versuche unterworfenen Menschen ohne jede Ueberlegung, was davon zufällig sein möchte, bewerkstelligt zu werden pflegt.

Die wissenschaftliche Medicin benützt überhaupt jedes Mittel, für dessen Wirksamkeit ernsthafte Erfahrungen sprechen und würde Hahnemann für irgend einen Krankheitszustand ein wirksames Mittel entdeckt haben, oder seine Nachfolger in Zukunft ein solches entdecken, so würde die wissenschaftliche Medicin keinen Augenblick zögern, davon Gebrauch zu machen.

Auch die Homöopathen der Jetztzeit ihrer Seits sind aber hinsichtlich des Satzes Similia Similibus selbst großentheils nicht mehr so exclusiv, wie Hahnemann, und wenden oft genug, namentlich in Fällen, wo kräftige Einwirkungen auf den kranken Körper nothwendig erscheinen, die von nichthomöopathischen Aerzten gegebenen starken Mittel an (z. B. Heinigke „im Nothfall" und unter [„]besonderen Umständen"), Manche unter ihnen freilich unter der trügerischen Versicherung an die Patienten, die concontirten Substanzen seien gewöhnliche homöopathische Mittel.

2.) hat Hahnemann als Grundlehre aufgestellt, daß alle langwierigen Krankheiten von Syphilis, Sycosis (Feigwarzenkrankheit) oder Psora (Krätze) herkommen. Die wissenschaftliche Medicin hat Gelegenheit gehabt, durch langsam fortschreitende Beobachtungen die außerordentlich zahlreichen und vielgestalteten Folgen der Syphilis nach und nach kennen zu lernen. Sie nimmt die Feigwarzenkrankheit als einen Theil dieser Folgen der Syphilis an; dagegen hat sie die von manchen Aerzten aus ihrer Mitte früher gleichfalls in größter Ausdehnung gefürchteten Folgen der Krä[t]ze nach vielen Discussionen als nicht existirend erkannt. Jedenfalls aber hat die Medicin sich niemals dazu herbeilassen können, jener nirgends erwiesenen Hahnemannschen Aufstellung, daß die langwierigen Krankheiten nur jene drei Quellen haben, beizupflichten. Und unter den Homöopathen der Jetztzeit dürften sich nur Wenige finden, die noch offen jenen Grundsatz ihrer Lehrer nachzusprechen wagen.

3.) hat Hahnemann den Satz aufgestellt, daß die Wirksamkeit der Medicamente mit ihrer Verd[ünn]ung wachse und zwar bis ins Unendliche, bekanntlich so, daß noch dem decillionsten Theil eines Grans eine bedeutende Wirkung zukomme. Die Medicin hat gleichfalls die Erfahrung gemacht, daß die Wirksamkeit eines Arzneistoffes nicht jedesmal mit der Verkleinerung der Menge desselben proportional abnimmt, daß kleine Mengen desselben Stoffs bisweilen anders, ja selbst nützlicher wirken, als große. Aber sie hat sich weder dazu verstehen können, jenen Satz, der sich bei einigen wenigen Substanzen bewährt, als ein allgemeines Naturgesetz anzuerkennen, noch findet sie, daß die Beweise für die Wirksamkeit extrem-kleiner Theile eines Arzneistoffs auch nur entfernt erbracht seien. Auch die Homöopathen der Jetztzeit haben jene ausschweifende Verdünnungen nach der Hahnemann'schen Vorschrift größtentheils nicht beibehalten und benützen vielfach Dosen, welchen bei stark wirkenden Substanzen immerhin möglicherweise noch einige Wirkung zukommen kann. Es wäre die Aufgabe, durch strenge Beobachtung nachzuweisen, bis zu welchem Verdünnungsgrade bei jeder einzelnen Substanz noch eine Wirksamkeit sich nachweisen läßt. Indessen ist dies eine Aufgabe, die bei den nicht abzuhaltenden störenden Einflüssen im Organismus kaum zu lösen ist, von den Homöopathen aber gar nicht unternommen wird, weil für sie die Wirksamkeit ihrer Arzneisubstanzen ohne Beweis feststeht. Und hierin liegt allerdings einer der wesentlichsten Unterschiede zwischen den die Homöopathie pflegenden und den sie verwerfenden Aerzten. Die Letzteren sind gegenwärtig ganz unzweifelhaft darüber, daß zahlreiche Krankheiten, die überhaupt heilbar sind, auch ohne Arznei, durch bloßes diätetisches Verhalten, ja selbst bei groben Misgriffen [sic!] heilen können und in der That oft heilen. Es liegt ihnen daher die Vermuthung nahe, daß die unter der Anwendung jener äusserst kleinen ArzneiMenge, deren Wirksamkeit Niemand direct nachgewiesen hat, geheilte Krankheiten, aber von selbst geheilt seien. Die Medicin hat keinen Zweifel darüber, daß es für viel[e] Kranke ungleich besser ist, ein wenn auch ganz wirkungsloses Streukügelchen zu schlucken oder auch daran, obwohl es geruchlos ist, zu riechen, als täglich große Mengen von mehr oder weniger stark wirkenden und übelschmeckenden

Arzneien in den Magen einzuführen. Sie könnte fast die Homöopathen darum beneiden, daß diese in der Lage sind, durch Abreichung [sic!] vom Publikum als sehr wirksam hingenommener, in der That aber ganz indifferente Substanzen in spärlichster Menge der Krankheit ihren normalen Verlauf lassen zu dürfen, während der Nichthomöopath von dem Publicum nur zu oft zum beständig sich wiederholenden Verschreiben von Arzneien gedrängt wird. Oft mag ein Arzt, der sich weigerte, auf solche Forderung seines Kranken einzugehen, von diesem abgedankt worden sein, und letzterer sich dann zum Homöopathen gewandt haben, unter dessen Gebrauch d[e]s wirkungslosen und in seltenen Gaben verwandten Milchzuckers die Heilung so gut eintrat, als wenn der Kranke dem frühern Arzt gefolgt hätte, der ihn vom Arzneigebrauch überhaupt abmahnte. Und ebenso ist oft ein Kranker, der sich nach eines unverständigen Arztes ungebührlichen Verordnungen mannichfaltigster [sic!] Medicamente nicht zu erholen vermochte, rasch gebessert werden, wenn er statt derselben nur noch von Zeit zu Zeit ein unschuldiges Streukügelchen zu sich zu nehmen hatte. Andererseits aber trachtet die wissenschaftliche Medicin, durch sorgsame Beobachtung und Erwägung die Puncte festzustellen, wo eine arzneiliche Einwirkung nützlich und nothwendig ist und sie ist im Stande, an einzelnen Beispielen nachzuweisen, wie Krankheiten durch die factisch einflußlose Behandlung der Homöopathen notorisch unheilbar werden.

Dies sind die 3 neuen Principien Hahnemanns!

Es wäre unrichtig, wenn man auch noch das als Hahnemannsche Neuerung aufstellen wolle, daß er die einzelnen Krankheitsfälle nicht dem Namen nach, sondern nach den Besonderheiten des einzelnen Falls behandelt wissen wollte. Individualisiren der Fälle ist vielmehr das Streben aller aufgeklärten Aerzte seit Hippocrates gewesen und nur unter der Herrschaft einseitiger Schulen zuweilen hintangesetzt worden.

Wenn nun aber nach Obigem die Principien discutirbar sind und die zweifelhaften factischen Fragen durch eine strenge Beobachtung der Entscheidung entgegengeführt werden können, so scheint es zumal bei den in anderen Puncten so weit auseinandergehenden Anschauungen der einzelnen Aerzte ganz unbegreiflich, daß noch heute von einer Homöopathie, als von einer besonderen Lehre die Rede sein kann, die zu einem besonderen Namen berechtigt neben der gesammten Medicin einhergehe und sich sogar dieser als feindselige Partei gegenüber stelle.

Ohne Zweifel würde und könnte ein solches Verhalten nicht stattfinden, wenn die Medicin eine reine Wissenschaft wäre, und nicht zugleich zum Erwerb dienen würde. Es hätte sich eine Zeit lang eine Abweichung der Meinungen erhalten mögen, aber im Laufe der Zeit müßten sich die Ueberzeugungen klären und könnte so wenig eine Nebenlehre fortbestehen, als dieß in der Physik, der Physiologie etc. möglich ist.

Aber die Medicin dient eben zugleich dem Erwerbe und dieser gedeiht um so sicherer, je mehr der Arzt den Vorurtheilen des Publicums entgegenkommt. Solange es ein Publicum giebt, welches, ohne alle Fähigkeit eine ärztliche Frage zu entscheiden, sich von der Richtigkeit der Homöopathie überzeugt hält, wird es auch Aerzte geben, welche es nützlich finden, unter dieser Fahne zu practiciren. Und so lange die Krankheiten von selbst und zumal unter Pflege heilen und jene Homöopathen sich nennenden Aerzte eine solche Pflege zu leiten verstehen, wird auch ein Publikum nicht fehlen, welches die Erfolge der Homöopathie zuschreibt. Und der homöopathische Arzt selbst ist deshalb noch keineswegs ein Betrüger. Es gehört außerordentliche Selbstüberwindung dazu, sich zu sagen, daß eine überraschende Heilung doch auch möglicherweise nicht durch die angewandten Mittel, sondern durch den natürlichen Verlauf der Krankheit zu stande gekommen sei. Da die Gegenprobe im einzelnen Fall nie möglich ist, so setzt sich allmählig gerne auch bei den richtigsten Köpfen die Meinung fest, als haben ihre nach homöopath. Anleitung gewählte[n] Mittel genützt.

Die Aufgabe eines Lehrers der Medicin ist unter Andern auch die, die Studirenden zu jener schwierigen Selbstverleugnung hinzuleiten und an den Einzelfällen sie prüfen zu lehren, was der Organismus in Krankheiten für sich zu wege bringt und wo und wie man ihm nachhelfen kann. Diese Prüfung ist bei den homöopathischen kleinen Gaben, weil sie keine objectiv nachweisbare Wirkung haben, unmöglich. Sie können auch nicht von demjenigen erwartet werden, in dessen Ueberzeugung die Wirksamkeit dieser Gaben bereits feststeht.

Hiernach kann von keinem erklärten Homöopathen eine unbefangene kritische Behandlung der homöopathischen Erfahrungen gehofft werden, wie eine solche hinsichtlich aller anderen medicinischen Erfahrungen die anerkannte und von allen denkenden Aerzten fortwährend angestrebte Aufgabe ist.

Es handelt sich aber auch beim Erlernen der Homöopathie keineswegs um ein kritisches Verfahren oder um eine wissenschaftliche Darstellung einer Lehre. Im Gegensatz zu der Heilkunst, welche von der Facultät vertreten wird und welche ihr Handeln mehr und mehr durch Anschluß an die Naturwissenschaften, namentlich Physik, Chemie und Physiologie zu einem wissenschaftlichen, rationellen zu machen sucht, hat die homöopathische Technik alle Fühlung mit den Naturwissenschaften verloren und bedarf ihrer und der Vorbereitung durch sie gar nicht. Ein Elenchus symptomatum[940] und ein Register von Behauptungen über Arzneimittelwirkungen enthält alles was der Homöopath bedarf. Irgend eine wissenschaftliche Vorbildung ist für ihn überflüssig, wenn denn in der Tath bekannterweise noch vor Kurzem ein Postsecretär bei sehr Vielen als hervorragender Homöopath galt. Auch eine besondere Krankenbeobachtung ist der Homöopathie nicht eigen; denn auch jeder gründliche Arzt sucht von seinem Kranken so viel als möglich zu erfahren und sobald die Homöopathie irgend eine neue Untersuchungsmethode ausfindig machen würde, so wäre dieselbe sofort von der Gesammtmedicin acceptirt. Die Manipulation bei der Verdünnung der Arzneistoffe kann jeder in jeder beliebigen homöopathischen Apotheke kennen lernen und zu dem Arzneiversuche an Gesunden bedarf es eben-

---

[940] Elenchus (lat.): Verzeichnis; gemeint ist wohl das homöopathische Repertorium (Symptomenverzeichnis).

falls keiner besonderen Anleitung: viele derselben sind von Laien angestellt worden. Es gibt nicht nur ein auf Homöopathie bezügliches Verhältniß, welches für Studirende wirklichen Nutzen bringen kann: das ist eine nach homöopathischen Regeln geleitete Klinik, nicht eine Poliklinik in der man von dem Verlauf der Krankheiten und dem Erfolge der Curen meist nicht viel erfährt, sondern eine stehende Klinik, in welcher der Gang der Erkrankung unter homöopathischer Behandlung verfolgt werden kann. Aber es ist klar, daß sich eine Staatsregierung oder eine Facultät bei Errichtung einer solchen Klinik direct nur dann betheiligen kann, wenn sie bereits überzeugt ist von der Nützlichkeit des homöopathischen Heilverfahrens, sowie davon, daß nicht bei demselben durch unterlassene andersartige Hilfe das Leben des Kranken zuweilen gefährdet wird. Nur dann läßt es sich mit dem Gewissen vereinigen, daß Kranke einer solchen Klinik gewissermaßen unter der Autorität des Staates zugewiesen werden.

Die Ernennung eines Docenten der Homöopathie an der Universität ist somit, wenn es sich um einen theoretischen Lehrstuhl handelt, ganz nutzlos, wo ein klinischer in Frage kommt, schwer zu verantworten, in beiden Fällen aber sicherlich eine solenne [sic!] Anerkennung einer Secte, welche mit der wissenschaftlichen Medicin, wie sie in der Facultät vertreten wird, nichts gemein hat.

Daß die Homöopathie einen mittelbaren Einfluß auf die Gesamtmedicin gehabt hat, kann keine Veranlassung sein, ihr einen Lehrstuhl einzuräumen, denn es gibt keine in weiteren Kreisen verbreitete Verkehrtheit, die nicht auch auf die solide Wissenschaft influendirt [sic!] hätte. Auch die Socialcommunistische Lehre hat den Einfluß gehabt, daß dem Schicksal der Arbeiterclasse mehr Aufmerksamkeit gewidmet wird und doch begründet dies nicht die Errichtung eines Socialcommunistischen Lehrstuhls.

Daß die Homöopathie seit 70 Jahren gelehrt wird und sich über alle Culturländer der Erde also auch über Sachsen verbreitet hat ist kein Beweis für ihren Werth und macht die Errichtung eines Lehrstuhls für sie noch nicht nothwendig. Weder die Jahre seiner Dauer noch die Zahl seiner Anhänger machen einen Irrthum zur Wahrheit. Noch in ganz anderer Ausdehnung dürfte sich der Spiritismus über die cultivirtesten Länder verbreitet haben und findet überall, auch in Sachsen, begeisterte Anhänger und doch würde keine philosophische Facultät ihren Ruf damit bloßstellen wollen, zu einem spiritistischen Lehrstuhle Vorschläge zu machen.

Uebrigens ist der medicinischen Facultät unter der ganzen gegenwärtigen Generation der homöopathischen Aerzte auch nicht Einer bekannt, der durch irgend hervorragende positive Leistungen, durch den Ernst seiner Forschung und durch die sichere Abwesenheit jeder schwindlerischen Beimischung die Ehre verdiente, einer Cooperation anzugehören, in welcher bis jetzt allerdings auf ein „ernstes wissenschaftliches Streben" gehalten worden ist.

Andererseits ist es nicht die Absicht der Facultät, irgendwie hindernd zu sein, daß die für homöopathische Zwecke der Regierung zur Verfügung gestellten Mittel im Interesse dieser Secte, aber ohne Zusammenhang mit Facultät und Universität, verwendet werden und zwar am besten durch U[e]berweisung an eine homöopathisch-klinische Anstalt, deren Anfänge bereits vorhanden sind und für deren Leitung der Central-Verein der Homöopathen, dessen Comitémitglieder zum Theil in Leipzig practiciren, am besten die Vorschläge machen dürfte.

Das handschriftlich abgefaßte Gutachten befindet sich im Universitätsarchiv Leipzig (Med. Fak. B I 17) und wurde hier ungekürzt und unter Beibehaltung der damaligen Orthographie wiedergegeben. Kleine, für den Inhalt unbedeutende Streichungen und Korrekturen im Originaltext wurden direkt übernommen, in der vorliegenden Transkription aber nicht eigens gekennzeichnet.

12.4.3 Gutachten der medizinischen Fakultät der Universität Freiburg (1900)

Freiburg den 29. November 1900.

An die medicinische Fakultät.

Die Errichtung homöopathischer Lehrstühle an den Landesuniversitäten betreffend.

Die Unterzeichneten, mit der Berichterstattung über die Frage betraut, ob die Errichtung eines Lehrstuhles für „Homöopathie" an unserer Fakultät anzustreben sei, beehren sich der medicinischen Fakultät folgendes vorzutragen:
Die sogenannte Homöopathie ist ein ursprünglich von Samuel Hahnemann ausgedachtes System der Behandlung krankhafter Zustände, welches sich stützt
 1. auf die nach dem Einnehmen von Arzneistoffen bei Gesunden eintretenden Erscheinungen; 2. auf die rein willkürliche Annahme, dass, wenn gewisse Erscheinungen als Symptom einer Krankheit auftreten, diejenigen Stoffe, welche bei Gesunden gleiche oder ähnliche Erscheinungen bewirken, als Heilmittel in Bezug auf diese Symptome zu wirken im Stande seien: „Similia similibus curantur;"
 3. auf die /homöopathische/ Dosenlehre, deren Brennpunkt die Annahme ist, dass bis auf Hahnemann unerhörte Verdünnungen, sog. Potenzierungen, von Arzneimitteln noch deutliche arzneiliche Wirkungen ausübten, und dass dieselben den gewöhnlich gebrauchten Arzneimitteln vorzuziehen seien, weil sie keine schädlichen Nebenwirkungen mehr entfalteten. Und auch jetzt noch gilt in der sog. Homöopathie, angeblich in beschränkten [sic!] Umfange, der Satz, dass mit der Verdünnung der Arznei „die Arzneikraft wachse"; derselbe gilt bei sogen. indifferenten Mitteln, wie z. B. dem Kochsalz, sowie bei den unlöslichen Substanzen, wie Kieselerde, Kohle u. s. w., welche mit indifferentem Milchzucker stundenlang verrieben werden sollen, damit ihre Oberfläche vergrössert und dadurch „ihre Assimilierbarkeit ermöglicht werde["]. Auch diese Annah-

me ist eine gänzlich willkürliche. Uebrigens wird jedem Praktiker überlassen, wie weit er mit diesem „Potenzieren" vorgehen soll; die Erfahrung werde jedem schon die richtigen Wege zeigen.

Unter allen Umständen wird vom Homöopathen der objektive Krankheitszustand unterschätzt im Gegensatz zum subjektiven Empfinden des Kranken. Hahnemann und auch seine heutigen Anhänger lehren, dass, da von der Krankheit mit Sicherheit nichts weiter zu erkennen sei, als die Summe ihrer Symptome, die Heilerfolge steigen müssten, sofern die subjektiven Symptome entsprechend berücksichtigt würden. Die Krankheitsnormen seien unwichtig, denn jeder Krankheitsfall sei etwas Neues noch nicht Dagewesenes, gewissermassen ein selbständiges Individuum, dem in der Welt der Arzneikörper ein ebenso selbständiges Individuum entspräche; der Komplex der durch eine Arznei hervorgebrachten Krankheitssymptome müsse selbst als eine künstliche Krankheit betrachtet werden, welche die spontan entstandene zu heilen im Stande ist. Die Kenntnis all dieser unendlich mannigfaltigen Beziehungen erst erhöbe den Arzt zum Heilkünstler, „jede Silbe dieses Wortes in ihrer wuchtigsten und erhabensten Bedeutung gefasst."

Es bedarf keiner weiteren Ausführung, dass, im Gegensatz zu lediglich auf die alleroberflächlichsten und äusserlichsten Erscheinungen sich stützenden Anschauungen der Homöopathie, die wissenschaftliche Heilkunde, wie sie an unseren Hochschulen gelehrt wird, die Abweichungen von den Lebensvorgängen des gesunden Bürgers /die Krankheitserscheinungen/ nach ihrem Wesen, ihrem Ablauf, ihren Wirkungen und ihren Ursachen zu ergründen sucht; zur Herbeiführung der Heilung wendet dieselbe solche Mittel an, welche den natürlichen Ablauf der Krankheit durch Hinwegschaffen von Hindernissen und durch Erhaltung der Kräfte des Kranken zu fordern geeignet sind.

Hervorgehoben sei nur noch, wie leicht Hahnemann es sich machte, um über Schwierigkeiten hinwegzukommen, die seiner Anschauung angesichts der thatsächlichen Erscheinungen bei Krankheiten und der von ihm beobachteten Arzneiwirkungen sich in den Weg stellten. So wird von ihm bezüglich der mannigfaltigen Erscheinungen, welche Arzneimittel hervorrufen können und die sich mit den Erscheinungen einer Krankheit nicht decken, einfach behauptet, dass diese übrigen Wirkungen dabei nicht zur Geltung kämen und als bedeutungslos ausser Acht gelassen werden könnten.

Wenn behauptet wird, die homöopathische Heilmethode habe aber doch unzweifelhafte u. offenkundige Heilerfolge aufzuweisen, so erklären sich diese Erfolge erstens durch die Wirkung, nicht der angewendeten homöopathischen Arznei, sondern der im Körper fortwährend thätigen Kräfte und Schutzeinrichtungen, durch welche viele Krankheiten von selbst einen günstigen Ablauf nehmen; 2. durch den grossen Einfluss rein physischer Vorgänge, wie Vertrauen zu einem besonderen Heilverfahren oder einer bestimmten Persönlichkeit, an welche von dem Kranken die Hoffnung der Genesung geknüpft wird.

Die Errichtung eines besonderen Lehrstuhls für Homöopathie an den Hochschulen könnte nur Verwirrung hervorrufen.

Was für den Studierenden zur Vervollständigung seines historischen Wissens und zur Beurteilung dieser und anderer ähnlicher Heilsysteme notwendig ist, erfährt derselbe in den Vorlesungen über Arzneimittellehre, über Behandlungsmethoden und über Geschichte der Medicin, sowie vor allem in der medicinischen Klinik und Poliklinik.

gez. Bäumler.
gez. Thomas.

Das Gutachten befindet sich im Universitätsarchiv Freiburg (B1/1241) und wurde hier vollständig wiedergegeben.

12.4.4 Gutachten und Bericht der medizinischen Fakultät der Universität Leipzig (1914)

(1)
                     Leipzig, den 3. März 1914.

Gutachten der medizinischen Fakultät Leipzig, betr. die Petition des Landesvereins für Homöopathie im Kgr. Sachsen um „Einführung von Vorlesungen über die homöopathische Heilweise durch homöopathische Aerzte an der Landesuniversität zu Leipzig."

Die Petition des Landesvereins für Homöopathie im Kgr. Sachsen betr. die Einführung homöopathischer Vorlesungen an unserer Universität muss die medizinische Fakultät aufs schärfste zurückweisen, da sie den homöopathischen Lehren jede wissenschaftliche Berechtigung vollständig absprechen muss. Die Einführung derartiger, vom K. Ministerium sanktionierten Vorlesungen würde das Ansehen der Fakultät und unserer Hochschule in allen wissenschaftlichen Kreisen schwer schädigen. Zur Begründung wird Folgendes bemerkt.

Die von S. Hahnemann im ersten Jahrzehnt des vorigen Jahrhunderts ausgebauten und in zahlreichen Schriften verbreiteten homöopathischen Lehren beruhen bekanntlich im Wesentlichen auf den folgenden beiden Grundsätzen:

1) „Similia similibus" oder nach der jetzigen Formalisierung des Grundsatzes: „ein Mittel heilt in kleineren Dosen diejenigen Krankheitssymptome (sic!)[941], welche es selbst in grösseren Dosen bei einem Gesunden hervorruft."

Diesem Satz liegt in beschränktem Sinne eine gewisse Wahrheit zu Grunde. Ein Arzneimittel wird dann günstig wirken können, wenn es auf dasselbe Organ oder dieselbe Funktion einwirkt, daran Störungen die krankhaften Symptome hervorrufen. Weil wir z. B. wissen, dass die Digitalis auch das gesunde Herz in bestimmter Weise einwirkt, können wir diese Wirkung auf das kranke Herz

---

[941] Im Original

häufig in solcher Weise eintreten lassen, dass die bestehenden Störungen der Herztätigkeit beseitigt oder wenigstens vermindert werden. Die Homöopathie hat aber aus dem angeführten, an sich ganz berechtigten und durchaus nicht ihr selbst angehörigen Gedanken ein umfangreiches Wohngebäude voll der gröbsten Irrtümer errichtet. Anstatt, wie es die wissenschaftliche Pharmakologie tut, die Wirkungen der Arzneistoffe in methodischer und experimenteller Weise zu erforschen, beruft sie sich fast ausschliesslich auf die gänzlich uncontrollierten, subjectiven Empfindungen und Wahrnehmungen, welche der Begründer der Lehre und einige seiner Anhänger nach dem Einnehmen verschiedener Mittel angeblich an sich selbst bemerkt haben. Die homöopathische Heilmittellehre ist ein Gewirr von wenigen richtigen Tatsachen, die sie überdies der wissenschaftlichen Heilkunde entnommen hat und zahllosen ganz unsinnigen und völlig haltlosen Behauptungen, die mit der wirklichen physiologischen Wirksamkeit der betreffenden Mittel nichts zu tun haben.

Dabei verfällt die Homöopathie in den praktisch freilich sehr bequemen, aber wissenschaftlich ganz rückständigen Standpunkt, eine ausschliesslich symptomatische Therapie zu treiben. Nicht die Ursachen der Krankheiten zu beseitigen,- wonach die wissenschaftliche Heilkunde strebt – sondern nur die einzelnen Krankheitssymptome zu bekämpfen, ohne näher nach ihrem Ursprung und ihrer Entstehung zu fragen, ist das Ziel der Homöopathie. Der Homöopath braucht keine genaue Untersuchung, er braucht keine wissenschaftliche Vorbildung. Er fragt, worüber der Kranke klagt und verwendet danach nach der Schablone seine Mittel. Kein Wunder daher, dass die Homöopathie in Laienkreisen so beliebt ist und dass manche gute Pastorenfrau sich auf ihre homöopathischen Kenntnisse und Heilerfolge so viel einbildet. Wenn die Homöopathie neuerdings behauptet, doch eine causale Therapie zu treiben, so schwebt diese Behauptung völlig in der Luft.

2) Der zweite Hauptgrundsatz der Homöopathie ist die Anwendung der Heilmittel in ungemein starken Verdünnungen. Bis zu welchen lächerlichen Consequenzen diese Lehre durchgeführt ist, ist allgemein bekannt. Hahnemann selbst liess schliesslich die Kranken an seinen Tinkturen oft nur riechen und verordnete nicht selten Verdünnungen, die etwa derjenigen entsprechen, welche bei der Lösung eines Milligramms Arzneisubstanz im atlantischen Ozean eintreten! Die ganze Lehre der homöopathischen „Potenzen" ist vollständig aus der Luft gegriffen und entbehrt jeder wissenschaftlichen Unterlage. Gewiss gibt es Stoffe, die auch in kleinster Menge bestimmte Wirkungen ausüben (die sog. Fermente, gewisse eigentümliche Stoffe im Blutserum u. a.); aber von den in der Homöopathie verwandten Stoffen lässt sich das durchaus nicht nachweisen. Der Homöopath zeige uns doch einmal ein homöopathisches Abführmittel, ein homöopathisches Brechmittel, ein hom. Fiebermittel, ein hom. Schlafmittel, ein hom. schmerzstillendes Mittel – wir meinen natürlich nicht aufgrund subjektiver Behauptungen und fehlerhafter Beobachtungen, sondern auf Grund exakter, vorurteilsloser und jeder Zeit controllierbarer Prüfung. Wir behaupten mit vollem Recht, dass sämtliche in homöopathischer Dosis verordneten homöo-

pathischen Mittel überhaupt weder auf den gesunden noch auf den kranken Organismus irgend eine nachweisliche objektive Wirkung ausüben.

Aber – so könnte man einwenden, die Erfahrung lehrt uns doch, dass zahlreiche Kranke bei einer ausschliesslich homöopathischen Behandlung gesund werden und dass die Homöopathie sich daher zahlreicher begeisterter Anhänger – bis in die „höchsten Kreise" hinauf – rühmen darf. Diese Tatsachen sind richtig, nur ihre Deutung und Anwendung sind falsch. Es gibt eine grosse Menge von Krankheiten, die überhaupt <u>ohne jede Arznei</u> durch die im Körper selbst vorhandenen Heilkräfte in Genesung übergehen. Dies in zahllosen Fällen aufs Neue gezeigt zu haben, ist überhaupt der einzige Dienst, den die Homöopathie der wissenschaftlichen Heilkunde <u>ungewollt</u> erwiesen hat. Ausserdem gibt es aber auch <u>zahlreiche</u> Krankheitszustände, die auf ängstlichen Zuständen, auf Einbildungen und hl. [sic!] beruhen. In allen solchen Fällen kann ein homöopathisches Mittel ebensogut helfen, wie irgend ein anderes Mittel, wie das Wunderwasser von Lourdes, wie der Heilmagnetiseur oder das Gesundbeten.

Endlich ist noch hervorzuheben, dass alle einigermassen ärztlich gebildeten Homöopathen <u>neben</u> ihren homöopathisch[en] Tinkturen auch noch <u>andere</u>, oft ganz rationale Verordnungen treffen: diätetische Vorschriften, Umschläge, Bäder, Schwitzkuren – alles Dinge, die auch von wissenschaftlichen Aerzten in gleicher Weise benutzt werden. Ja, es unterliegt keinem Zweifel, dass viele Homöopathen bei passender Gelegenheit – offen oder heimlich – auch die wissenschaftlich erprobten Arzneien in den üblichen Dosen verwenden. Es gehört aber doch schon ein grosser Grad von Gewissenlosigkeit dazu, einen schweren Herzfehler ohne Digitalis, eine Syphilis ohne Quecksilber, ein Wechselfieber ohne Chinin, einen schweren Schmerzanfall ohne Morphium usw. zu behandeln. Wenn trotz alledem in den homöopathischen Schriften immer wieder zu lesen ist, die Resultate der homöopathischen Behandlung seinen bei vielen Krankheiten <u>besser</u>, als die Resultate bei der gewöhnlichen wissenschaftlichmedizinischen Behandlung, so ist dies eine grobe Unwahrheit, die auf einer völligen Verdrehung der Tatsachen beruht.

<u>Einen</u> grossen Vorzug hat die homöopathische Heilweise freilich gegenüber manchen anderen Geheimmitteln u. hl.: Sie schadet an sich niemals, da sie ja, wie gesagt, überhaupt keine Wirkung auf den Körper ausübt. Aber <u>indirekt</u> schadet die Homöopathie doch oft genug, indem durch ihre unnötigen Verordnungen der richtige Zeitpunkt zu einem anderweitigen ärztlichen Eingreifen verpasst wird. Schon oft ist z. B. bei homöopathisch behandelten Kranken die rechtzeitige Ausführung einer notwendigen Operation versäumt worden.

Schliesslich noch eine Bemerkung über den naiven Vorschlag, die gewünschten Vorlesungen durch „homöopathische Aerzte["] abhalten zu lassen. Vorlesungen an der Universität werden bekanntlich nur von solchen Personen abgehalten, die ihre Befähigung dazu durch wissenschaftliche Arbeiten erwiesen haben. Wir wären begierig, einen „homöopathischen Arzt" kennen zu lernen, der diesen Befähigungsnachweis erbracht hätte. Von den zahlreichen Fortschritten der medizinischen Wissenschaft in den letzten 100 Jahren seit der ersten Verkündigung der homöopathischen Lehren kann auch nicht ein einziger einem homöopathischen Arzt zugeschrieben werden. Wie jede Wissenschaft ist auch die Heilkunde nichts Fertiges. Sie ist gewiss nicht frei von Irrtümern. Aber durch die stete wissenschaftliche Arbeit wird die Summe der Irrtümer allmählig verkleinert, die Summe der erkannten Wahrheiten allmählig vergrössert. In der Homöopathie gibt es aber keine methodische wissenschaftliche Arbeit. Die Homöopathie ist eine stagnierende Irrlehre, deren Anhänger wie die Mitglieder einer Sekte für ihre Glaubenssätze Propaganda machen. Dass diese Propaganda noch immer so viel Erfolg hat, ist ein trauriger Beweis für die Urteillosigkeit so vieler Menschen in medizinischen und – anderen Dingen:

Der Vorwurf, dass die wissenschaftliche Heilkunde sich nicht selbst eingehend mit der empirischen Erprobung der homöopathischen Vorschriften beschäftigt hat, ist völlig unbegründet. Könnten die Homöopathen zu Gunsten ihrer Lehre auch nur ein stichhaltiges und der Diskussion würdiges Argument anführen, so würde die wissenschaftliche Nachprüfung gewiss nicht ausbleiben. Auf dieses Argument warten wir aber bisher vergeblich!

(2)
An das Königliche Ministerium für Kultus und öffentlichen Unterricht. Dresden.

In einem gedruckten Anschreiben an die medizinische Fakultät der Universität Leipzig wendet sich Herr Dr. med. H. Wapler, Sekretär des homöopathischen Centralvereins Deutschlands, gegen den Bericht der medizinischen Fakultät an das Kgl. Ministerium vom 3. März 1914, in dem die Fakultät ihren Standpunkt in der Frage nach der wissenschaftlichen Bedeutung der Homöopathie noch einmal zum Ausdruck gebracht hat. Die Fakultät gestattet sich in bezug auf das Schreiben des Herrn Dr. Wapler folgendes zu bemerken:
1. Die Fakultät muss es ablehnen, in eine weitere Erörterung der Theorien der Homöopathie einzugehen. Die zur ausführlichen Besprechung und Widerlegung aller von der Homöopathie aufgestellten unbewiesenen und irrtümlichen Behauptungen aufzuwendende Mühe wäre vergeblich, da sich die Anhänger der Lehre doch nicht von ihrer Überzeugung würden abbringen lassen, während es für **sämtliche** Vertreter der wissenschaftlichen Medizin keiner Widerlegung der Homöopathie mehr bedarf. **Alle** Anhänger der Homöopathie stehen durchaus ausserhalb des Kreises der gegenwärtigen wissenschaftlichen medizinischen Forschung.
2. In dem Gutachten der Fakultät ist **nicht** behauptet worden, dass die wissenschaftliche Heilkunde sich eingehend mit der empirischen Erprobung der homöopathischen Vorschriften beschäftigt habe. Aus dem ganzen Zusammenhange des einzelnen herausgerissenen Satzes geht hervor, dass die Fakultät nur den **Vorwurf**, dass die wissenschaftliche Medizin sich nicht eingehender mit der Homöopathie beschäftigt, als durchaus unberechtigt zurückweisen muss.

Weil die Homöopathie jeder exakten wissenschaftlichen Begründung entbehrt und weil die Homöopathen es durchaus unterlassen, für ihre Behauptungen streng wissenschaftlich experimentelle oder exakt empirische Beweise beizubringen, darum hat die wissenschaftliche Heilkunde gar keine Veranlassung, sich jetzt noch eingehender mit der Homöopathie zu beschäftigen.

3. Der in dem Gutachten der Fakultät vorkommende Ausdruck „die Ursache der Krankheiten zu heilen" ist ein bedauerliches formales Versehen, das aber für das Verständnis des betreffenden Satzes ohne Belang ist. Selbstverständlich muss es heissen: „Die Ursachen der Krankheiten zu beseitigen."

Alle wesentlichen in dem Gutachten der Fakultät gegen die Homöopathie vorgebrachten Einwände werden durch das Schreiben des Herrn Dr. Wapler nicht entkräftigt, so dass die Fakultät auch fernerhin der Homöopathie gegenüber auf ihrem durchaus ablehnenden Standpunkt verharren muss.

Der Dekan der medizinischen Fakultät.
Ohne Unterschrift.

Dieses Gutachten der medizinischen Fakultät (1) befindet sich sowohl im Universitätsarchiv Leipzig (Med. Fak. B I, Nr. 17) als auch im Universitätsarchiv Tübingen (Med. Fak. 125, 195). Mit einigen Kürzungen und kleineren Abweichungen wurde das Gutachten wiedergegeben bei Wapler (1921), S. 23f. Die vorliegende Wiedergabe folgt der Vorlage aus dem Universitätsarchiv Tübingen. Die Unterstreichungen sind vom maschinegeschriebenen Original übernommen. Der Bericht der medizinischen Fakultät (2), der aus einer Sitzung am 19. Juni 1914 hervorging und für das Kultus- und Unterrichtsministerium bestimmt war, wurde in der „Allgemeinen Homöopathischen Zeitung" abgedruckt (Wapler [1921], S. 34f). Der Fettdruck wurde beibehalten.

12.4.5 Gutachten von Carl Jacobj (1914)

<u>Bericht über die Frage der Vertretung der Homöopathie
im Unterricht für Studierende aller Facultäten
an der Landesuniversität.</u>

<u>von C. Jacobj.</u>

In der Sitzung der zweiten Württembergischen Kammer vom 12. April 1913. haben die Anhänger der vor 100 Jahren begründeten Homöopathie, d. h. der von Hahnemann aufgestellten Lehre der Arzneiwirkungen und Behandlung, unter Vermittlung der Hahnemannia durch Herrn Zöppritz den Antrag gestellt: „dass dafür Sorge getragen werden solle, dass an der Landesuniversität den Studierenden aller Facultäten Gelegenheit gegeben werde, sich ein Bild von der volkstümlichen Lehre des Dr. med. Hahnemann zu machen."

Hierbei wurde auch der Wunsch ausgesprochen, dass dies von einem mit dem Gegenstand vertrauten Dozenten wissenschaftlich und objectiv geschehen möge, damit kein Mangel an Aerzten der Homöopathie entstehe, und so nicht dem Kurpfuschertum Tür und Tor geöffnet werde. Es wurde von der gleichen Seite auch die Bitte ausgesprochen, beim Bundesrat dahin wirken zu wollen, dass den Aerzten bei Strafandrohung verboten werde, an Kranken Versuche anzustellen. Die letzte Forderung ist in den bereits gesetzlich fixierten Grenzen von der Kammer als berechtigt anerkannt worden, der erste Antrag wurde einem Hohen Ministerium zur Berücksichtigung empfohlen.

Nachdem die Medicinische Facultät von einem Hohen Ministerium auf Grund dieser Landtagsverhandlungen nochmals zu einer Aeusserung über die letzte, schon seit Jahren immer wieder angeregte Frage betreffend die Berücksichtigung der Homöopathie an der Landesuniversität aufgefordert worden ist, erscheint es wohl angezeigt, im Hinblick auf diese vor 6 Jahren erfolgte Einführung der Pharmakologie (moderne Arzneimittellehre) als selbständige medicinische Disciplin in den Lehrplan und die damit gegebene Erweiterung des medicinischen Unterrichts, wenn der Vertreter dieses Faches seinen Standpunkt in der Frage eingehender darlegt und im Anschluss an die bereits erfolgte Aeusserung der Fakultät noch auf die im Folgenden enthaltenen Gesichtspunkte hinweist.

Bei den Lehren Hahnemanns muss unterschieden werden zwischen erStens: Hahnemanns Forderungen an die Art der Erforschung der Arzneimittelwirkungen und die Arzneibehandlung im Allgemeinen, welche dahin zielten, die allgemeine Umgestaltung der alten, weitgehend auf Speculationen aufgebauten damaligen Schulmedicin auf rationeller, wissenschaftlich gesicherterer Grundlage zu erreichen, und zweitens: seinen Theorieen [sic!], welche sich auf die in dieser obenerwähnten Absicht von Hahnemann aufgestellten speziellen Doctrinen über Krankheit, Arzneiwirkung und Behandlung beziehen, und welche in die bekannten Stichworte zusammengefasst zu werden pflegen. (Krankheit bedeutet Verstimmung der Lebenskraft; Similia similibus, d. h. Gleiches mit Gleichem heilen; Potenzierung der Arzneiwirkung durch steigende Verdünnung der Mittel). Bei diesen letzten Lehren Hahnemanns, welche vor allem als volkstümlich aufgefasst werden, handelt es sich, wie oben gesagt, und auch in der Kammerverhandlung seitens der Antragsteller zutreffend zum Ausdruck gebracht wurde, um blosse Theoricen.

Diese Theorieen lassen sich, wie in wissenschaftlichen Kreisen allgemein anerkannt ist, auf Grund der grossen Fortschritte, welche die naturwissenschaftliche und medicinische Erkenntnis im Laufe de[s] verflossenen Jahrhunderts gemacht hat seitens der modernen Medicin und Naturwissenschaft mit den bestehenden Tatsachen und allgemein anerkannten Naturgesetzen nicht mehr in Einklang bringen und sind deshalb als wissenschaftlich unhaltbar verlassen. Wenn trotzdem im Laienpublicum der Glaube, dass aufgrund dieser Theorieen gesicherte Heilung erreicht werde, sich vielfach erhalten hat und die Homöopathie infolge dessen noch zahlreiche Anhänger besitzt, so kann dies als Massstab [sic!] für den tatsächlichen Wert der Theorieen nicht betrachtet werden.

Es gibt heutzutag[e] noch eine grosse Zahl anderer von Laien begründeter Heiltheorieen, auf Grund deren gleichfalls zahlreiche Staatsbürger sich in Krankheit behandeln lassen, aber die auf Grund solcher unwissenschaftlicher Theorien die Krankenbehandlung Ausübenden bezeichnet man eben im allgemeinen als Kurpfuscher.

Auch die Anhänger der Homöopathie haben den Wunsch in der Kammersitzung ausgesprochen, dass einem Ueberhandnehmen solchen Kurpfuschertums [gegen]gesteuert werde. Die staatlich anerkannte Berechtigung eines jeden freien Staatsbürgers, sich von jedermann, dem er sein Vertrauen schenkt, in Krankheiten behandeln zu lassen, kann aber nicht auch gleichzeitig die Verpflichtung des Staates in sich schliessen, dafür Sorge zu tragen, dass jede solche Theorie auf Wunsch einer grösseren Zahl von Anhängern derselben im Unterricht an der Universität Berücksichtigung findet. Die Wissenschaft und die sie zu pflegen berufene Universität hat vielmehr die Aufgabe nach Kräften die Verbreitung anerkannter Wahrheiten und eine gesicherte weitere Erkenntnis von Wahrheiten zu fördern und zu lehren.

Bei der Homöopathie liegen aber die Verhältnisse insofern anders als bei den heutigen Laienheilverfahren, als Hahnemann Dr. med. und Arzt war und seine zunächst zwecks Ausbildung einer rationellen Heilkunst von ihm aufgestellten allgemeinen Grundsätze für die Entwicklung der modernen medicinischen Wissenschaft dadurch eine gewisse nicht zu unterschätzende Bedeutung gewonnen haben, dass er durch seine scharfen aber z. Thl. gut begründeten Darlegungen über die Unhaltbarkeit zahlreicher auch uns unerhört erscheinende[n] Zustände in der Therapie der damals noch auf einer niederen Stufe stehenden speculierenden Schulmedicin wirksam zur Umgestaltung derselben mit beitrug. Diese Umgestaltung hat sich dann allerdings vor allem in Folge der schnellen Fortentwicklung der Naturwissenschaften im letzten Jahrhundert vollzogen. Im Hinblick auf diesen ihren nicht zu verkennenden Einfluss auf die Neugestaltung der alten Medicin haben die Lehren Hahnemanns und auch seine in diesem Bestreben aufgestellten, wenn auch heute unhaltbaren, veralteten Theorieen überall im Unterricht der Geschichte der Medicin an den Universitäten Berücksichtigung gefunden.

Wie deshalb bereits in der Sitzung der Kammer von Seiten des Herrn Ministers ausdrücklich betont werden konnte, ist hinsichtlich der Berücksichtigung dieser Hahnemannschen Lehre (Theorieen) auch an der Landesuniversität dem Wunsch der Anhänger der Homöopathie Rechnung getragen worden. Herr Professor Dr. Vierordt hat sowohl in der Vorlesung der Geschichte der Medicin, wie auch in der Vorlesung über allgemeine Therapie innerer Krankheiten, welche beide Vorlesungen für Hörer aller Facultäten verständlich und zugänglich sind, die Hahnemannschen Lehren besprochen, und bespricht sie auch fernerhin.

Nachdem nun in den Lehrplan der Medicin an der Landesuniversität seit 6 Jahren die Pharmakologie aufgenommen worden ist, welche die Lehre von den Wirkungen und der Anwendung der Arzneimittel auf experimentell physiologischer Grundlage zum Gegenstand hat, ist auch der Vertreter dieses Faches, sobald er davon Kenntnis erhielt, dass seitens der Landstände auch eine Berücksichtigung der Homöopathie im medicinischen Unterricht Wert gelegt wird, auf die leitenden Gesichtspunkte der Hahnemannschen Lehren in seinen Vorlesungen eingegangen. Er spricht über dieselben sowohl in Verlauf der Darstellung der geschichtlichen Entwicklung der Arzneimittellehre, weist aber auch, soweit es die Zeit erlaubt, bei Besprechung der einzelnen Arzneimittelwirkungen, auf die von Hahnemann vertretenden Ansichten in wissenschaftlich objectiver Weise hin.

Da die Pharmakologie als rein biologische Wissenschaft die physiologischen Tatsachen der Arzneiwirkungen auf Grund wissenschaftlich experimenteller Forschung festzustellen und hieran anschliessend auf ihre Verwendbarkeit als Heilmittel hinzuweisen hat, mithin keiner speziellen therapeutischen Schule unterworfen ist, so dürfte der Vertreter dieses Faches, wohl ebenso wie der Vertreter der Geschichte der Medicin geeignet erscheinen, in sachlich objectiver, wissenschaftlicher Weise auch die Grundzüge der wissenschaftlichen Lehren Hahnemanns den Studierenden der Medicin zur Darstellung zu bringen, wie dies denn auch geschieht.

Diese Vorlesungen sind allerdings nur für solche Mediziner berechnet, welche bereits das erste medicinische Examen bestanden haben, da entsprechende Kenntnisse auf den Gebieten der Physik, Chemie, Anatomie, Physiologie und Botanik vorausgesetzt werden müssen, so dass diese in der Pharmakologie gegebenen Ausführungen über die modernen Auffassungen der Arzneiwirkungen im Vergleich zu denen Hahnemanns ohne solche Vorkenntnisse nicht richtig verstanden werden können, weshalb diese Vorlesungen auch für Nichtmediciner ungeeignet und nur für Mediciner in klinischen Semestern zugänglich ist.

Da in weiten Kreisen offenbar die Auffassung besteht, als ob die moderne Arzneimittellehre, die Pharmakologie, wie sie den Medicinern heutzutage auf der Universität vorgetragen wird, in einem schroffen Gegensatze stehe zu den von Hahnemann aufgestellten allgemeinen Grundsätzen der Erforschung und Verwendung der Arzneikräfte (vgl. Kammersitzung p. 357 l. oben „Es ist, als wenn eine Katze über Vogelschutz predigte"), so dürfte es vielleicht von Interesse sein zu zeigen, dass diese Auffassung bei genauerer Betrachtung der Verhältnisse sich als eine durchaus irrtümliche erweist, sofern man nämlich die ursprünglichen Lehren Hahnemanns wie die[se] 1796 in Hufel[ands] Jour[nal] und [im] Organon niedergelegt sind (Auflage 4. 1829) zu Grunde legt.

Wer die Ausführungen, welche Hahnemann in Hufelands Journal: Band II pag. 291 ff. (1796) giebt u. in die einleitenden Worte [...] seines Organon Aufl. 4. 1829 liest, wird zunächst finden, dass Hahnemann den Wert der wissenschaftlichen Erkenntnis an sich, z. B. den der Chemie, vor allem der anorganischen [...], der Botanik [...], der Anatomie und Physiologie anerkennt, so dürftig diese Kenntnisse auch noch im Vergleich zu dem sind, was von diesen Wissenschaften uns heutzutage an gesicherten Tatsachen geboten wird. Man darf deshalb wohl auch annehmen, dass Hahnemann damals als gewissenhafter, nach

Wahrheit und dem Rechten strebender Arzt dem modernen Stande der Wissenschaft in seiner Lehre ebenfalls Rechnung getragen haben würde, wenn ihm die wissenschaftlichen Kenntnisse unserer Zeit vorgelegen hätte[n] [...]. Kommt es ihm doch nach seinen eigenen Worten darauf an, dass verstandesmässig und auf gesicherter naturwissenschaftlicher Erfahrung die Heilkunst aufgebaut werde.
[...] Hahnemann hält nur Versuche am gesunden Menschen und zwar in deutlich alle Wirkungen des Mittels hervortreten lassenden Gaben für verwendbar. [...] Die Pharmakologen haben früher wohl auch solche Versuche angestellt, z. B. von Schroff und Schultz an sich und ihren Schülern, Koppe unter Schmiedeberg. Es ist dabei aber wiederholt zu lebensgefährlichen Vergiftungen gekommen, sodass man heutzutage von derartigen Versuchen bei stärker wirksamen Substanzen Abstand zu nehmen müssen glaubt.

Nach unsern ganzen heutigen Anschauungen dürfen aber weder Kranke, wie es ja auch in dem Antrage der Homöopathen verlangt wird, ebenso wenig aber auch Gesunde, lebensgefährlichen Einwirkungen oder auch nur der Gefahr einer möglichen schweren Gesundheitsschädigung ohne dringenste und triftigste Gründe ausgesetzt werden.
[...] Da Hahnemann solch streng wissenschaftliche, experimentelle Erforschung der Arzneisubstanzen und ihrer Kenntnis als unerlässliche Voraussetzung für jede gesicherte Arzneibehandlung ausdrücklich in seinen ersten Schriften ebenfalls verlangt, so ist auch in diesem wichtigen Punkte an der Universität den Hahnemannschen Anforderungen durchaus im Pharmakologischen Unterricht Rechnung getragen. Die unwissenschaftlichen Theorieen Hahnemanns aber können nur im Rahmen der Geschichte der Medicin zur Darstellung gelangen, da die heutige Medicin sie als falsch u[nd als] in der Praxis gefährlich zurückweisen muss.
Aus dem im Vorhergehenden Dargelegten dürfte sich aber ergeben, dass den seitens der Homöopathen in der Kammer geäusserten Eingangs ausgeführten Wünschen zur Zeit thatsächlich an der Universität Rechnung getragen wird, und dass auch die wissenschaftlichen Grundlagen, auf denen sich der Mediciner über die Lehren Hahnemanns und das von ihm verlangte Wirkungsbild der Arzneimittel zu unterrichten vermag, ihm in der Pharmakologie wissenschaftlich gründlich und durchaus objectiv geboten werden.
Es dürfte nach alle dem ein Grund zur Stellung eines nochmaligen Antrags betr. weitergehender Berücksichtigung der Homöopathie im Lehrplan der Landesuniversität wohl kaum noch vorliegen.

Dieses von Jacobj unterzeichnete und durch handschriftliche Streichungen und Ergänzungen stark überarbeitete Gutachten befindet sich im Universitätsarchiv Tübingen (125, 195). Gestrichene Passagen und nachträgliche Unterstreichungen wurden hier nicht wiedergegeben. Außerdem wurde eine längere Abhandlung verschiedener Paragraphen aus Hahnemanns „Organon der Heilkunst", die für die vorliegende Arbeit keine Relevanz hat, stark gekürzt.

12.4.6 Gutachten des ärztlichen Landesausschusses in Württemberg (1919)

Gutachten zu Ziffer 4 und 5 der Eingabe des Arbeitsausschusses deutscher Vereine für Lebenserneuerung an die württembergische Landesversammlung vom 11. III. 1919.

Ziffer 4. Die Errichtung von Lehrstühlen an den Universitäten für Heilverfahren auf biologischer Grundlage (bes. Homöopathie und Naturheilkunde.)

Ziffer 5. Die Schaffung von selbständigen Abteilungen in den öffentlichen Krankenhäusern für die biologischen Heilverfahren.

Gutachten.

Seit einigen Jahrzehnten wurde in gewissen Zeitabständen immer wieder die Forderung aufgestellt, für die Homöopathie eigene Lehrstühle zu errichten. Die württembergische Abgeordnetenkammer hat sich 1888 und 1903 eingehend mit der Frage befasst, in beiden Jahren wurde die Forderung von der medizinischen Fakultät in Tübingen abgelehnt. Ein eigener Lehrstuhl für Homöopathie befand sich längere Zeit in Budapest. (Leiter Prof. Dr. v. Bakody) er wurde 1904 nach dem Ausscheiden von Bakody's wegen hohen Alters aufgehoben. Jetzt wird vom „Arbeitsausschuss des deutschen Vereins für Lebenserneuerung" [sic!] ein erneuter Antrag gestellt, Lehrstühle an den Universitäten für Homöopathie und Naturheilkunde und an den öffentlichen Krankenhäusern Abteilungen hiefür zu errichten.

Da es sich um zwei ganz verschiedene Heilmethoden handelt, müssen wir die Berechtigung der Eingabe für die Homöopathie und für die Naturheilkunde getrennt besprechen, die Eingabe nennt beides „Heilverfahren auf biologischer Grundlage". Sie will offenbar damit sagen, dass die heutige Medizin der biologischen Grundlage entbehre. Unter Biologie kann man in diesem Zusammenhang nur die Lebensäusserungen des menschlichen Organismus, die in der Physiologie gelehrt werden und insbesondere die Lebensäusserungen desselben auf Einflüsse der umgebenden Aussenwelt (auch auf Arzneimittel, Wasseranwendungen und dergl.) verstehen. Es ist ein schwerer Irrtum, wenn unserer heutigen Medicin, deren Studium nur nach sorgfältiger Einführung in die Physiologie, eines Teils der Biologie, möglich ist, und unserer heutigen Therapie, in welcher die diätetisch-physikalischen Methoden eine so grosse Rolle spielen, die biologische Grundlage abgesprochen wird.

1. Homöopathie Die Zahl der homöopathischen Aerzte ist in Deutschland im Abnehmen. Nach der vom Reichsgesundheitsamt am 1. IV. 1898 angestellten Aerztestatistik war ihre Zahl damals 240. Nach der neuen Zählung am 1. V. 1909 hat sie nur 211 betragen, wahrscheinlich ist sie seitdem noch geringer gewor-

den. In Württemberg war 1898 ihre Zahl 30, sie ist im Jahre 1909 auf 22 zurückgegangen. Es wird heute auch nur wenige homöopathische Aerzte geben, die es wagen, das Diphtherieserum, die prophylaktischen Injektionen von Tetanus-antitoxin nicht anzuwenden oder die Salvarsanbehandlung zu verdammen. Was will die Zahl von 211 Homöopathen gegen 35.000-36.000 Aerzte im deutschen Reich besagen! Man findet unter den Medizinstudierenden nur selten einen, der sich zur Homöopathie hinneigt und für die paar jungen Leute sollte ein eigener Lehrstuhl und eine eigene Krankenabteilung errichtet werden, da entsteht ja ausserdem noch die Frage, woher die Kranken für letztere kommen sollen. Die Hochschulen sind dazu da, Aerzte heranzuziehen, die nach jeder Richtung gut durchgebildet und in allen Untersuchungsmethoden recht bewandert sind, und die alles das lernen können, was in einem Erkrankungsfall geschehen kann, das Leben des Kranken zu erhalten und seine Gesundheit wieder herzustellen. So wenig wie z. B. in der Theologie eigene Lehrstühle für die einzelnen Sekten errichtet werden, ebenso wenig kann man es den Hochschulen zumuten, für die vielerlei Heilmethoden besondere Lehrstühle zu errichten. Mit gleichem Rechte wie die Homöopathen könnten das dann auch die Angehörigen anderer Heilmethoden, z. B. die Gesundbeter verlangen. Dasselbe gilt für die Errichtung von selbständigen homöopathischen Abteilungen an den öffentlichen Krankenhäusern; es wäre das ausserdem eine schwere finanzielle Belastung des Staates oder der Gemeinden, welche die Krankenhäuser unterhalten müssen, besonders deshalb weil die Abteilungen nie voll ausgenützt würden. Die wenigen, von homöopathischen Vereinen gegründeten Krankenhäuser haben sich anscheinend nirgends länger halten können, ein weiteres Zeichen dafür, dass ein Bedürfnis für solche Anstalten nicht vorhanden ist.

Die Errichtung von homöopathischen Lehrstühlen oder selbständigen homöopathischen Anstalten an Universitätskliniken und öffentlichen Krankenhäusern ist daher aus diesem Grunde abzulehnen.

[...]

                                           Im Auftrag des ärztlichen
                                           Landesausschusses
                                           gez. D. Prinzing

1 Beilage.

Dieses Gutachten befindet sich im Universitätsarchiv Tübingen (125, 195). Es wurde an dieser Stelle nur der erste Teil wiedergegeben, da sich der zweite Teil ausschließlich auf die Naturheilkunde bezieht.

12.4.7 Stellungnahme der medizinischen Fakultät der Universität Frankfurt/Main (1928)

Frankfurt a. M., den 27. Juli 1928

An das Kuratorium der Universität Frankfurt a. Main

Zu dem Ersuchen der Stadtverordnetenversammlung an den Magistrat unter Nr. XLI, 2, die Staatsregierung zu veranlassen, der Errichtung einer <u>Professur für Homöotherapie</u> an der Frankfurter Universität zuzustimmen, nimmt die Medizinische Fakultät der Universität in folgender Weise Stellung:
1). Was die Bedürfnisfrage anlangt, so macht die Fakultät ergebenst darauf aufmerksam, dass der Direktor des Pharmakologischen Instituts, Prof. Lipschitz, vom Ministerium bereits im Jahre 1926 einen „besonderen <u>Lehrauftrag für ausserhalb der Schulmedizin liegende Heilmethoden</u>" erhalten hat und dementsprechend bisher in jedem Wintersemester eine Vorlesung über Homöopathie angekündigt hat.

Es sei auch gleichzeitig darauf hingewiesen, dass Prof. Strasburger in jedem Semester eine gut besuchte Vorlesung über physikalische Therapie hält, in der vor allem die Wirkung von Wärme, Kälte, Strahlungen, also auch von Wasser, Luft und Licht gelehrt und gezeigt wird.

Die Fakultät sieht sich infolgedessen veranlasst, die <u>Bedürfnisfrage</u> für Frankfurt zu <u>verneinen</u>.
2). Erfahrungen an anderen Universitäten wie Jena und Berlin, in denen einige Professuren für Homöotherapie o. ä. geschaffen wurden, <u>wirken in keiner Weise ermutigend</u>: Es sind von jenen Forschungsstätten keine irgendwie wichtigen und die Forschung anregenden Arbeiten veröffentlicht worden. Auch sonst hat sich in keiner Weise ein bedeutender Anstoss zur Förderung dieses Wissensgebietes bemerkbar gemacht.
3). Da der Medizinischen Fakultät in Frankfurt die <u>Gelder für ihre wichtigsten bisherigen Bedürfnisse fehlen</u>, die in der kürzlich herausgegebenen Denkschrift im einzelnen charakterisiert wurden, und von denen nur als Beispiel der Zustand des Neurologischen Instituts herausgegriffen sei, kann die Fakultät unmöglich ihre Zustimmung dazu geben, dass erhebliche Geldmittel für neue Erfordernisse aufgewandt werden, die nach den bisherigen Erfahrungen an Bedeutung hinter den alten noch unerfüllten Bedürfnissen zurückstehen.

Es sei auch darauf hingewiesen, dass für eine ganze Reihe von Einzeldisziplinen der Medizin in Frankfurt nur Extraordinariate bestehen, die an anderen Universitäten durch Ordinarien vertreten sind.
4). Abgesehen von den bisher erwähnten Gesichtspunkten steht die Fakultät auf dem Standpunkt, dass die Schaffung einer neuen Professur für Homöotherapie, also ein neues Gebiet, dass teilweise in das Gebiet der experimentellen Pharmakologie, teilweise das der inneren Medizin fällt, eine weitere <u>Zersplitterung</u>

<u>und Spezialisierung des Gesamtgebietes der Medizin</u> bedeutet, die in keiner Weise anzustreben und zu befürworten ist.

Die Fakultät steht durchaus auf dem Standpunkt, dass man die Entwicklung und die evt. eintretenden Erfolge der bereits geschaffenen Lehrstätten für Homöopathie abwarten solle, ehe man das gleiche Experiment auch in Frankfurt anstellt. Sie sieht sich um so mehr dazu veranlasst, als bisher die Lehre der Homöopathie sich nur in der denkbar geringsten Weise auf einer exakt experimentellen Basis aufbaut.

Von allen diesen Gesichtspunkten bedauert die Medizinische Fakultät der Universität Frankfurt, das Ersuchen der Stadtverordnetenversammlung nicht unterstützen zu können.

Diese vom Dekan der medizinischen Fakultät unterzeichnete Stellungnahme befindet sich im Universitätsarchiv Frankfurt/Main (Kuratorium Abt. 12 Nr. 344). Die Unterstreichungen sind vom maschinegeschriebenen Original übernommen.

Quellen und Sekundärliteratur

Archivmaterial

Universitätsarchiv Berlin (Humboldt-Universität):
- Akten der Medizinischen Fakultät:
  Med. Fak. Nr. 234, Bl. 1
- Personalverzeichnis der Universität Berlin, 121. Rektoratsjahr 1930/31

Archiv der Universität Erlangen-Nürnberg:
- Personalakte Friedrich Ludwig Fleischmann:
  II/1/F/12 (I-II)

Universitätsarchiv Frankfurt/Main:
- Kuratorium Abt. 13 Nr. 344

Universitätsarchiv Freiburg i. Br.:
- B1/1241

Universitätsarchiv Greifswald:
- Akte der medizinischen Fakultät:
  Med. Fak. Nr. 136

Universitätsarchiv Heidelberg:
- Personalakten Hermann Schlüter:
  PA 5666, PA 1152
- Akte der akademischen Quästur:
  Rep. 27-1176

Universitätsarchiv Leipzig:
- Akten der medizinischen Fakultät:
  Med. Fak. A VI Nr. 22
  Med. Fak. B VIII 11[a]
  Med. Fak. B I, Nr. 17
- Vorlesungsverzeichnisse der Universität Leipzig von 1811 bis 1835

Universitätsarchiv München (Ludwig-Maximilians-Universität):
- Senatsakten:
  Sen 140
- Vorlesungsverzeichnisse der Universität München ab 1826

Universitätsarchiv Tübingen:
- Akten der medizinischen Fakultät:
  125/61,14
  125/195

Quellen und Sekundärliteratur

Archiv der Universität Wien:
- Akten des Medizinischen Dekanats:
  Med. Dek. Nr. 191.841.
  Med. Dek. Nr. 209.841.
- Vorlesungsverzeichnisse der Universität Wien:
  „Taschenbuch der Wiener k .k. Universität" von 1841 – 1848 (UA Wien Z80)
  „Übersicht der akademischen Behörden, der den einzelnen Facultäten zugehörenden Decane, Pro-Decane, Professoren, Privatdocenten, Lehrer, Adjuncten und Assistenten, dann der Kirche, Bibliothek, Kanzlei, Quästur etc. an der kaiserl. königl. Universität zu Wien [...]" von 1851 bis 1868 (UA Wien Z85)
- Matrikelverzeichnis der Universität Wien:
  FMM I, 1-464, 1816-1850

Archiv des Instituts für Geschichte der Medizin der Robert Bosch Stiftung, Stuttgart:
- Brief von Samuel Hahnemann an David Steinestel vom 20. Juni 1834 (A 452)
- Ankündigung einer Vorlesung Hahnemanns an der Leipziger Universität (A 1852)
- Bestand „Varia", V7, V8, V9, V10, V17, V19, V42

Gedruckte Quellen und Sekundärliteratur

Albrecht, Franz (1875): Dr. Samuel Hahnemann's, des Begründers der Homöopathie, Leben und Wirken. Ein Gedenkbuch auf Grund von Familienpapieren, Briefen und langjährigen persönlichen Umgangs mit Samuel Hahnemann. Schwabe, Leipzig.

Albrecht, Henning (1997): Homöopathie in Deutschland. Kliniken, Strukturen und Organisationen. Patientenratgeber Nr. 17. Natur und Medizin e.V., Bonn.

Allmendinger, Claus-Michael (1996): Robert Bosch und die homöopathische Bewegung in Württemberg. In: Heinze, Sigrid (Hrsg.): Homöopathie 1796-1996: Eine Heilkunde und ihre Geschichte; herausgegeben von Sigrid Heinze für das Deutsche Hygiene-Museum, Dresden. Katalog zur Ausstellung, Deutsches Hygiene-Museum, 17. Mai bis 20. Oktober 1996. Edition Lit.europe, Berlin.

Altschul, [Elias] (1853a): Stellung der homöopathischen Heilmethode zur älteren praktischen Medizin. Prager Monatsschrift für theoretische und praktische Homöopathie 1: 1-6.

Altschul, [Elias] (1853b): Kritische Beleuchtung des Schreibens Hrn. Dr. Jos. Buchner's an Se. Excellenz den k. bayr. Kriegsminister Herrn Ludwig von Lüder, bezüglich des Verbotes des homöopathischen Heilverfahrens in den Militärspitälern Bayerns. Prager Monatsschrift für theoretische und praktische Homöopathie 1: 49-54.

Altschul, [Elias] (1856a): Materialien zur Geschichte der Homöopathie in Böhmen und Mähren. Prager Medizinische Monatsschrift für Homöopathie, Balneotherapie und Hydropathie 4: 145-151.

Altschul, [Elias] (1856b): Offenes Sendschreiben an Herrn Dr. Carl Ernst Bock, Professor der pathologischen Anatomie an der Universität zu Leipzig, den Entdecker der Selbstheillehre. Eine kritische Beleuchtung seiner polemischen Angriffe auf die praktischen Heilmethoden im Allgemeinen und auf die Homöopathie insbesondere. Bellmann, Prag.

Ameke, Wilhelm (1884): Die Entstehung und Bekämpfung der Homöopathie. Mit einem Anhang: Die heutige Universitäts-Medicin. Janke, Berlin.

Attomyr, [Joseph] (1833): Briefe über Homöopathie. Jan. bis Ende Juni 1833. Kollmann, Leipzig.

Ausschuß der Hahnemannia (Landesverein für Homöopathie e. V.) (o. J.): Die Homöopathie in der württembergischen Kammer der Abgeordneten. Stuttgarter Vereins-Buchdruckerei, Stuttgart.

Ausschuß der Hahnemannia (Landesverein für Homöopathie in Württemberg) in Stuttgart (Hrsg.) (1889): Geschichte der Entwicklung der Homöopathie in Württemberg. Selbstverlag, Stuttgart.

Bakody, Theodor von (1883): Zur Reform der medizinischen Therapie. Sendschreiben an Herrn Professor Rudolf Virchow. Zeitschrift des Berliner Vereins homöopathischer Ärzte 2: 219-248.

Bartels, Volckmar (1932): Beitrag zur Geschichte der naturwissenschaftlich-kritischen Richtung in der Homöopathie. Allgemeine Homöopathische Zeitung 180: 273-314.

Bastanier, E[rnst] (1929): Die Homöopathie im Wandel und Spiegel der Zeiten. Deutsche Medizinische Wochenschrift 55: 141-144.

Bastanier, [Ernst] (1944): Geheimrat Professor Dr. Martin Faßbender †. Allgemeine Homöopathische Zeitung 192: 64.

Bauer, Axel (1989): Naturwissenschaftliche Medizin der Jahrhundertwende. Fiktion und Realität um 1900. Deutsche Medizinische Wochenschrift 114: 1676-1679.

Bauer, Axel (1995): Quellentexte und Bemerkungen zur Kontroverse zwischen Ärzten und „Kurpfuschern" um 1900 (unveröffentlichtes Manuskript).

Baumgart, Peter (Hrsg.) (1982): Vierhundert Jahre Universität Würzburg. Eine Festschrift. Degner & Co., Neustadt a.d. Aisch.

Becker, Carl (1902a): Verschiedenes. Aus den Parlamenten. Bayrischer Landtag. Münchner Medizinische Wochenschrift 31: 1319-1321.

Becker, Carl (1902b): Verschiedenes. Aus den Parlamenten. Bayrische Reichsratskammer. Münchner Medizinische Wochenschrift 33: 1405-1406.

Bichel, M. (1983): Die Entstehung neuer medizinischer Lehrfächer und Institute im 19. und 20. Jahrhundert. Universitas 38: 865-872.

Bier, August (1926): Wie sollen wir uns zur Homöopathie stellen? In: Planer, Reinhard (Hrsg.): Der Kampf um die Homöopathie. Pro et contra. Hügel, Leipzig.

Binz, C[arl] (1896): Lehrstühle für Homöopathie. Deutsche Medizinische Wochenschrift 18: 285.

Bock, K[laus] D[ietrich] (1993): Wissenschaftliche und alternative Medizin. Paradigmen – Praxis – Perspektiven. Springer, Berlin, Heidelberg, New York, London, Paris, Tokyo, Hong Kong, Barcelona u. Budapest.

Boehm, Laetitia u. Spörl, Johannes (1972): Ludwig-Maximilians-Universität. Ingolstadt – Landshut – München. 1472-1972. Duncker & Humblot, Berlin.

Bolle, [Peter Meinolf] (1869): Die Petition an das Haus der Abgeordneten in Berlin. Populäre Homöopathische Zeitung 15: 113-114, 145-149, 177-181.

Bolle, [Peter Meinolf] (1870): Die Petition an das Haus der Abgeordneten in Berlin. Populäre Homöopathische Zeitung 16: 1-9, 17-21, 129-131.

Bolle, [Peter Meinolf] (1871): Die zwei Wege zur Erlangung von homöopathischen Lehrstühlen und Kliniken. Populäre Homöopathische Zeitung 17: 85-88.

Bothe, Detlef (1996): Die Homöopathie im Dritten Reich. In: Heinze, Sigrid (Hrsg.): Homöopathie 1796-1996: Eine Heilkunde und ihre Geschichte; herausgegeben von Sigrid Heinze für das Deutsche Hygiene-Museum, Dresden. Katalog zur Ausstellung, Deutsches Hygiene-Museum, 17. Mai bis 20. Oktober 1996. Edition Lit.europe, Berlin.

Braun, Artur (1989): Die Mitgliederzahl des DZVhÄ als Spiegel der Medizingeschichte. Allgemeine Homöopathische Zeitung 234: 201-203.

Brunnow, Ernst von (1844): Ein Blick auf Hahnemann und die Homöopathik. Teubner, Leipzig.

Büchmann, [Georg] (1959): Geflügelte Worte. Neue Ausgabe. Droemer Knaur, München u. Zürich.

Buchner, Max (Hrsg.) (1932): Aus der Vergangenheit der Universität Würzburg. Festschrift zum 350 jährigen Bestehen der Universität. Springer, Berlin.

Bugyi, B. u. Henne, H[einz] (1976): Zur Geschichte der Homöopathie in Ungarn. Eine Erinnerung anläßlich des 150. Geburtstag von T. v. Bakody. Allgemeine Homöopathische Zeitung 221: 228-237.

Busse, A. (1978): Der medizinische Unterricht an der Ludwig-Maximilians-Universität von 1826-1875 im Spiegel der Vorlesungsankündigungen. Med. Dissertation, Universität München.

Clemm, Walther Nic. (1903): Homöopathie und Kurpfuscherei. Münchner Medizinische Wochenschrift 19: 830-831.

Coulter, Harris L. (1973): Divided Legacy. The Conflict Between Homoeopathy and the Medical Association. Science and Ethics in American Medicine 1800-1914. North Atlantic Books, Homoeopathic Educational Services, Berkeley.

Czech, Barbara (1996): Konstitution und Typologie in der Homöopathie des 19. und 20. Jahrhunderts. Haug, Heidelberg.

David, Heinz (1995): Virchows Zellularpathologie – fehlleitendes Dogma des 19. Jahrhunderts oder Basis des Krankheitsverständnisses auch für das 21. Jahrhundert. In: Bauer, Axel (Hrsg.): Theorie der Medizin. Dialoge zwischen Grundlagenfächern und Klinik. Barth, Heidelberg u. Leipzig.

Dellmour, Friedrich u. Willinger, Gerhard (1994): „To Master a Discipline, We Have to Start at its Roots". Interview with André Saine, N. D. Journal of LMHI 2: 11-19.

Quellen und Sekundärliteratur

Deutscher Bundestag, Referat Öffentlichkeitsarbeit (Hrsg.) (1989): Fragen an die deutsche Geschichte. Ideen, Kräfte, Entscheidungen von 1800 bis zur Gegenwart. Historische Ausstellung im Reichstagsgebäude in Berlin. Katalog 15. Auflage. Dt. Bundestag, Referat Öffentlichkeitsarbeit, Bonn.

Dinges, Martin (1993): Verzeichnis des Bestandes „Varia" des Instituts für Geschichte der Medizin der Robert Bosch Stiftung. Medizin, Gesellschaft und Geschichte 12: 221-230.

Dinges, Martin (1995): Professionalisierung homöopathischer Ärzte: Deutschland und Vereinigte Staaten von Amerika im Vergleich. Medizin, Gesellschaft und Geschichte 14: 143-172.

Dinges, Martin (Hrsg.) (1996a): Weltgeschichte der Homöopathie. Länder, Schulen, Heilkundige. C. H. Beck, München.

Dinges, Martin (Hrsg.) (1996b): Homöopathie. Patienten – Heilkundige – Institutionen. Von den Anfängen bis heute. Haug, Heidelberg.

Dinges, Martin u. Schüppel, Reinhart (1996): Vom Nutzen der Homöopathiegeschichte – insbesondere für den „ärztlichen Stand". Allgemeine Homöopathische Zeitung 241: 11-26.

Donner, Fritz (1927): Gedanken über die Frage der Lehrbarkeit der Homöopathie. Allgemeine Homöopathische Zeitung 175: 169-179.

Donner, Fritz (1928): Homoeopathica Americana. Allgemeine Homöopathische Zeitung 176: 31-61.

Donner, Fritz (1955): Der Berliner Lehrstuhl für Homöopathie und die homöopathische Universitäts-Poliklinik. Deutsche Homöopathische Monatsschrift 6: 76-119.

Donner, Fritz (1969): Zur Situation um den jungen homöopathischen Nachwuchs. Allgemeine Homöopathische Zeitung 214: 355-364.

Donner, Fritz (o. J.): Bemerkungen zur Überprüfung der Homöopathie durch das Reichsgesundheitsamt 1936-1939 (unveröffentlichtes Manuskript).

Drexler, Leopold u. Bayr, Georg (1996): Die wiedergewonnene Ausstrahlung des früheren Vielvölkerstaates: Österreich. In: Dinges, Martin (Hrsg.): Weltgeschichte der Homöopathie. Länder, Schulen, Heilkundige. C. H. Beck, München.

dtv-Brockhaus-Lexikon in 20 Bänden (1988): Deutscher Taschenbuch Verlag, München.

Eckart, W[olfgang] U. (1992): Christian Friedrich Samuel Hahnemann (1755-1843) und die medizinischen Konzepte seiner Zeit. Allgemeine Homöopathische Zeitung 237: 3-8, 62-74.

Eckart, Wolfgang U. (1994): Geschichte der Medizin. 2., komplett überarbeitete Auflage. Springer, Berlin, Heidelberg, New York, London, Paris, Tokyo, Hong Kong, Barcelona u. Budapest.

Eckart, Wolfgang U. u. Gradmann, Christoph (1995): Ärztelexikon. Von der Antike bis zum 20. Jahrhundert. C. H. Beck, München.

Eppenich, Heinz (1994): Samuel Hahnemann und die Beziehung zwischen Homöopathie und Mesmerismus. „... erst die möglich vollkommenste Art, kranke Menschen herzustellen". Zeitschrift für Klassische Homöopathie 38: 153-160.

Eppenich, Heinz (1995): Geschichte der deutschen homöopathischen Krankenhäuser. Von den Anfängen bis zum Ende des Ersten Weltkriegs. Haug, Heidelberg.

Ernst, E[dzard] (1995): Naturheilkunde im Dritten Reich. Außenseiter, Schulmedizin und nationalsozialistische Machtpolitik. Deutsches Ärzteblatt 92: A-104-107.

Ernst, L[udwig] (1890): Vorschlag zur Errichtung einer Lehrkanzel für Homöopathie. Carl Gerold's Sohn, Wien.

Ernst, Ludwig (1899): Der Hausarzt für gebildete Laien. Die Erfahrungen aus einer dreißigjährigen ärztlichen Spital- und Privat-Praxis. Dem Wohle der Leidenden gewidmet. Carl Gerold's Sohn, Wien.

Eulner, Hans-Heinz (1970): Die Entwicklung der medizinischen Spezialfächer an den Universitäten des deutschen Sprachgebietes. Enke, Stuttgart.

Faber, Karl-Heinz (1996): Die homöopathische Zeitschrift Hygea als Spiegel einer neuen Heilmethode. In: Dinges, Martin (Hrsg.): Homöopathie. Patienten – Heilkundige – Institutionen. Von den Anfängen bis heute. Haug, Heidelberg.

Fachbereichsrat des Fachbereichs Humanmedizin der Philipps-Universität Marburg (1992): „Marburger Erklärung zur Homöopathie" (als Flugblatt verteilt).

Faßbender, Martin (1926): Hochschul-Lehrstühle für Homöopathie. Deutsche Zeitschrift für Homöopathie 43: 22-34.

Faßbender, Martin (1930): Gedanken zur Eröffnung der homöopathischen Universitätspoliklinik in Berlin. Allgemeine Homöopathische Zeitung 178: 1-13.

Fichtner, Gerhard (Hrsg.) (1992): Index wissenschaftshistorischer Dissertationen (IWD/LWD). Verzeichnis abgeschlossener und in Bearbeitung befindlicher Dissertationen auf dem Gebiet der Geschichte der Medizin, der Pharmazie, der Naturwissenschaften und der Technik. Nr. 3: 1987-1992. edition diskord, Tübingen.

Ficker, Friedbert (1970): Professor Ernst Bastanier zum Gedenken. Allgemeine Homöopathische Zeitung 215: 514-516.

Fischer, I. (1923): Beiträge zur medizinischen Kulturgeschichte. Johann Emanuel Veith. Wiener Klinische Wochenschrift 6: 112-114.

Fischer, I[sidor] (Hrsg.) (1962): Biographisches Lexikon der hervorragenden Ärzte der letzten fünfzig Jahre. Urban & Schwarzenberg, München u. Berlin.

Fleischmann, [Wilhelm] (1844): Notizen über das Spital der barmherzigen Schwestern in Gumpendorf.- Die Leistungen der Homöopathie in einer tabellarischen Übersicht der, vom Jahre 1835 bis Ende 1843 in demselben behandelten Kranken, nebst einigen Krankengeschichten. Oesterreichische Zeitschrift für Homöopathie 1: 176-203.

Florschütz, [?] (1897): Die Homöopathie im preussischen Landtag. Ärztliches Vereinsblatt für Deutschland 24: 432-433.

Friedländer, A[dolf] A. (1927): Schulmedizin und Homöotherapie. Münchner Medizinische Wochenschrift 37: 1597-1600.

Galen, E[miel] van (1995): Swedenborg und Kent. Über den Einfluß von Emanuel Swedenborg auf die homöopathische Philosophie des James Tyler Kent. Zeitschrift für Klassische Homöopathie 39: 19-29.

Gasper, Margaretha (1980): Homöopathie in Österreich. Eine Skizze. Documenta Homoeopathica 3: 73-77.

Gebhardt, Karl-Heinz (1987): Homöopathie und Universität. Allgemeine Homöopathische Zeitung 232: 133-140.

Genneper, Thomas (1987): Deutsche Hochschulzeitschriften zum Thema Homöopathie aus den Jahren 1923-1984. Zeitschrift für Klassische Homöopathie 31: 79-82.

Genneper, Thomas (1991): Als Patient bei Samuel Hahnemann: Die Behandlung Friedrich Wiecks in den Jahren 1815/16. Haug, Heidelberg.

Gisevius, [Friedrich] (1902): Die 69. Generalversammlung des Homöopathischen Zentral-Vereins in Frankfurt a. M. vom 9. – 11. August 1901. Zeitschrift des Berliner Vereins homöopathischer Ärzte 20: 255-304.

Gisevius, [Friedrich] (1909): Dr. med. Rudolf Windelband. Allgemeine Homöopathische Zeitung 157: 204-205.

Gizycki, Rainald von (1976): Prozesse wissenschaftlicher Differenzierung. Eine organisations- und wissenschaftssoziologische Fallstudie. Soziologische Schriften Bd. 21. Dunker & Humblot, Berlin.

Griesselich, [Ludwig] (1835): Notizen und kleine Mittheilungen. Hygea 2: 228.

Griesselich, L[udwig] (1842): Historische Nachweisung über den Gebrauch des Wortes ‚specifisch'. Vom Regimentsarzt Dr. L. GRIESSELICH in Karlsruhe. Hygea 17: 209-227.

Griesselich, L[udwig] (1845): Bücherschau vom Jahr 1844. Von Dr. L. Griesselich in Karlsruhe. Hygea 20: 1-20.

Groß, G[ustav] W[ilhelm] (1829): Kritik. Die homöopathische Heilkunst und ihr Verhältniß zum Staate. Archiv für die Homöopathische Heilkunst 8: 159-167.

Grubitzsch, Petra (1996): Homöopathische Laienvereine in Sachsen. „...wenn keine Laienbewegung vorhanden gewesen wäre, hätte die Homöopathie nie populär werden können...". In: Heinze, Sigrid (Hrsg.): Homöopathie 1796-1996: Eine Heilkunde und ihre Geschichte; herausgegeben von Sigrid Heinze für das Deutsche Hygiene-Museum, Dresden. Katalog zur Ausstellung, Deutsches Hygiene-Museum, 17. Mai bis 20. Oktober 1996. Edition Lit.europe, Berlin.

Günther, Renate u. Wittern, Renate (Hrsg.) (1988): Katalog der Bibliothek des Homöopathie-Archivs. Institut für Geschichte der Medizin der Robert Bosch Stiftung, Stuttgart.

Gutmann, Wilhelm (1935): Dr. Johann Emanuel Veith und die Anfänge der homöopathischen Bewegung in Österreich. Leipziger Populäre Zeitschrift für Homöopathie 66: 123-124.

Gypser, Klaus-Henning (Hrsg.) (1984): Bönninghausens Kleine medizinische Schriften. Arkana-Verlag, Heidelberg.

Haehl, Erich (1929): Geschichte des Deutschen Zentralvereins homöopathischer Ärzte. Im Auftrag des Vereins zu seinem 100jährigen Bestehen auf Grund der Akten und der einschlägigen Literatur. Schwabe, Leipzig.

Haehl, Erich (1931): Alphabetisch geordnetes Verzeichnis von Nekrologen und Lebensbeschreibungen homöopathischer Ärzte und Apotheker mit Quellenangabe. Allgemeine Homöopathische Zeitung 179: 159-170.

Hähl, R[ichard] (1900a): Die Petition der homöopathischen Vereine Badens vor dem badischen Landtag. Homöopathische Monatsblätter 25: 135-137.

Hähl, Richard (1900b): Lehrstuhl für Homöopathie. Homöopathische Monatsblätter 25: 137-139.

Haehl, Richard (1922): Samuel Hahnemann. Sein Leben und Schaffen. Auf Grund neu aufgefundener Akten, Urkunden, Briefe, Krankenberichte und unter Benützung der gesamten in- und ausländischen Literatur. Unter Mitwirkung von Karl Schmidt-Buhl. Bd. 1 u. 2. Schwabe, Leipzig.

Hahnemann, Samuel (1989): Kleine medizinische Schriften von Samuel Hahnemann. Gesammelt und herausgegeben von D. Ernst Stapf. 2., unveränderter Nachdruck der Erstausgabe, Dresden und Leipzig 1829. Mit einem Geleitwort von Dr. med. Klaus-Henning Gypser. Bd. 1 u. 2. Haug, Heidelberg.

Hahnemann, Samuel (1992): Organon der Heilkunst. Textkritische Ausgabe der von Samuel Hahnemann für die sechste Auflage vorgesehenen Fassung. Bearbeitet, herausgegeben und mit einem Vorwort versehen von Josef M. Schmidt. Haug, Heidelberg.

Hahnemann, Samuel (1995): Reine Arzneimittellehre. Von Dr. med. Samuel Hahnemann. Typographische Neugestaltung der dritten vermehrten Auflage von 1833. Bd. 2. Haug, Heidelberg.

Handley, Rima (1993): Eine homöopathische Liebesgeschichte. Das Leben von Samuel und Mélanie Hahnemann. C. H. Beck, München.

Hartmann, [Franz] (1844): Aus Hahnemann's Leben. Allgemeine Homöopathische Zeitung 26: 129-134, 145-149, 161-168, 177-187, 194-203, 209-218, 225-236, 241-246.

Haug, A[lfred] (1985a): Der Lehrstuhl für Biologische Medizin in Jena. In: Kudlien, Fridolf: Ärzte im Nationalsozialismus. Kiepenheuer & Witsch, Köln.

Haug, A[lfred] (1985b): Das Rudolf-Heß-Krankenhaus in Dresden. In: Kudlien, Fridolf: Ärzte im Nationalsozialismus. Kiepenheuer & Witsch, Köln.

Haug, Alfred (1986): „Für Homöopathie und Volk". Protokolle des Süddeutschen Verbandes für Homöopathie und Lebenspflege an der Schwelle zum Dritten Reich. Allgemeine Homöopathische Zeitung 231: 228-236.

Haug, Alfred (1993): „Neue Deutsche Heilkunde" – Naturheilkunde und „Schulmedizin" im Nationalsozialismus. In: Bleker, Johanna u. Jachertz, Norbert (Hrsg.): Medizin im „Dritten Reich". Deutscher Ärzte-Verlag, Köln.

Heinigke, Carl (1871): Die Principien der Homöopathie: nebst erläuternden pharmakologischen Studien für Aerzte und Studirende der Medicin. Schwabe, Leipzig.

Heinze, Sigrid (Hrsg.) (1996): Homöopathie 1796-1996: Eine Heilkunde und ihre Geschichte; herausgegeben von Sigrid Heinze für das Deutsche Hygiene-Museum, Dresden. Katalog zur Ausstellung, Deutsches Hygiene-Museum, 17. Mai bis 20. Oktober 1996. Edition Lit.europe, Berlin.

Heits, E[dward] (Hrsg.): Allgemeine Homöopathische Zeitung. Registerband 1832-1981. Haug, Heidelberg.

Hering, Constantin (1860): Neue Hauhecheln. No. 1. Homöopathische Lehr- und andere Stühle in „Berücksichtigung" der „Corporations- und anderen Autoritäten" des Dr. Alexander Gösche & Co. in Berlin von Constantin Hering. Philadelphia u. Leipzig.

Hering, Constantin (1988): Des Doctor X. Ypsilon Antrittsrede bei Uebernahme der Professur der Homöopathie auf der Universität zu Strassburg im Jahre ****. In: Gypser, Klaus-Henning (Hrsg.): Herings Medizinische Schriften in drei Bänden. Burgdorf, Göttingen.

Heubner, Wolfgang (1925): Originalien. Zur Frage der Homöopathie. Münchner Medizinische Wochenschrift 23: 931-933.

Heuss, Theodor (1986): Robert Bosch. Leben und Leistung. Deutsche Verlags-Anstalt, Stuttgart.

Hickmann, Reinhard (1996): Das psorische Leiden der Antonie Volkmann. Edition und Kommentar einer Krankengeschichte aus Hahnemanns Krankenjournalen von 1819-1831. Haug, Heidelberg.

Hirsch, August (Hrsg.) (1962): Biographisches Lexikon der hervorragenden Ärzte aller Zeiten und Völker. Urban & Schwarzenberg, München u. Berlin.

His, Wilhelm (1932): Homöopathie und Universität. Süddeutsche Monatshefte 29: 366-367.

Historische Kommission bei der bayrischen Akademie der Wissenschaften (Hrsg.) (1953): Neue Deutsche Biographie. Duncker & Humblot, Berlin.

Hlawati, Franz (1932): Die Barmherzigen Schwestern von Wien-Gumpendorf, 1832-1932. Selbstverlag der Kongregation der Barmherzigen Schwestern v. hl. Vinzenz v. Paul, Wien.

Honigmann, G[eorg Gabriel] (1926): Homöopathie und Medizin. In: Planer, Reinhard (Hrsg.): Der Kampf um die Homöopathie. Pro et contra. Hügel, Leipzig.

Hopff, W[olfgang] H. (1993): Homöopathie eine Irrlehre? Monatsschrift Kinderheilkunde 141: 241-247.

Huber, Eduard (1877): „Audiatur et altera pars!". Erwiderung auf Prof. Dr. Th. Jürgensen's Angriff der Homöopathie. In: Volkmann, R.: Sammlung klinischer Vorträge Nr. 106: Die wissenschaftliche Heilkunde und ihre Widersacher. Gerold & Sohn, Wien.

Huber, Eduard (1878): Geschichte der Homöopathie in Österreich (Cisleithanien). In: Heinigke, Carl (Hrsg.): Sammlung wissenschaftlicher Abhandlungen aus dem Gebiet der Homöopathie, Serie I, Nr. 2. Schwabe, Leipzig.

Jochmann, Carl Gustav (1994): Briefe eines Homöopathischgeheilten an die zünftigen Widersacher der Homöopathie. Nachdruck der Ausgabe Heidelberg 1829 bei C. F. Winter. Mit einem Nachwort herausgegeben von Uwe Pörksen. Universitätsverlag C. Winter, Heidelberg.

Jütte, Robert (1995): The Professionalisation of Homoeopathy in the Nineteenth Century. In: Woodward, John u. Jütte, Robert (Hrsg.): Coping with Sickness. Historical Aspects of Health Care in a European Perspective. European Association for the History of Medicine and Health Publications, Sheffield.

Jütte, Robert (1996a): Geschichte der Alternativen Medizin. Von der Volksmedizin zu den unkonventionellen Therapien von heute. C. H. Beck, München.

Jütte, Robert (1996b): Wo alles anfing: Deutschland. In: Dinges, Martin (Hrsg.): Weltgeschichte der Homöopathie. Länder, Schulen, Heilkundige. C. H. Beck, München.

Käsemann, [?] (1845): Ist zur Förderung der Homöopathie ein besonderer Lehrstuhl nöthig? Hygea 20: 322-343.

Kafka, [Jakob] (1890): Freie homöopathische Facultät. Ein Vorschlag, zur Discussion gestellt. Allgemeine Homöopathische Zeitung 121: 59-61.

Kaiser, Daniel (1989): Wiederentdeckt: ein grundlegendes Manuskript Hahnemanns. Zeitschrift für Klassische Homöopathie 33: 112-120.

Kaiser, Daniel (1992): Homöopathie im Dritten Reich. In: Karl und Veronica Carstens-Stiftung (Hrsg.): 10 Jahre Karl und Veronica Carstens-Stiftung im Stifterverband für die Deutsche Wissenschaft (ohne Verlagsangabe).

Kannengießer, Ursula-Ingrid (1996): Der Tierarzt J. J. W. Lux (1773-1849) und die Veterinärhomöopathie im 19. Jahrhundert. In: Dinges, Martin (Hrsg.): Homöopathie. Patienten – Heilkundige – Institutionen. Von den Anfängen bis heute. Haug, Heidelberg.

Karl und Veronica Carstens-Stiftung (1994): Erklärung zur Frage der Integration der Homöopathie in Forschung und Lehre an den Medizinischen Fakultäten/Fachbereichen der Bundesrepublik Deutschland (als Flugblatt verteilt).

Kater, M[ichael] H. (1985): Medizinische Fakultäten und Medizinstudenten: Eine Skizze. In: Kudlien, Fridolf: Ärzte im Nationalsozialismus. Kiepenheuer & Witsch, Köln.

Kaufman, Martin (1971): Homeopathy in America. The Rise and Fall of a Medical Heresy. The Johns Hopkins Press, Baltimore u. London.

Kiefer, Karl (1905): Homöopathie: ein Wort zur Aufklärung und Abwehr. Selbstverlag, Leipzig.

Killy, Walther (Hrsg.) (1995): Deutsche Biographische Enzyklopädie. K. G. Saur, München, New Providence, London, Paris.

King, William Harvey (Hrsg.) (1905): History of homoeopathy and its institutions in America. Vol. 1-4. Lewis, New York.

Kleinert, G[eorg] O[tto] (1863): Geschichte der Homöopathie. Schäfer, Leipzig.

Klemperer, Georg (1926): Wie sollen wir uns zur Homöopathie stellen? In: Planer, Reinhard (Hrsg.): Der Kampf um die Homöopathie. Pro et contra. Hügel, Leipzig.

Köck, Carl (1876): Warum [ist] der Nachwuchs junger homöopathischer Aerzte ein so geringer? Mittheilungen an die Mitglieder der „Hahnemannia" 33: 1-5. In: Homöopathische Monatsblätter 1.

Kolb, [?] (1873): Bericht der volkswirthschaftlichen Kommission der Kammer der Abgeordneten über eine Eingabe des Landesvereins für Homöopathie. Berichterstatter: Kolb. Ausgegeben am 8. Februar 1873 (keine Verlagsangabe).

Kolde, Theodor (1991): Die Universität Erlangen unter dem Hause Wittelsbach 1810 bis 1910. Festschrift zur Jahrhundertfeier der Verbindung der Friderico-Alexandrina mit der Krone Bayern. Photomechanischer Nachdruck der Ausgabe von 1910 (Deichert'sche Verlagsbuchhandlung Nachf., Erlangen u. Leipzig). Universitätsbund Erlangen-Nürnberg.

Kottwitz, Friedrich (1985): Bönninghausens Leben: Hahnemanns Lieblingsschüler. Organon Verlag, Berg am Starnberger See.

Kraus-Kassegg, Elisabeth (1960): Pfarrgeschichte der Stadtpfarrgemeinde zur hl. Maria Magdalena in Scheibbs. Preßvereins-Druckerei, St. Pölten.

Kröner, [Eugen] u. Gisevius, [Friedrich] (1904): Die Homöopathie in Bayern. Ein Beitrag zum Kapitel der Geistesfreiheit in Deutschland. Zeitschrift des Berliner Vereins homöopathischer Ärzte 23: 209-219.

Kröner, [Eugen] (1919): Die Homöopathie im neuen Reiche. Allgemeine Homöopathische Zeitung 167: 193-203.

Kunkel, [Adam Joseph] (1902): Über die Stellung der Homöopathie zur heutigen Schulmedizin. Münchner Medizinische Wochenschrift 12: 484-489.

Leeser, Otto (1925): Die Stellungnahme zur Homöopathie. Deutsche Medizinische Wochenschrift 42: 1735-1737.

Leeser, Otto (1926): Die Homöopathie vor dem Forum des Berliner Vereins für innere Medizin und Kinderheilkunde. In: Planer, Reinhard (Hrsg.): Der Kampf um die Homöopathie. Pro et contra. Hügel, Leipzig.

Leschinsky-Mehrl, Irene (1988): Der Streit um die Homöopathie in der ersten Hälfte der 19. Jahrhunderts. Med. Dissertation, Universität München.

Lesky, Erna (1954): Matthias Marenzellers Kampf für die Homöopathie in Österreich. Sudhoffs Archiv 38: 110-128.

Lesky, Erna (1965): Die Wiener medizinische Schule im 19. Jahrhundert. Böhlaus, Graz u. Köln.

Lienert, Marina (1996): „Naturheilkunde ist keine Wissenschaft!" Naturheilvereine, Ortskrankenkassen und Parteien in den Auseinandersetzungen um die Errichtung eines Lehrstuhls für Naturheilkunde an der Universität Leipzig (1894-1924). In: Dinges, Martin (Hrsg.): Medizinkritische Bewegung im Deutschen Reich 1870-1933. Beihefte 9 zu Medizin, Gesellschaft und Geschichte. Franz Steiner, Stuttgart.

Lifton, Robert Jay (1988): Ärzte im Dritten Reich. Klett-Cotta, Stuttgart.

Loewe, Johann Heinrich (1879): Johann Emanuel Veith. Eine Biographie. Braumüller, Wien.

Loidl, F[riedrich] (1981): Vom Homöopathen zum Homileten. Streiflichter aus der Wiener Kirchengeschichte. Documenta Homoeopathica 4: 23-25.

Lorbacher, A[rnold] (1879): Woran liegt es, dass die vom Staate bewilligten Lehrstühle für Homöopathie an den Universitäten bis jetzt derselben Nichts genützt haben? Allgemeine Homöopathische Zeitung 98: 180-182.

Mai, Uwe (1996): Erfolge und Niederlagen. Zur Institutionalisierung der Homöopathie während der Weimarer Republik. In: Heinze, Sigrid (Hrsg.): Homöopathie 1796-1996: Eine Heilkunde und ihre Geschichte; herausgegeben von Sigrid Heinze für das Deutsche Hygiene-Museum, Dresden. Katalog zur Ausstellung, Deutsches Hygiene-Museum, 17. Mai bis 20. Oktober 1996. Edition Lit.europe, Berlin.

Menge, F[riedrich] (1978): Schoelers Ehrentafel der wichtigsten homöopathischen Ärzte. Allgemeine Homöopathische Zeitung 223: 147-156.

Meyer, Veit (1862): Dr. Carl Haubold. Allgemeine Homöopathische Zeitung 65: 7-8.

Möser, [Herrmann] (1891): Mittheilungen von, an und über Collegen. Allgemeine Homöopathische Zeitung 122: 206.

Mossa, [Samuel] (1901): Die Homöopathie vor dem Württemberger Landtage. Allgemeine Homöopathische Zeitung 142: 118-122.

Müller, Eduard (1925a): Die Homöotherapie. Deutsche Medizinische Wochenschrift 29: 1206-1207.

Müller, Eduard (1925b): Die Homöotherapie (Schluß). Deutsche Medizinische Wochenschrift 30: 1246-1249.

Müller-Kypke, [Arthur] (1896a): Eine Antwort auf Geh. Med.-Rath Dr. O. Schwartz's Artikel: „Die Errichtung besonderer Lehrstühle für Naturheilkunde, Hydrotherapie und Homöopathie." Allgemeine Homöopathische Zeitung 132: 168-171, 180-181.

Nachtmann, Walter (1987): „... Ach! wie viel verliere ich auch an Ihm!!!". Die Behandlung des Fürsten Karl von Schwarzenberg durch Samuel Hahnemann und die Folgen. Jahrbuch des Instituts für Geschichte der Medizin der Robert Bosch Stiftung 6: 93-110.

Neumann, Horst (1966): Das Verhältnis der Homöopathie zur naturwissenschaftlichen Medizin in den letzten hundert Jahren im Spiegel der medizinischen Fachpresse. Med. Dissertation, Universität Berlin.

Nicholls, Phillip A. (1988): Homoeopathy and the medical profession. Croom Helm, London, New York u. Sydney.

Nicholls, Phillip A. u. Morrell, Peter (1996): Laienpraktiker und häretische Mediziner: Großbritannien. In: Dinges, Martin (Hrsg.): Weltgeschichte der Homöopathie. Länder, Schulen, Heilkundige. C. H. Beck, München.

Nipperdey, Thomas (1983): Deutsche Geschichte. 1800-1866. Bürgerwelt und starker Staat. C. H. Beck, München.

Nipperdey, Thomas (1990): Deutsche Geschichte. 1866-1918. Erster Band. Arbeitswelt und Bürgergeist. C. H. Beck, München.

Nipperdey, Thomas (1992): Deutsche Geschichte. 1866-1918. Zweiter Band. Machtstaat vor der Demokratie. C. H. Beck, München.

Pantel, Johannes (1989): Die Institutionalisierung der pathologischen Anatomie an den deutschsprachigen Universitäten im 19. Jahrhundert. Von der Idee einer naturwissenschaftlichen Medizin zur Gestalt eines neuen Faches. Med. Dissertation, Universität Heidelberg.

Pfetsch, Frank R. u. Zloczower, Avraham (1973): Innovation und Widerstände in der Wissenschaft. Beiträge zur Geschichte der deutschen Medizin. Bertelsmann Universitätsverlag, Düsseldorf.

Petry, Hannelore (1954): Die Wiener Homöopathie 1842-1849. Med. Dissertation, Universität Mainz.

Pietschmann, Herbert (1994): Die Spitze des Eisbergs. Von dem Verhältnis zwischen Realität und Wirklichkeit. Weitbrecht, Stuttgart u. Wien.

Planer, Reinhard (Hrsg.) (1926): Der Kampf um die Homöopathie. Pro et contra. Hügel, Leipzig.

Prahl, Hans-Werner u. Schmidt-Harzbach, Inge (1981): Die Universität. Eine Kultur- und Sozialgeschichte. Bucher, München u. Luzern.

Rabe, Hanns (1926): Die Mystik in der Kritik der Homöopathie. Erwiderung auf die Ausführungen Prof. E. Müllers-Marburg. In: Planer, Reinhard (Hrsg.): Der Kampf um die Homöopathie. Pro et contra. Hügel, Leipzig.

Regin, Cornelia (1995): Selbsthilfe und Gesundheitspolitik. Die Naturheilbewegung in Deutschland (1889 bis 1914). Beiheft 4 zu Medizin, Gesellschaft und Geschichte. Franz Steiner, Stuttgart.

Ritter, Hans (1978): Poliklinisches Memorandum aus dem Robert-Bosch-Krankenhaus. Treichel u. Moser, Grafenau (als Manuskript vervielfältigt).

Ritter, Hans (1979): Fritz Donner †. Allgemeine Homöopathische Zeitung 224: 163-165.

Ritter, Hans (1986): Samuel Hahnemann. Begründer der Homöopathie. Sein Leben und Werk in neuer Sicht. Haug, Heidelberg.

Rogers, Naomi (1996): Ärzte, Patienten und Homöopathie in den USA. In: Dinges, Martin (Hrsg.): Weltgeschichte der Homöopathie. Länder, Schulen, Heilkundige. C. H. Beck, München.

Rosenberg, Carl Heinrich (1843): Fortschritte und Leistungen der Homöopathie in und außer Ungarn; nebst einer Darstellung ihrer Grundsätze von ihrem gegenwärtigen wissenschaftlichen Standpunkte und Hinweisung auf die Vortheile, die daraus für Staat und Staatsbürger resultiren; ein Wort zu seiner Zeit. Schumann, Leipzig.

Roth, Johann Joseph (1832): Über die homöopathische Heilung der Krankheiten. Zehn Vorlesungen, gehalten im Sommersemster 1831 auf der Hochschule zu München. Riegel und Wießner, Nürnberg.

Rothschuh, Karl Ed[uard] (1978): Konzepte der Medizin in Vergangenheit und Gegenwart. Hippokrates, Stuttgart.

Rothschuh, Karl Eduard (1983a): Naturheilbewegung. Reformbewegung. Alternativbewegung. Hippokrates, Stuttgart.

Rothschuh, Karl Eduard (1983b): Das Buch „Der Arzt" (1906) stammt nicht von Ernst Schweninger! Medizinhistorisches Journal 18: 137-144.

Rummel, [Friedrich Jakob] (1833): Der freien Ausübung der Homöopathie wird in den Badischen Landen kein Hinderniß in den Weg gelegt werden, wie die Verhandlungen darüber in der zweiten Kammer der Landstände hinreichend documentiren. Allgemeine Homöopathische Zeitung 3: 65-66.

Schipperges, Heinrich (Hrsg.) (1990): Geschichte der Medizin in Schlaglichtern. Herausgegeben und bearbeitet von Prof. Dr. med., Dr. phil. Heinrich Schipperges in Zusammenarbeit mit Meyers Lexikonredaktion. Meyers Lexikonverlag, Mannheim, Wien u. Zürich.

Schmid, Georg (1873): Die nothwendigste Aufgabe der Medizin unserer Zeit. Für Ärzte und gebildete Laien. Heinrich Kirsch, Wien.

Schmid, Georg (1875): Hat die Homöopathie ein Recht auf Staatshilfe? Zur Aufklärung der „Petition der Anhänger der Homöopathie an den Reichsrath". Eigenverlag, Wien.

Schmideberg, Melitta (1930): Geschichte der homöopathischen Bewegung in Ungarn. Allgemeine Homöopathische Zeitung 178: 87-134, 210-250.

Schmidt, Josef M. (1990): Die philosophischen Vorstellungen Samuel Hahnemanns bei der Begründung der Homöopathie (bis zum Organon der rationellen Heilkunde, 1810). Johannes Sonntag, München.

Schmidt, Josef M. (1994): Die Entwicklung der Homöopathie in den Vereinigten Staaten. Gesnerus 51: 84-100.

Schneider, H[einrich] G[ottfried] (1868): Die Homöopathie und ihre Gegner. Eupel, Gotha.

Schneider, H[einrich] G[ottfried] et al. (1872): Offenes Sendschreiben an den Abgeordneten Virchow in Berlin. Allgemeine Homöopathische Zeitung 85: 8.

Schoeler, Heinz (1974): Wer blieb und was bleibt? Ein Rückblick über die vier vergangenen Jahrzehnte der Homöopathie. Allgemeine Homöopathische Zeitung 219: 1-13, 51-58, 106-111.

Schoeler, H[einz] (1975): Wer blieb und was bleibt? II. Was blieb nach vier Jahrzehnten Homöotherapie? Allgemeine Homöopathische Zeitung 220: 89-97, 133-136, 178-186.

Schulz, Hugo (1926): Meine Stellung zur Homöopathie. In: Planer, Reinhard (Hrsg.): Der Kampf um die Homöopathie. Pro et contra. Hügel, Leipzig.

Schüppel, Reinhart (1993): Die amerikanische Homöopathie des 19. Jahrhunderts – ein Lehrstück für heute? Kurzer geschichtlicher Abriß und einige Schlußfolgerungen. Allgemeine Homöopathische Zeitung 238: 47-53.

Schüppel, Reinhart (1996): Constantin Hering (1800-1880): Ein Akademiker gründet Institutionen. In: Dinges, Martin (Hrsg.): Homöopathie. Patienten – Heilkundige – Institutionen. Von den Anfängen bis heute. Haug, Heidelberg.

Schütte, Achim (1996): Homöopathie und Tiermedizin. In: Heinze, Sigrid (Hrsg.): Homöopathie 1796-1996: Eine Heilkunde und ihre Geschichte; herausgegeben von Sigrid Heinze für das Deutsche Hygiene-Museum, Dresden. Katalog zur Ausstellung, Deutsches Hygiene-Museum, 17. Mai bis 20. Oktober 1996. Edition Lit.europe, Berlin.

Schwartz, Oscar (1896a): Die Errichtung besonderer Lehrstühle für Naturheilkunde, Hydrotherapie und Homöopathie. Deutsche Medizinische Wochenschrift 13: 204-206.

Schwartz, Oscar (1896b): Nochmals zur Frage der Errichtung eines besonderen Lehrstuhls für Homöopathie. Deutsche Medizinische Wochenschrift 21: 339-340.

Schwarz, Max (1965): MdR. Biographisches Handbuch der Reichstage. Verlag für Literatur und Zeitgeschehen GmbH, Hannover.

Seiler, Hanspeter (1988): Die Entwicklung von Samuel Hahnemanns ärztlicher Praxis anhand ausgewählter Krankengeschichten. Haug, Heidelberg.

Selberg, Werner u. Hamm, Hans (Hrsg.) (1993): David, Heinz: Rudolf Virchow und die Medizin des 20. Jahrhunderts. Quintessenz, München.

Squires, Roy James (1985): Marginality, Stigma and Conversion in the Context of Medical Knowledge, Professional Practices and Occupational Interests. A Case Study of Professional Homeopathy in Nineteenth Century Britain and the United States. Ph. D. thesis, University of Leeds.

Stahl, Martin (1992): Bericht über das erste Treffen der studentischen Arbeitskreise für Homöopathie in Wilsede vom 27. – 29. März 1992. Zeitschrift für Klassische Homöopathie 36: 211-212.

Stahl, Martin (1995): Zur Geschichte der „Vereinigung homöopathischer Aerzte Rheinlands und Westphalens". Medizin, Gesellschaft und Geschichte 14: 195-218.

Stahl, Martin (1997): Der Briefwechsel zwischen Samuel Hahnemann und Clemens von Bönninghausen. Haug, Heidelberg.

Staudt, Dörthe (1996): „[...] den Blick der Laien auf das Ganze gerichtet [...]." Homöopathische Laienorganisationen am Ende des 19. und zu Beginn des 20. Jahrhunderts. In: Dinges, Martin (Hrsg.): Homöopathie. Patienten – Heilkundige – Institutionen. Von den Anfängen bis heute. Haug, Heidelberg.

Stens, Wilhelm (1848): Die Gleichstellung der Homöopathie mit der Allöopathie. Weber, Bonn.

Stens, Wilhelm (1861): Offenes Sendschreiben an Seine Excellenz den Geheimen Staatsminister und Minister der Geistlichen Unterrichts- und Medizinal-Angelegenheiten, Herrn Dr. von Bethmann-Hollweg in Berlin. Kurfürst, Leipzig.

Stens, Wilhelm (1863): Die Homöopathie in ihrem Wesen, ihrem Verhältnisse zur Allopathie, zum Staate und den Angriffen ihrer Gegner gegenüber. Eupel, Sondershausen.

Stolberg, Michael (1995): Die Ausbreitung der Homöopathie im Königreich Bayern. Medizin, Gesellschaft und Geschichte 14: 179-194.

Stolberg, Michael (1997): Hahnemanns Jünger im Land des Märchenkönigs. Zur Sozialgeschichte der Homöopathie in Bayern (unveröffentlichtes Manuskript).

Strauss, Herbert A. u. Röder, Werner (Hrsg.) (1983): Biographisches Handbuch der deutschsprachigen Emigration nach 1933. Herausgegeben vom Institut für Zeitgeschichte, München, und von der Research Foundation for Jewish Immigration, Inc., New York (in 3 Bd.). K. G. Saur, München, New York, London u. Paris.

Stübler, Martin (1965): Erinnerung an Otto Leeser. Allgemeine Homöopathische Zeitung 210: 33-35.

Stübler, Martin (1988): Die Homöopathie 1948-1988. Allgemeine Homöopathische Zeitung 233: 198-205.

Svatek, Josef (1993): Die Homöopathie in den österreichischen Ländern im 19. Jahrhundert. Homöopathie in Böhmen und Mähren. Sonderdruck, Muzeum Kromerzska.

Tischner, Rudolf (1935): Friedrich Hahnemann. Leipziger Populäre Zeitschrift für Homöopathie 66: 61-64, 85-87.

Tischner, Rudolf (1939a): Geschichte der Homöopathie. Schwabe, Leipzig 1932-39, Teil 1-4 (in 1 Bd.).

Tischner, Rudolf (1939b): Lehrauftrag für Homöopathie an der Universität Heidelberg. Allgemeine Homöopathische Zeitung 187: 93.

Tischner, [Rudolf] (1940): Ernst Bastanier 70 Jahre alt. Allgemeine Homöopathische Zeitung 188: 95-96.

Tischner, Rudolf (1950): Das Werden der Homöopathie. Geschichte der Homöopathie vom Altertum bis zur neuesten Zeit. Hippokrates, Stuttgart.

Trinks, [Karl Friedrich] (1854): Offener Brief an Herrn Prof. Rapp in Tübingen. Zeitschrift für homöopathische Klinik 3: 113-114.

Uexküll, Thure von u. Wesiak, Wolfgang (1991): Theorie der Medizin. Grundlagen ärztlichen Denkens und Handelns. Urban & Schwarzenberg, München, Wien u. Baltimore.

Villers, Alexander (1890): Die Hauptversammlung des Homöopathischen Centralvereins am 9. und 10. August 1890 in Dresden. Allgemeine Homöopathische Zeitung 121: 44-45, 91-92, 115-116.

Virchow, Rudolf (1852): Ernährungseinheiten und Krankheitsheerde. Archiv für pathologische Anatomie und Physiologie und für klinische Medizin 4: 375-399.

Virchow, Rudolf (1856): Die Einheitsbestrebungen in der wissenschaftlichen Medicin. Arbeiten von 1849. Der Mensch. Die Medicin. Die Krankheit. Die Seuche. Geschichtliche Abhandlungen zur wissenschaftlichen Medizin: 1-56.

Virchow, Rudolf (1875): Ueber die Heilkräfte des Organismus. Lüderitz'sche Verlagsbuchhandlung, Berlin.

Virchow, Rudolf (1900): Zum neuen Jahrhundert. Archiv für pathologische Anatomie und Physiologie und für klinische Medizin 159: 1-23.

Virchow, Rudolf (1986): Das Bedürfniß und die Möglichkeit einer Medizin vom mechanischen Standpunkt, nachgewiesen an Beispielen. Die Therapie der Blutungen. Das entzündliche Blut. Die Säuferdyskrasie. Rede zur Erinnerung an den Generalstabsarzt Görcke, den Stifter des Friedrich-Wilhelm-Instituts, am 3. Mai 1845. Akademieverlag, Berlin.

Volz, P[ia] D[aniela] (1994): Deutsche Hochschulschriften zum Thema Homöopathie aus den Jahren 1986-1992. Zeitschrift für Klassische Homöopathie 38: 29-32.

Wagner, [Gerhard] (1933): Aufruf. An alle Ärzte Deutschlands, die sich mit biologischen Heilverfahren befassen. Deutsches Ärzteblatt 63: 421.

Wagner, Karl (1918): Register zur Matrikel der Universität Erlangen 1743-1843. Duncker & Humblot, München u. Leipzig.

Walach, Harald (1990): Die Untersuchung der Homöopathie durch das Reichsgesundheitsamt 1936-1939. Zeitschrift für Klassische Homöopathie 34: 252-259.

Wapler, [Hans] (1896a): Was versteht man heute unter der als „Homöopathie" bezeichneten Heilmethode? Deutsche Medizinische Wochenschrift 18: 285-287.

Wapler, [Hans] (1896b): Zur Verständigung noch einmal die Grundsätze der modernen wissenschaftlichen Homöopathie. Allgemeine Homöopathische Zeitung 133: 34-41.

Wapler, [Hans] (1919): Zur Frage der Vertretung der Homöotherapie an den deutschen Hochschulen. Allgemeine Homöopathische Zeitung 167: 218-228.

Wapler, [Hans] (1921): Zwei Gutachten der Leipziger medizinischen Fakultät vom Jahre 1914 über die Lehre Hahnemanns und die Stellungnahme des Centralvereins Deutschlands dazu. Allgemeine Homöopathische Zeitung 169: 21-38.

Wapler, Hans (1933a): Similia similibus in Politik und Völkerleben. Ein Brief an Adolf Hitler. Allgemeine Homöopathische Zeitung 181: 233-234.

Wapler, Hans (1933b): Aufruf Dr. Wagners, des Reichsführers der ärztlichen Spitzenverbände an alle Ärzte Deutschlands, die sich mit biologischen Heilverfahren befassen, und unsere Antwort. Allgemeine Homöopathische Zeitung 181: 235-237.

Watzke, [Philipp] Ant[on] (1865): Dr. Franz Wurmb. Biographische Skizze. Ein Stück Geschichte der Homöopathie in Wien. Beck'sche k. k. Universitäts-Buchhandlung, Wien.

Weber, [Ernst] (1878): Zum Andenken an den verstorbenen Collegen Herrn Sanitätsrath Dr. Stens aus Bonn. Allgemeine Homöopathische Zeitung 96: 94-95, 103-104.

Werner, Petra (1993): Zu den Auseinandersetzungen um die Institutionalisierung von Naturheilkunde und Homöopathie an der Friedrich-Wilhelm-Universität zu Berlin zwischen 1919-1933. Medizin, Gesellschaft und Geschichte 12: 203-217.

Wiesemann, Claudia (1993): Der Aufstand in der Fakultät. Zur rhetorischen Funktion des „therapeutischen Nihilismus" im vormärzlichen Wien. History and Philosophy of the Life Sciences 15: 181-204.

Willfahrt, Joachim (1996): Wie der homöopathische Apotheker und Verleger Willmar Schwabe (1839-1917) und seine Wegbereiter im Laufe des 19. Jahrhunderts der Homöopathie ein Millionenpublikum verschafften. In: Dinges, Martin (Hrsg.): Homöopathie. Patienten – Heilkundige – Institutionen. Von den Anfängen bis heute. Haug, Heidelberg.

Winau, Rolf (1987): Medizin in Berlin. Mit einem Geleitwort des Regierenden Bürgermeisters von Berlin Eberhard Diepgen. Walter de Gruyter, Berlin u. New York.

Windelband, [Rudolf] (1893): Med. Dr. Jacob Kafka. Zeitschrift des Berliner Vereins homöopathischer Ärzte 12: 373-375.

Wolff, Eberhard (1985): „.... nichts weiter als eben einen unmittelbaren persönlichen Nutzen ...". Zur Entstehung und Ausbreitung der homöopathischen Laienbewegung. Jahrbuch des Instituts für Geschichte der Medizin der Robert Bosch Stiftung 4: 61-97.

Wolff, F[riedrich] (1839): Die Homöopathie, besprochen bei den Ständen des Großherzogthums Hessen. Nebst Vorwort und Nachtrag von F. Wolff, Großherzogl. Hofrath und Mitglied der zweiten Kammer. Carl Wilhelm Leske, Darmstadt.

Wölfing, Achim (1974): Entstehung und Bedeutung des Begriffes Schulmedizin. Die Auseinandersetzungen zwischen der naturwissenschaftlichen Medizin und Vertretern anderer Heilmethoden im 19. und 20. Jahrhundert. Med. Dissertation, Freiburg i. Br.

Anonyme Quellen

Anon. (1835): Correspondenznachrichten und Miscellen. Allgemeine Homöopathische Zeitung 6: 176.

Anon. (1837): Correspondenzen und Miscellen. Allgemeine Homöopathische Zeitung 10: 64.

Anon. (1853a): Feuilleton. Homöopathie in Baiern. Prager Monatszeitschrift für theoretische und praktische Homöopathie 1: 159.

Anon. (1853b): Feuilleton. Prager Monatszeitschrift für theoretische und praktische Homöopathie 1: 32.

Anon. (1854): Tagesgeschichte. Zeitschrift für homöopathische Klinik 3: 172.

Anon. (1858): Zur Geschichte der Homöopathie in München. Vom Verein für specifische Heilkunde der homöopathischen Aerzte Baierns. Allgemeine Homöopathische Zeitung 55: 12-14, 22-23, 38-39, 44-45.

Anon. (1863a): Versammlung des Centralvereins hom. Aerzte Deutschlands zu Mainz. Allgemeine Homöopathische Zeitung 67: 101-103.

Anon. (1863b): Tagesangelegenheiten. Allgemeine Homöopathische Zeitung 67: 127.

Anon. (1864): Notizen. Allgemeine Homöopathische Zeitung 68: 64.

Anon. (1869): Versammlung des Centralvereins homöopathischer Aerzte Deutschlands am 9. und 10. August ds. Js. in Dresden. Populäre homöopathische Zeitung 15: 164-168, 181-185.

Anon. (1870): Die Debatten im kgl. ungar. Abgeordneten-Hause am 25. und 26. Febr. 1870 über die Errichtung von Lehrstuhl und Klinik für Homöopathie an der Universität zu Pesth. Populäre Homöopathische Zeitung 16: 35-47, 72-80, 83-88.

Anon. (1871): Ueber die Errichtung eines Lehrstuhles an der Universität zu Leipzig für Homöopathie. Populäre homöopathische Zeitung 17: 110-111.

Anon. (1876): Mittheilungen an die Mitglieder der „Hahnemannia". Homöopathische Monatsblätter 1: 1-2.

Anon. (1879): Die Generalversammlung am Sonntag den 23. und Montag den 24. Februar. Mittheilungen an die Mitglieder der „Hahnemannia" Nr. 47. In: Homöopathische Monatsblätter 4.

Anon. (1882): Professor Dr. Rapp in Stuttgart. Homöopathische Monatsblätter 7: 169-170.

Anon. (1888a): Verhandlungen der Württembergischen Kammer der Abgeordneten. Stuttgart, den 15. Februar 1888, nachmittags 3 $^{1}/_{2}$ Uhr. 75. Sitzung. Unter dem Vorsitze des Präsidenten, Landgerichtsdirektors v. Hohl (ohne Verlagsangabe).

Anon. (1888b): Rede des Herrn Staatsministers des Innern v. Schmid, gehalten in der württembergischen Abgeordnetenkammer am 14. Febr. 1888. Beilage zu Nr. 3 der homöopathischen Monatsblätter. In: Homöopathische Monatsblätter 13: 49-53.

Anon. (1891): Die Homöopathie im Preussischen Herrenhause am 19. Juni 1891. Allgemeine Homöopathische Zeitung 123: 10-13.

Anon. (1892): Die Homöopathie im deutschen Reichstage. Homöopathische Monatsblätter 17: 22-23.

Anon. (1895a): Ständisches. Homöopathische Monatsblätter 20: 165-167.

Anon. (1895b): Notizen. Homöopathische Monatsblätter 20: 173-17.

Anon. (1896a): Kleine Mittheilungen. Deutsche Medizinische Wochenschrift 24: 388.

Anon. (1896b): Aus dem Landtag. Homöopathische Monatsblätter 21: 17-21, 34-39.

Anon. (1897a): Die Homöopathie im preussischen Abgeordnetenhause. Zeitschrift des Berliner Vereins homöopathischer Ärzte 16: 281-304.

Anon. (1897b): Die Homöopathie im preussischen Landtag. Aerztliches Vereinsblatt für Deutschland 24: 432-434.

Anon. (1897c): Das Medizinalwesen im preussischen Landtag. Die Kommission zur Berathung der Medizinalreform. Aerztliches Vereinsblatt für Deutschland 24: 305-307.

Anon. (1898a): Nekrolog. Herrmann Hugo Billig. Allgemeine Homöopathische Zeitung 137: 174.

Anon. (1898b): Dr. Hugo Billig †. Leipziger Populäre Zeitschrift für Homöopathie 29: 213.

Anon. (1900a): Kleine Mittheilungen. Deutsche Medizinische Wochenschrift 19: 316.

Anon. (1900b): Verschiedenes. Aus den Parlamenten. Münchner Medizinische Wochenschrift 19: 674.

Anon. (1900c): Aus einer Petition der homöopathischen Vereine Badens an die II. Kammer der badischen Landstände. Homöopathische Monatsblätter 25: 52-56, 72-76.

Anon. (1900d): Die Homöopathie in der bayerischen Abgeordnetenkammer. Homöopathische Monatsblätter 25: 88-90, 104-105.

Anon. (1901a): Unsere Petition an den Landtag. Homöopathische Monatsblätter 26: 56-57.

Anon. (1901b): Die Homöopathie im württembergischen Landtage. Homöopathische Monatsblätter 26: 70-75, 88-92, 111-113.

Anon. (1901c): Tagesgeschichtliche Notizen. Münchner Medizinische Wochenschrift 15: 616.

Anon. (1901d): Zur Errichtung eines Lehrstuhles für Homöopathie in Tübingen. Deutsche Medizinische Wochenschrift 36: 622-623.

Anon. (1901e): Tagesgeschichtliche Notizen. Münchner Medizinische Wochenschrift 53: 2150.

Anon. (1902a): Zur Abwehr der Angriffe gegen die Homöopathie. Zeitschrift des Berliner Vereins homöopathischer Ärzte 21: 365-368.

Anon. (1902b): Kleine Mittheilungen. Deutsche Medizinische Wochenschrift 21: 600.

Anon. (1902c): Aus Bayern. Allgemeine Homöopathische Zeitung 145: 23-25.

Anon. (1902d): Tagesgeschichtliche Notizen. Münchner Medizinische Wochenschrift 26: 1127.

Anon. (1902e): Kurzmitteilung. Deutsche Medizinische Wochenschrift 2: 36.

Anon. (1903a): Ein Lehrauftrag für Homöopathie. Homöopathische Monatsblätter 28: 97.

Anon. (1903b): Sitzungsberichte des Berliner Vereins homöopathischer Ärzte. Zeitschrift des Berliner Vereins homöopathischer Ärzte 22: 364-369.

Anon. (1903c): Tagesgeschichtliche Notizen. Münchner Medizinische Wochenschrift 43: 1903-1904.

Anon. (1904a): Der bayrische Landtag. Homöopathische Monatsblätter 29: 90-91.

Anon. (1904b): Verschiedenes. Gerichtliche Entscheidungen. Homöopathie und Kurpfuscherei. Münchner Medizinische Wochenschrift 23: 1038-1039.

Anon. (1907): Die Homöopathie in der württembergischen Kammer der Abgeordneten. Homöopathische Monatsblätter 32: 113-117.

Anon. (1913): Die Homöopathie im Landtag. Homöopathische Monatsblätter 38: 108-112, 122-128.

Anon. (1921): Bericht über die 82. Hauptversammlung des homöopathischen Zentralvereins Deutschlands am 8. und 9. August 1921 zu Frankfurt a. M. im Baseler Hof. Allgemeine Homöopathische Zeitung 169: 77-93.

Anon. (1925a): Tagesgeschichtliche Notizen. Münchner Medizinische Wochenschrift 30: 1277-1278.

Anon. (1925b): Kleine Mitteilungen. Deutsche Medizinische Wochenschrift 28: 1168.

Anon. (1929): Kleine Mitteilungen. Deutsche Medizinische Wochenschrift 36: 1520.

Anon. (1939): Verleihung des Professorentitels an die Herren Ernst Bastanier und Hanns Rabe. Allgemeine Homöopathische Zeitung 187: 93.

Anon. (1996): Aktuelle Umschau. Das Aus der Homöopathie an den Hochschulen? Natur & Heilen 73: 52.

Bildnachweis

Abb. 1: Photographie: Gerhard Benda, Wien
Abb. 2: Archiv des Instituts für Geschichte der Medizin der Robert Bosch Stiftung, A 1852
Abb. 3: Haehl (1922), Bd. 1, S. 131
Abb. 4: Stadtarchiv München
Abb. 5: Bildarchiv des Instituts für Geschichte der Medizin der Robert Bosch Stiftung, Stuttgart
Abb. 6: Tischner (1939a), S. 607
Abb. 7: Leipziger Populäre Zeitschrift für Homöopathie 29 (1898), S. 178
Abb. 8: Tischner (1939a), S. 758
Abb. 9: Bildarchiv des Instituts für Geschichte der Medizin der Robert Bosch Stiftung, Stuttgart
Abb. 10: Bildarchiv des Instituts für Geschichte der Medizin der Robert Bosch Stiftung, Stuttgart
Abb. 11: Bildarchiv des Instituts für Geschichte der Medizin der Robert Bosch Stiftung, Stuttgart
Abb. 12: Bildarchiv des Instituts für Geschichte der Medizin der Robert Bosch Stiftung, Stuttgart

Personenregister

Dieses Verzeichnis enthält alle im Haupttext der Kapitel 1-12.2 erwähnten Personen. Die fettgedruckten Seitenzahlen verweisen auf die jeweilige Kurzbiographie im Anhang.

A

Abderhalden, Emil 142, 143, **199**
Adelaide, Königin von England 176
Albrecht, Prinz von Preußen 201
Althoff, Friedrich 95, 187, **199**, 201
Altschul, Elias 72, 73, 81, 85, 183, **200**, 221
Argenti, Demetrius 73
Arndt, Rudolf 120, 121, 145, 215
Attomyr, Joseph 56, 57, 73, 214
Auer 105

B

Bähr 85
Bakody, Joseph von 73, **200**
Bakody, Theodor von 25, 75, 79, 80, 81, 85, 92, 99, 111, 120, 139, 143, 181, 194, 195, **200**, 221
Balogh, Paul von 73
Balogh, Tihamér 73, 79
Bartsch, von 97
Bastanier, Ernst 20, 147, 149, 151, 152, 154, 159, 162, 164, 183, 190, 194, 195, **200**, 203, 221
Bäumler 132
Becker, Carl 104
Becker, Carl Heinrich 152
Bene, von 74
Bentinck und Waldeck-Limpurg, Graf von 112
Bergmann 153
Bethmann-Hollweg, Moritz August 48, 185
Bichat, François-Xavier 23
Bichel, M. 254

Bicking, Franz Anton 42, 185, 194, **201**
Bier, August 129, 145, 146, 148, 149, 156, 179, 182, 189, 192, 195, **201**, 210
Biett 44
Billig, Hugo 49, 185, **202**
Billig, Johann Heinrich 202
Binz, Carl 119, 215
Bircher-Benner, Max 128
Bischoff, Ignaz Rudolph 32, 64
Bismarck, Otto von 91, 128, 199, 217
Blumhardt 114, 115
Blümmel 131
Böck 125
Bock, Carl Ernst 73
Bock, Klaus Dietrich 12
Boehm, Rudolf 138
Boericke, Garth W. 171
Boericke, William 171
Bogdan 77
Bolle, Peter Meinolf 52, 53, 55, 185, **202**
Bönninghausen, Clemens Maria Franz von 14, 43, 123, 205
Bosch, Robert 209
Boyd, Linn J. 152
Broussais, François Joseph Victor 23, 69
Brown, John 23
Brühl 73
Brunnow, Ernst von 29
Buchner, Joseph Benedikt 59, 60, 61, 85, 182, 183, 195, **202**, 221
Bugáth, Paul Anton 74
Bumm, Ernst 145
Burford, George 179

C

Caspar, Karl Hugo 219
Caspari, Carl Gottlob 35, 36, 183, **202**, 203, 220
Clarke, John Henry 179
Clarus, Johann Christian August 30, 33
Clemm, Walther Nic. 124
Conti, Leonardo 166
Cordon, Lord Henry 177
Coudenhove, Karl Ludwig Graf von 65
Curie, August Paul 175
Czech, Barbara 14

D

Darwin, Charles 89, 209
Däumel, Carl August Erdmann 50, 51, 52, 185, 191
Detwiller, Henry 167
Dieskau, Julius Otto Heinrich von 45, 46
Dietl, Josef 67, 127
Dinges, Martin 14
Ditterich, Ludwig 58, 183, 220
Ditzel 163
Donner, Fritz 14, 151, 152, 156, 163, 165, **203**
Dorcsi, Mathias 12, 84
Dudgeon, Robert Ellis 178
Durant, Freiherr Hans von 94, 95, 187
Dzondi, Karl Heinrich 31

E

Eckart, Wolfgang U. 199
Eggmann 110
Elwert, Wilhelm 40
Enke 99, 187
Eötvös, Josef Freiherr von 76, 77
Eppenich, Heinz 14
Erdödy, Elise 209
Ernst, Ludwig 83, 84, 186, **203**
Esmarch, Johannes Friedrich August von 201
Esterhazy, Graf 209
Esterle, Carl 46
Etter 141, 142
Eulner, Hans-Heinz 15
Everest, Reverend Thomas Robert 176

F

Faßbender, Martin 150, 153, 156, 157, 158, 189, **203**
Ferdinand, Herzog von Anhalt Köthen 34
Feuchtersleben, Ernst Freiherr von 68
Fischer, Franz 22, 91
Fischer, Isidor 199
Fleischmann, Friedrich Ludwig 62, 183, **204**, 220
Fleischmann, Wilhelm 67, 68, 69, 70, 71, 177, 183, 186, **204**, 221
Flexner, Abraham 174
Fließ, Robert 153
Florschütz 96
Forbes, Sir John 177
Frank, Joseph 68
Franklin, E. C. 170
Franz I. 64, 217
Franz, Carl Gottlob 37, 183, **204**, 207
Freud, Sigmund 128
Freund, Hermann 156
Friedländer, Adolf A. 147, 151, 153
Friedrich August I. 35
Friedrich der Große 77
Friedrich Karl, Prinz 218
Friedrich Wilhelm IV. 48
Frölich von Frölichsthal, Anton 68

G

Galler, Julius Oscar 113, 115
Gauß (Berichterstatter) 134, 135

Gauß (Oberbürgermeister) 118
Gauwerky, Friedrich 48, 185, **205**
Gauwerky, Johann Ludwig 205
Gebhardt, Karl-Heinz 12
Gemmingen, Freiherr von 110
Genneper, Thomas 14
Gersdorff, Heinrich August von 123
Gerstel 85
Geß, Friedrich von 112, 114
Gessler 116
Gisevius, Friedrich 105, 106, 125, 126, 147, 157, 186, 210
Gizycki, Rainald von 15
Goldschneider 148
Goullon 85
Gradmann, Christoph 199
Gram, Hans Burch 167
Grashey, Hubert von 103, 104, 105, 188, **205**
Griesselich, Ludwig 21, 25, 40, 42, 43, 121, **205**, 216
Grisolle 44
Groß, Gustav Wilhelm 14, 37
Grosvenor, Lord Robert 176, 177
Grotjahn, Alfred 145, 150, **206**
Günderrode, Freiherr von 41
Guttentag, Otto E. 171
Gyulai, Graf 64

H

Habermaas 134, 135
Haehl, Erich 199
Haehl, Richard 131, 132, 181
Haenisch, Konrad 141, 189
Hahn, Theodor 128
Hähnel, Geheimer Rat 138
Hahnemann (geb. d'Hervilly), Mélanie 14, 207
Hahnemann, Christian Friedrich Samuel 14, 20, 21, 22, 23, 24, 25, 27, 28, 29, 30, 31, 32, 33, 34, 35, 36, 37, 38, 43, 45, 46, 57, 58, 64, 70, 74, 76, 81, 82, 83, 84, 92, 97, 103, 106, 107, 108, 109, 110, 111, 112, 113, 116, 118, 119, 120, 121, 123, 129, 132, 133, 136, 137, 139, 146, 148, 153, 155, 157, 158, 167, 168, 171, 172, 174, 175, 176, 181, 183, 184, 187, 188, 189, 191, 193, 194, 195, 196, 202, 203, 204, 205, **206**, 207, 212, 214, 217, 220
Hahnemann, Friedrich 28, 34, 35, 183, **206**, 220
Hampe, Clemens 70
Handley, Rima 14
Harnack 147
Harnisch, Wilhelm 40
Hartlaub, Carl Georg Christian 36, 37, 183, **207**, 220
Hartmann, Franz 27, 29, 30
Hartranst 113
Hauber 104, 130
Haubold, Carl 37, 183, 205, **207**, 220
Hausmann, Franz 73, 78, 79, 81, 85, 181, 183, 194, 195, 203, **207**, 221
Hebra, Ferdinand von 67
Heereman von Zuydtwyck, Clemens Freiherr von 95
Heinigke, Carl 53, 54, 55, 62, 186, **208**
Heinze, Sigrid 14
Heits, Edward 199
Held 65
Henderson, William 177, 178, 179
Henle, Friedrich Gustav Jakob 213
Henning 111, 112
Hering, Constantin 60, 167, 172, 206
Herr, Franz Joseph 38, 184
Heß, Rudolf 161, 166
Heubner, Wolfgang 147, 148, 151, 158, **208**
Heymann 135
Hickmann, Reinhard 14
Hildebrand, Valentin von 67
Hildenbrand 134, 135
Hill, Anson 171
Hirsch, August 199

Personenregister

His d. Ä., Wilhelm 208
His d. J., Wilhelm 145, 147, 148, 156, 158, **208**
Hitler, Adolf 159, 161, 162, 172, 201
Hoffmann, Friedrich Albin 138
Hofmann 154
Hofrichter 73
Holscher 40
Honigmann, Georg 149
Hrastiansky 64
Huber, Eduard 72
Huber, Wilhelm 45, 82, 185, **209**
Hueppe, Ferdinand 121
Hufeland, Christoph Wilhelm 24
Hughes, Richard 179

I

Ivanovics, András 74

J

Jacobj, Carl 135, 136, 142, 189
Jaeger, Gustav 132, 144, **209**
Jahr, Georg Heinrich Gottlieb 123
Jörg, Johann Christian Gottfried 32
Julie, Prinzessin zu Oettingen und Wallerstein 213
Jürgensen, Theodor 208
Just, Adolf 128

K

Kafka, Jakob 73, 85, 87, 186, **209**
Kallenbach 44
Kardorf 91
Karges 135
Karl IV. 72
Károlyi, Graf von 207
Käsemann 43
Kent, James Tyler 172
Kiefer, Karl 139, 140
Klemperer, Georg 147, 158, **210**
Kluge, Otto 138

Kneipp, Sebastian 128
Kobert, Eduard Rudolf 121, 122
Koch, Robert 90, 94, 95
Köck, Carl 61
Kohlschütter 51
Kolb 107
Kolletschka 218
Kolowrat-Liebsteinsky 64, 67
König von Königshofen, Freiherr Wilhelm 108, 109
Kötschau, Karl 155, 158, 164
Kovács, Josef 79, 80
Kraus, Friedrich 145, 157
Krecke 125
Krehl, Ludolf von 128, 214
Kretzschmar, Auguste Rosalie 50, 51
Kretzschmar, Julius 50, 51
Krombholz, Julius Vincenz Edler von 66
Kröner, Eugen 105, 144, **210**
Kunkel, Adam Joseph 106, 116, **210**
Kuyper, Abraham 124

L

Landmann (Abgeordneter) 101, 102, 104, 187
Landmann (Kultusminister) 100, 101, 103
Leaf, William 175
Lederer, Thomas 65
Leeser, Jakob 210
Leeser, Otto 147, 148, 155, **210**, 216
Lehrbach 41
Lenin, Wladimir Iljitsch 210
Leopold I. 175
Levy 209
Leyden, Ernst von 208
Leydig 215
Lichtenfels, E. F. Ritter von 65
Liebermeister 109
Liek, Erwin 128
Linde 41

Lippich, Franz Wilhelm 69
Lipschitz, Werner 159
Lister, Joseph 90
Lorbacher, Arnold 84, 186, **211**
Lorenz 134
Lubarsch, Otto 145
Lüder, Ludwig von 60
Ludwig I. 55
Lünzel 40
Lux, Johann Joseph Wilhelm 36, 183, **212**, 220

M

Malfatti, Johann von 68
Mahir, Oskar 58, 183, **212**, 221
Mai, Uwe 145
Marchand, Geheimrat 136
Marenzeller, Matthias 63, 64, 65, 66, 68
Mattei, Cesare 117
Mayrhofer, Karl Wilhelm 65
McGavack, Thomas 171
McLean, Donald 170
Mende, Ernst 125, 188
Mendelsohn 156
Meng, Heinrich 155, 158
Menz, Ignaz 155
Merk 39
Mesmer, Franz Anton 24
Metternich 64
Meyer, Veit 55, 211
Mezger, Julius 211
Milbrot 22
Möckel, Erich 215
Mommsen, Theodor 91
Moos, Joseph M. 69
Moskovicz, Moritz 74
Mühlenbein, Georg Heinrich August 37, 207
Mühler, von 52
Müller, Clotar 81, 85, 91, 211
Müller, Eduard 147, 148, 158
Müller, Johannes 125

Müller, Moritz Wilhelm 14, 25, 37, 85, 183, 207, **212**, 220
Müller-Kypke, Arthur 120, 121

N

Nachtmann, Walter 14
Napoleon 27
Naunyn, Bernhard 128
Necher, Georg 64
Nehrer, Eduard Anton 64
Newton, Isaac 118
Nicholls, Phillip A. 178
Nusser 202
Nusshard, Franz Willibald 66

O

Oken, Lorenz 79, 208
Olga, Königin von Württemberg 47, 213

P

Pagenstecher, Alexander Heinrich Carl 45
Pantel, Johannes 15
Pasteur, Louis 83, 90
Paul I. 27
Perthes, Georg 133, 136
Petry, Hannelore 46
Pettenkofer, Max von 90
Pfetsch, Frank R. 15
Phillips, Charles Douglas Fergusson 178
Pleß 95, 187
Prießnitz, Vinzenz 128
Prinzing, D. 142
Puchelt, Friedrich August Benjamin 32

Q

Quaglio, Max 202

Personenregister

Quin, Frederick Hervey Foster 175

R

Rabe, Hanns 149, 164, 165, 182, 190, **212**, 221
Rademacher, Johann Gottfried 47
Rapp, Georg von 46, 182, **213**
Rau 39, 42
Rauch 163
Raumer 48
Rembold 115
Reubel, Joseph 58, 59, 182, 183, 202, **213**, 214, 220
Rietschel 147
Rikli, Arnold 128
Ringer, Sydney 178
Ringseis, Johann Nepomuk von 56, 57, 59, 182, 202, **213**
Ritgen 41
Rockefeller, John D. 174
Rokitansky, Carl von 67, 209
Röschlaub, Alexander 23, 56, 213
Rosenberg, Carl Heinrich 74
Rosenmüller, Christian 27
Roth, Johann Joseph 57, 58, 183, 202, 213, **214**, 220
Rümelin, Gustav von 107, 110

S

Sager, Abram 170
Samuel, Simon 120
Sandberger, Prälat von 115
Sandford, Sir Daniel 175
Sarwey, Otto von 108, 110
Sattler, Hubert 138, 140
Sauer 155
Schaller, Rudolph 64
Scheuffele, Heinrich 163
Schlegel, Emil 137, **214**
Schlüter, Hermann 163, **214**
Schmid, Carl Joseph von 110
Schmid, Georg 65, 80, 82, 186, **215**

Schmideberg, Melitta 74
Schmidt, Josef M. 14
Schmit, Anton 64
Schneider, Heinrich Gottfried 91
Schoeler, Heinz 164, 190, **215**
Schönberg (Kanzler) 113
Schönberg, Joergen Johan Albrecht von 64
Schönenberger, Franz 145
Schönlein, Johann Lukas 213
Schopohl 154
Schrempf 112
Schréter, Gustav Adolf 200
Schubert 53, 137, 185
Schuh 218
Schultz, Carl Heinrich 42
Schulz, Hugo 120, 121, 129, 145, 148, 182, 183, 189, 200, **215**
Schulze-Delitzsch, Hermann 91
Schütt 63
Schwabe, Willmar 55, 63, 208
Schwalbe, Julius 147
Schwartz, Oscar 119, 120, 121, 188
Schwarz, Victor 200
Schwarzenberg, Karl Philipp Fürst von 32
Schweninger, Ernst 128
Seiler, Hanspeter 14
Semmelweis, Ignaz Phillipp 90
Seyrich, Georg 215
Seyrich, Johannes 215
Siebeck, Richard 128, 163
Siebert 213
Siemens, Werner von 89
Simmons, George H. 173
Simpson, James 177
Sir 103, 104
Skoda, Joseph 44, 67, 127, 209, 218
Soden, Freiherr von 105
Sokrates 78
Spatz, Hugo 125, 126, 188, 193
Stahl, Georg Ernst 14
Stahl, Martin 14
Stáhly, Ignácz 74

Stapf, Ernst 14, 176
Stauffer, Karl 125
Stens, Wilhelm 43, 44, 45, 48, 49, 85, 185, 215, **216**, 218
Stiegele, Alfons 152, 155, 158, 164, 166, 182, 190, 203, 211, **216**, 221
Stifft, Joseph Andreas von 64, 65, 66, 67, 68
Störck, Anton von 67
Strasburger, Julius 159
Strümpell, Adolf von 138
Stübler, Martin 211
Sulzer 97
Swedenborg, Emanuel von 172
Swieten, Gerard van 67
Szabo 77
Szathmary 76, 77
Szontagh, Abraham von 72, 73

T

Tauscher 115, 134
Thomas 132
Thompson, Samuel 167
Tischner, Rudolf 35, 72, 127, 181, 215
Tölténobservateuryi, Stanislaus von 67, 69, 70, **216**, 219
Törring, Graf 105
Trendelenburg, Friedrich 208
Trettenbacher 57
Trinks, Karl Friedrich 47, 50, 85, 207
Türkheim, Ludwig Freiherr von 68

U

Ullersberger 105
Urlinger, Paul 66
Ürmenyi 77

V

Varady 77
Veith, Johann Elias 65

Veith, Johann Emanuel 65, **217**
Vierordt, Hermann 114, 115, 133, 214
Virchow, Rudolf 23, 46, 67, 81, 89, 91, 92, 93, 94, 97, 98, 99, 125, 127, 153, 187, 192, 203, 213, **217**
Volz, Robert 127

W

Wachtl, Cajetan 209
Wagner, Gerhard 161, 166
Walchner 39
Walker, Edward C. 169
Wapler, Hans 25, 99, 119, 120, 121, 122, 137, 138, 139, 140, 141, 144, 147, 157, 161, 188, 189, 194, 200, 215, **218**
Watzke, Anton 68, 70, 72, 216, 218
Weber (Abgeordneter) 109
Weber, Max 199
Wehner 105
Weiß, Karl 139, 149
Weizsäcker, Viktor von 128
Weizsäcker, Carl von 115
Wenz, Eugen 14
Werdeck, Ernst von 96, 97, 98, 187
Werner, Petra 181
Wesselhoeft, Wilhelm 167
Wetzel 51
Weyl, Hermann 143
Wickel 125
Widnmann, Franz Seraph 213, 214
Wierer 218
Wigard, Franz Jakob 46
Wilhelm II. 41
Windelband, Rudolf 63, 200, **218**
Winternitz 111
Wirer von Rettenbach, Franz 68
Wittelshöfer 80
Wolczyk 96, 98
Wolf, Immanuel 162
Wolf, Paul 14, 25, 120, 139
Wolff, Eberhard 129
Wolff, Friedrich 41, **218**
Wrecha, Vinzenz 65

Personenregister

Wunderlich, Carl Reinhold August 47, 50, 114, 213
Wurm(b), Franz 68, 70, 71, 72, **218**, 186
Wyne, Paul 171

Z

Zedlitz-Trützschler, Graf von 95
Ziemssen, Hugo von 102, 188, **219**
Zlatarovich, Joseph von 67, 182, **219**
Zloczower, Avraham 15
Zobel 73
Zöppritz, August 130, 133, 134, 137, 189
Zsedonyi 78